Gerhard Bleul

Weiterbildung Homöopathie
Band B:
Die homöopathische Fallaufnahme (Anamnese)

Weiterbildung Homöopathie

Eine Fachbuchreihe
des Deutschen Zentralvereins
Homöopathischer Ärzte e.V.
(DZVHÄ)

Band B:
Die homöopathische
Fallaufnahme (Anamnese)

Herausgeber: Gerhard Bleul
Geleitwort von
Dr. Werner Buchmann

37 Abbildungen
43 Tabellen

Sonntag

Die Deutsche Bibliothek – CIP-Einheitsaufnahme

Ein Titelsatz für diese Publikation ist bei
Der Deutschen Bibliothek erhältlich

Anschrift des Herausgebers:
Gerhard Bleul
Arzt für Allgemeinmedizin
Alt-Oranischer Platz 6
65520 Bad Camberg

Anschrift des Zentralvereins:
Deutscher Zentralverein
Homöopathischer Ärzte e. V.
Am Hofgarten 5
53113 Bonn

Illustrationen: Johanna Bleul
Layout: Jörg Peter Decker

Wichtiger Hinweis
Medizin als Wissenschaft ist ständig im Fluss. Forschung und klinische Erfahrung erweitern unsere Erkenntnisse, insbesondere was Behandlung und medikamentöse Therapie anbelangt. Soweit in diesem Werk eine Dosierung oder eine Applikation erwähnt wird, darf der Leser zwar darauf vertrauen, dass Autoren, Herausgeber und Verlag große Sorgfalt darauf verwandt haben, dass diese Angabe **dem Wissensstand bei Fertigung des Werkes** entspricht. Dennoch ist jeder Benutzer aufgefordert, die Beipackzettel der verwendeten Präparate zu prüfen, um in eigener Verantwortung festzustellen, ob die dort gegebene Empfehlung für Dosierungen oder die Beachtung von Kontraindikationen gegenüber der Angabe in diesem Buch abweicht. Das gilt nicht nur bei selten verwendeten oder neu auf den Markt gebrachten Präparaten, sondern auch bei denjenigen, die vom Bundesgesundheitsamt (BGA) oder Paul-Ehrlich-Institut (PEI) in ihrer Anwendbarkeit eingeschränkt worden sind.
Geschützte Warennamen (Warenzeichen) werden nicht besonders kenntlich gemacht. Aus dem Fehlen eines solchen Hinweises kann also nicht geschlossen werden, dass es sich um einen freien Warennamen handelt.

ISBN 3-87758-211-7

Printed in Germany 2001
Satz: primustype Robert Hurler GmbH, Notzingen
Druck: Gulde Druck

Inhaltsverzeichnis

Anhang

Die Autoren

Gerhard Bleul, Arzt für Allgemeinmedizin, Homöopathie, Beauftragter für Weiter- und Fortbildung im Vorstand des DZVHÄ,
Alt-Oranischer Platz 6, 65520 Bad Camberg

Uwe Friedrich, Dr. med., Arzt für Allgemeinmedizin, Homöopathie, Schillerstraße 4, 78333 Stockach

Angelika Gutge-Wickert, prakt. Ärztin, Homöopathie, Nassauische Straße 2, 10717 Berlin

Michael M. Hadulla, Dr. med., Arzt für Kinder- und Jugendheilkunde, Homöopathie,
Heiliggeiststraße 9, 69117 Heidelberg

Saskia Heisig, Dr. med., Ärztin, Homöopathie, Neuhauser Straße 3 a, 80331 München

Heinz Möller, Dr. med., Arzt für Allgemeinmedizin, Homöopathie,
Feuerseeplatz 6, 70176 Stuttgart

Ralf Oettmeier, Dr. med., Arzt für Orthopädie, Homöopathie,
Gartenweg 5, 07973 Greiz

Olaf Richter, Dr. med., Arzt für Kinder- und Jugendheilkunde, Homöopathie,
Wetzlarer Straße 25, 35510 Butzbach

Doris Weidemann, Dr. med., Ärztin, Homöopathie, Eythstraße 21, 50937 Köln

Geleitwort

Die Probleme des „Faches“ Homöopathie werden mit gezielten Worten und klugen Abkürzungen wie etwa

„Kleiner Aufwand – große Wirkung“

treffend dargestellt. Das kann jeder Arzt schon im Kurs A erleben, und er könnte mit solchen Erkenntnissen seine ersten Erfolgserlebnisse produzieren. Seine Aktivität zur Fortsetzung dieser Weiterbildung hätte begonnen mit dem Ziel, sein ärztliches Wissen um einen wunderbaren Bereich zu erweitern.

Eindrucksvoll ist die Loyalität in allen Grenzbereichen – bitte nicht nur die Homöopathie verteidigen. Wir wünschen uns immer wieder auch den Kontakt mit der Hochschule, um die möglichen Heilungschancen der Medizin zu kennen, denn die Homöopathie hat ihre Grenzen.

Kurzfristig könnte der Gedanke kommen, die Durcharbeitung des Buches A sei eine ausreichende Basis zur Weiterbildung. Aber so einfach ist diese Fragestellung nicht abzutun – da geht es doch etwas tiefer um die verschiedenen Wege der Erkenntnis. Da wird die uralte religiös-philosophische Basis des Arztes angesprochen:

„Wir suchen nicht nur Heilung der Krankheit –
sondern Heilung des Menschen.“

Nach der Struktur dieses kranken Menschen wird gefragt, nach seiner gewachsenen Form, in dieser Welt zu leben. Das für ihn passende Simile soll der Arzt finden. „Die psychischen Symptome sind der Schlüssel zur Person“ – diesen Grundsatz lernt man nicht vom Papier. Wie solches zugehe, das muss gelehrt und gelernt werden, das muss produziert und aufgenommen werden.

Es geht dabei um jenes Fluidum, das ausgeht etwa von der Persönlichkeit des Dozenten, um seine Kultur, seine Philosophie, seine Religion neben dem fachlichen Wissen. Der Lernende soll spüren, da ist etwas, das ihn bewegt. Er lasse es in sich einfließen – es möge ihn formen – so wie es einmal den Dozenten geformt hatte. Für mich nenne ich nur drei große Namen (in der zeitlichen Reihenfolge):

MARTIN STÜBLER, MATHIAS DORCSI, WILLIBALD GAWLIK.

Die große Entwicklung, die unser Weiterbildungssystem in den letzten Jahren genommen hat, geht zurück auf die Leistung vieler Persönlichkeiten, die jenes Fluidum ausstrahlen konnten – so wie sie selbst es einmal aufgenommen hatten. Sie selbst sind glücklich – aber ein großes Danke für das Weitergeben dieses Glücklich-Fühlens wird ihnen in Gedanken von den Nachfolge-Generationen wieder zufließen – zumindest von jenen Ärzten, die den humanistischen Kern der Homöopathie erfassen konnten.

Hamburg, Sommer 2000
Dr. med. Werner Buchmann

Definition der Homöopathie

(aus dem Curriculum des DZVHÄ)

Homöopathie ist eine Heilmethode mit Arzneien, die nach Prüfung ihrer Wirkung an Gesunden auf Grund der individuellen Krankheitszeichen des Patienten nach dem Ähnlichkeitsprinzip als Einzelmittel angewendet werden.

Abkürzungen und Symbole

AMB	Arzneimittelbild
AML	Arzneimittellehre
CK	Die chronischen Krankheiten (Hauptwerk HAHNEMANNS)
(H)AMP	(Homöopathische) Arzneimittelprüfung
HSV	Homöopathischer Selbstversuch
RAL	Reine Arzneimittellehre (Hauptwerk HAHNEMANNS)
<	schlimmer (durch)
agg.	aggravated (= verschlimmert)
>	besser (durch)
amel.	ameliorated (= verbessert)
O→	Verlangen nach
∅→	Abneigung gegen
Ø→	Unverträglichkeit von
≻→	Erstreckung, Ausstrahlung
↗	zunehmend (z. B. die Intensität eines Symptoms)
↘	abnehmend

Die Abkürzungen der im Buch ausführlicher beschriebenen Arzneimittel sind im *Arzneimittelregister* aufgelistet.
Sämtliche Abkürzungen der Arzneimittel sind in den *Repertorien* (s. Literatur im Anhang) entschlüsselt.

Vorwort

Kurs B der homöopathischen Weiterbildung behandelt die **Anamnese**, die homöopathische Fallaufnahme oder, in den Worten SAMUEL HAHNEMANNS, das Krankenexamen. Dieser Band der DZVHÄ-Weiterbildungsreihe bietet dazu die Grundlagen. Die einzelnen Kapitel befassen sich mit jeweils besonderen Aspekten.

- Die **Systematik der homöopathischen Anamnese** bespricht ausführlich die einzelnen Elemente der Fallaufnahme und das strukturierte Vorgehen in der Praxis.
- Was am einzelnen Symptom – sofern es nicht spontan berichtet wird – nachgefragt werden muss, und wie ein Fall vollständig erfasst wird, zeigen die Kapitel **Das vollständige Symptom** und **Gesamtheit der Symptome**.
- Ein wesentlicher Grundsatz der Homöopathie, die individuelle Besonderheit des Kranken und des Krankheitsfalles, wird exemplarisch in **Die Individualität des Patienten** dargelegt.
- Die **Interaktion zwischen Arzt und Patient** muss wahrgenommen und reflektiert werden. Wie das Kapitel zeigt, muss sie von der homöopathischen Intervention sorgfältig unterschieden werden.
- Praktische Hinweise zu **Aufzeichnung, Dokumentation, Fragebögen** gibt das folgende Kapitel. Das schriftliche Fixieren von Patientenbericht, Befunden und therapeutischem Vorgehen kann durch einige Kunstgriffe wesentlich vereinfacht werden.
- Der grundsätzlich andere diagnostische Ansatz der Homöopathie wird in **Unterschied zwischen Krankheits- und Arzneimitteldiagnose** ausführlich dargestellt.
- Über die Geschichte der Repertorien und die teilweise großen Verschiedenheiten der einzelnen Werke gibt die **Kenntnis der Repertorien** einen Überblick.
- Im Kurs B werden beispielhaft drei – sehr bedeutende – Arzneimittel besprochen: **Lycopodium, Nux vomica** und **Pulsatilla**. Hier wurden bewusst sehr unterschiedliche Darstellungen aufgenommen, die exemplarisch den Facettenreichtum und die vielen Zugangswege zu einem Arzneimittelbild zeigen und zur Diskussion und Auseinandersetzung mit den verschiedenen Sichtweisen anregen sollen.
- **Die homöopathische Behandlung akuter Infekte** schließt als praktisches Thema und Anleitung zur direkten Umsetzung den Kurs B ab.
- Ergänzend wurden drei weitere Kapitel aufgenommen: die **Unterscheidung akuter und chronischer**

Krankheiten als übersichtliche Zusammenfassung, um den Einstieg in die therapeutische Praxis im ersten Weiterbildungsjahr aufzuzeigen, die **Auswahl der Symptome für die Repertorisation** mit einer kurzen Beschreibung des praktischen Vorgehens und **Das Erlernen der Arzneimittelbilder**, ein Aspekt der Weiterbildung, der Vielen große Probleme bereitet, in der Hoffnung, diese schwierige Hürde leichter überwinden zu helfen.

Wie beim **Band A** dieser Reihe, der die **Grundlagen der Homöopathie** ausführlich behandelt, haben sich auch bei diesem Band wieder viele in Lehre und Praxis erfahrene Autoren beteiligt, die den DZVHÄ in ganz Deutschland repräsentieren.

Die **Konzeption der Reihe** wurde beibehalten: Der Haupttext wird in der zweiten Spalte zusammengefasst und ergänzt, um das schnelle Wiederholen und den Überblick zu erleichtern. Zur Anschaulichkeit und Erleichterung des Lernens wurden viele Abbildungen und Tabellen erstellt. Jedem Kapitel sind Lernziele und Literaturhinweise angefügt.

Der **Band C** – das nächste Buch dieser Reihe – mit den Themen **Arzneifindung** und **Einführung in die Chronischen Krankheiten** ist in Arbeit und wird bald folgen.

Die Autoren wünschen den Leserinnen und Lesern Freude beim Lernen und Erfolg bei der Anwendung. Für kritische Bemerkungen oder Anregungen sind wir dankbar.

Bad Camberg,
im Sommer 2000

Für das Autoren-Team:
Gerhard Bleul

1 Systematik der homöopathischen Anamnese

Gerhard Bleul

„Vernachlässigt man die Anamneseaufnahme, wird der Patient der erste sein, der darunter leidet, nachher wird man aber auch selbst zum Opfer und schließlich auch die Homöopathie.“
J. T. KENT (Zur Theorie der Homöopathie)

„Nach unseren Erfahrungen ist es so: wenn der Arzt im Stile der üblichen Anamnese fragt, so erhält er eben Antworten auf seine Fragen – aber weiter auch nichts. Wenn er zu einer „tieferen“ Diagnose kommen will, so muß er erst einmal lernen *zuzuhören*.“
MICHAEL BALINT
(Der Arzt, sein Patient und die Krankheit)

Was heißt Anamnese?

Anamnese ist die „Erhebung“ der „Fall“-geschichte, die „Aufnahme“ eines „Falles“.

Fallaufnahme

Die griechische Vorsilbe „ana“ bedeutet „aufwärts, hinauf“.
Der Wortteil „mnese“ leitet sich ab von „mnemo“ = Gedächtnis.
Bei der Anamnese wird das Vergangene ins Bewusstsein gehoben, wieder erinnert und überschaut. Abbildung 1–1 soll dies verdeutlichen.

Ana = hinauf
mnemo = Gedächtnis

Heben ins Bewusstsein

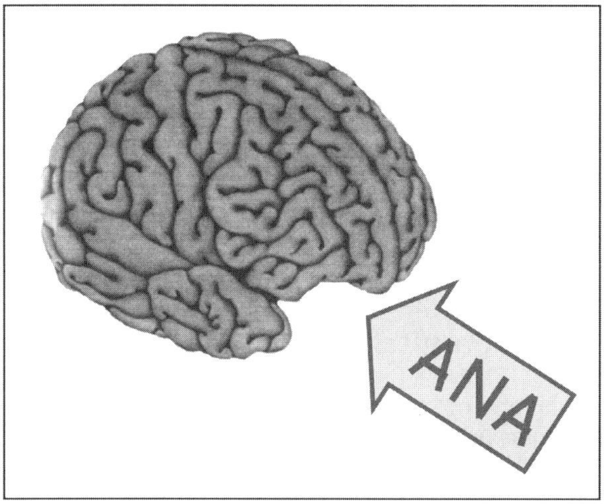

Abb. 1-1: Ana-mnese

Die allgemeine medizinische Anamnese

Am Anfang jedes Arzt-Patient-Kontakts steht die Frage oder Klage des Patienten und das Gespräch. Das ist Grundlage jedes weiteren ärztlichen Vorgehens.

Grundlage jeder medizinischen Intervention ist, was der Patient zu sagen, zu fragen oder zu klagen hat.

Wird diese erste Phase des Kontakts abgekürzt oder verfälscht, ist alles Folgende – die Untersuchung, die Diagnostik, die Therapie – unzureichend oder falsch. Der oft übliche Beginn mit Fragen nach früheren Krankheiten und Erkrankungen der Vorfahren bringt sofort Distanz zu den aktuellen Beschwerden und behindert die Verständigung.

Der Patient hat das Wort

Die Mahnungen, den Patienten ausreichend zu Wort kommen zu lassen, sind zahllos und werden doch vielfach nicht beherzigt. Wie oft ist von Patienten zu erfahren, dass man ihnen gar nicht zugehört oder sie nicht verstanden hat. Die rasante Weiterentwicklung der medizinisch-technischen Untersuchungsmethoden hat in vielen Bereichen zu einer Vernachlässigung der klinischen Untersuchung („klin", griech. = das Bett), aber auch des Anamnesegesprächs, der verbalen Untersuchung, geführt.

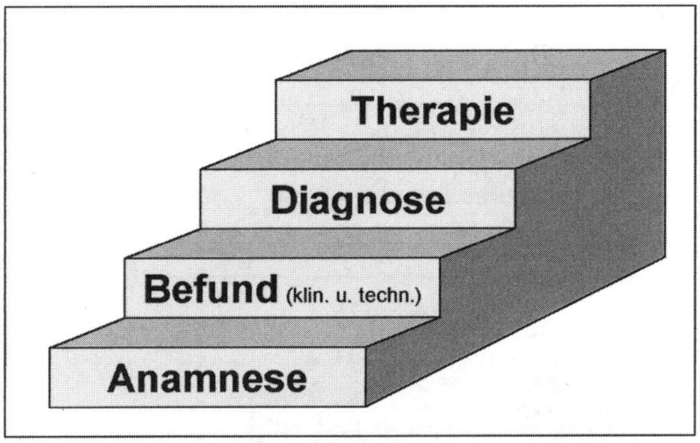

Abb. 1-2: Die Treppe von der Anamnese zur Therapie

Das Besondere an der homöopathischen Anamnese

In der Homöopathie hat die Anamnese ihre höchste Entwicklung erreicht.

Zuhören wird in allen Bereichen der Medizin verlangt. Doch das Ausmaß des Arzt-Patient-Gesprächs und die Bedeutung, die den Worten des Patienten als Schlüssel zur benötigten Therapie zukommt, unterscheidet die Homöopathie von anderen medizinischen Methoden.

In den Mitteilungen des Patienten liegen die weitaus meisten und die wesentlichen Hinweise für die Arzneiwahl.

Die wahlanzeigenden Symptome benennt der Patient fast immer selbst.

Deshalb dauert die homöopathische Anamnese meist so lang, deshalb ist jede Unterbrechung so verpönt. Und deshalb verträgt sie sich auch nicht mit einer oft üblichen Kurz-„sprech"-stunde (auch „Stunde" müsste in Anführungszeichen stehen) mit großen Patientenzahlen.

Anamnese braucht Zeit

Eine nach den Regeln der Kunst durchgeführte Anamnese macht die klinische Untersuchung nicht überflüssig – davor sei hier ausdrücklich gewarnt. Aber sie ist die unverzichtbare Grundlage für jedes weitere Vorgehen und der direkte Weg zur Therapie.

Sinn und Zweck der Anamnese

In der konventionellen Medizin ist das Ziel von Anamnese und Untersuchung (der Diagnostik) die Diagnose der Krankheit im Sinne einer Entität unabhängig von individuellen Besonderheiten des Kranken. Das Ergebnis ist ein mehr oder weniger präziser Name, nach dem eine Therapie begonnen wird. Oft ist diese Therapie standardisiert; für einen genauen Krankheitsnamen kann eine genau passende Therapiemaßnahme ausgewählt, eigentlich abgelesen werden.

Die konventionelle Medizin sucht Krankheitseinheiten, die unabhängig von persönlichen Besonderheiten therapiert werden können: „Krankheitsdiagnose"

In der Homöopathie ist das Ziel von Anamnese und Untersuchung das Erkennen der charakteristischen Besonderheit des einzelnen Patienten, die **Arzneidiagnose**.

Die Homöopathie sucht das Individuelle des Patienten und die Ähnlichkeit zum individuellen Heilmittel: „Arzneidiagnose".

Gefragt ist nicht die Klassifikation der Krankheit, die zur Standardtherapie führt, sondern das spezifische Arzneimittel für den einen Patienten in seiner individuellen Krankheit. (Vergleiche Kapitel 7)

Der **Sinn der Anamnese** ist, den Patienten zu verstehen, sein eigenes und ganz besonderes Leiden zu erspüren und mitzufühlen (Em-pathie). Ein sinnvolles Vorgehen ist, ihn von Beginn an reden und bis zu Ende ausreden zu lassen.

Die zentrale Frage ist:
Was hat diesen Patient gekränkt und was bringt die Krankheit zum Ausdruck?

Der **Zweck der Anamnese** ist, den Patienten in der ihm ähnlichen Arznei bzw. der „Arzneikrankheit" wiederzuerkennen (Homöo-pathie), also das individuelle Heilmittel zu finden – oder, in Fällen, die der homöopathischen Therapie nicht zugänglich sind, das adäquate therapeutische Vorgehen zu bestimmen. Zweckdienlich ist, genau zuzuhören und mitzuschreiben, den Patienten wenig zu unterbrechen und ihn mit Fragen zur Präzisierung leiten, nicht aber abzulenken.

Die Antwort ist das gesamte Symptomenbild, welche das notwendige Arzneimittel widerspiegelt.

Die Haltung des Arztes

Unbefangenheit
gesunde Sinne
Aufmerksamkeit
Treue im Aufzeichnen

Die „individualisierende Untersuchung eines Krankheits-Falles“ … „verlangt von dem Heilkünstler nichts als Unbefangenheit und gesunde Sinne, Aufmerksamkeit im Beobachten und Treue im Aufzeichnen des Bildes der Krankheit.“

HAHNEMANN, Org. 6, § 73

Befangenheit ist eine Haltung, sich dem Patienten zu verschließen.

Unbefangenheit wird auch von einem Richter verlangt, es ist eine Haltung von Offenheit ohne Eigeninteresse und Vorurteil. Eigeninteressen gibt es viele, zum Beispiel mit der Sprechstunde endlich fertig zu werden, oder möglichst bald keine Klagen mehr hören zu müssen (den schnellen Effekt zu suchen), oder heute mal etwas anderes anzuwenden als sonst und so weiter. Ein Vorurteil ist ein vorschnelles Ergebnis, bei dem nicht der Patient, sondern ein Gedanke des Arztes den Ausschlag gibt.

Wer Augen hat, der sehe.
Wer Ohren hat, der höre.

Gesunde Sinne scheinen uns selbstverständlich, nur müssen *alle* angemessen und ungetrübt eingesetzt werden.

Aufmerksamkeit im Beobachten bedeutet, es sollte einem nichts Wichtiges entgehen, und da im Voraus sich das Wichtige vom Unwichtigen nicht unterscheidet, sondern erst im Nachhinein zu erkennen ist, muss *alles* gehört, gesehen, getastet, gerochen, gespürt, also bemerkt werden.

Alles Wichtige der wörtlichen Rede des Patienten notieren.

Treue im Aufzeichnen ist oft die Forderung, die am schwersten erfüllt werden kann. Ein Tonband oder, besser, ein Videogerät könnte uns vielleicht beim Nachprüfen helfen, ersetzt aber nicht das notwendige Extrahieren des Wesentlichen aus der Menge der Daten. Das Notieren der entscheidenden Aussagen **in den Worten des Patienten** ist die Aufgabe. Nur ständiges Üben und Bedenken des Prinzips führt darin weiter.

Aufbau und Struktur der Anamnese

Der Kranke klagt …
die Angehörigen erzählen …
der Arzt sieht, hört und bemerkt …

schreibt alles genau auf …

lässt stillschweigend ausreden.

„Der Kranke klagt den Vorgang seiner Beschwerden; die Angehörigen erzählen seine Klagen, sein Benehmen, und was sie an ihm wahrgenommen; der Arzt sieht, hört und bemerkt durch die übrigen Sinne, was verändert und ungewöhnlich an demselben ist. Er schreibt alles genau mit den nämlichen Ausdrücken auf, deren der Kranke und die Angehörigen sich bedienen. Wo möglich läßt er sie stillschweigend ausreden, und wenn sie nicht auf Nebendinge abschweifen, ohne Unterbrechung. [Anmerkung: Jede Unterbrechung stört die Gedankenreihe der Erzählenden und es fällt ihnen hinterdrein nicht alles genau so wieder ein, wie sie es Anfangs sagen wollten.] Bloß langsam zu sprechen ermahne sie der Arzt gleich Anfangs, damit er dem Sprechenden im Nachschreiben des Nöthigen folgen könne."

HAHNEMANN, Org.6, § 84

Wichtigste Regel und oberstes Prinzip bei der Anamnese: Reden lassen, ausreden lassen, zuhören.

Vorbedingungen

Grundsätzlich kann eine Anamnese überall stattfinden. Für gewisse Voraussetzungen sollte aber gesorgt sein (Tab. 1–1).

Introduktion und Instruktion

Die Anamnese beginnt mit Begrüßung, Vorstellung und der Bitte, **alles** über die Krankheit und das Befinden zu sagen und dabei langsam zu sprechen, zum Mitschreiben. Unterbrechen ist nur erlaubt, wenn der Patient vom Krankheitsbericht abweicht und nicht mehr zurückfindet, wenn er zum Beispiel über andere Menschen spricht, über die Meinungen anderer Ärzte oder über Politik (nicht: seine eigene Weltanschauung, diese kann wichtige Hinweise geben).

Nur in Ausnahmefällen unterbrechen

„Vor jeder Unterbrechung einer „Weitschweifigkeit" sollte man sich zunächst fragen, auf welche nicht gestellte Frage das „Gerede" die Antwort sein könnte."

JÜRGEN DAHMER (*Anamnese und Befund*)

Spontanbericht

Nach dem Bericht des Kranken folgen gegebenenfalls Berichte der Angehörigen oder Begleitpersonen.
Zusätzlich wird aufgezeichnet, was wir selbst beobachten und bemerken.

Jede Beschwerde in eine neue Zeile

„Mit jeder Angabe des Kranken oder des Angehörigen bricht er die Zeile ab, damit die Symptome alle einzeln unter einander zu stehen kommen. So kann er bei jedem derselben nachtragen, was ihm anfänglich allzu unbestimmt, nachgehends aber deutlicher angegeben wird."

HAHNEMANN, Org.6, § 85

Die Übersichtlichkeit der Mitschrift und aller Aufzeichnungen ist mit entscheidend für eine gute Fallanalyse. Näheres dazu im Kapitel 6.

Voraussetzungen und Hilfsmittel für die Anamnese

Tabelle 1-1

Voraussetzungen	ein ruhiger Raum genügend Zeit Freiheit von Störungen
Hilfsmittel	ein leeres Blatt Papier Checkliste für eine vollständige Anamnese

Ergänzende Befragung zur Präzisierung der Angaben mit offenen Fragen

„Sind die Erzählenden fertig mit dem, was sie von selbst sagen wollten, so trägt der Arzt bei jedem einzelnen Symptome die nähere Bestimmung nach, auf folgende Weise erkundigt: Er liest die einzelnen, ihm berichteten Symptome durch, und fragt bei diesem und jenem insbesondere: z. B. zu welcher Zeit…, welche Empfindung, genau beschrieben,… Welche genaue Stelle…?… Wie lange?… Wie war dieser… Umstand… genau beschaffen?“

HAHNEMANN, Org.6, § 86

Der zweite Schritt in der Anamnese ist das Präzisieren, also Nachfragen und Nachtragen.

Keine einschränkenden Fragen, keine Suggestivfragen

Dabei kommt es entscheidend darauf an, wie gefragt wird. Immer soll die Frage den Patienten zu einer eigenen Beschreibung mit eigenen Worten anregen. Ist nur die Antwort Ja oder Nein möglich, oder wird eine Antwort vorformuliert angeboten (Suggestivfrage), mischen sich in den persönlichen Bericht fremde Worte, woraus sich ein falsches Bild ergeben kann (vgl. Org.6, § 87).
Gute Fragen sind: Was heißt das? Was bedeutet…? Was meinen Sie damit? Was verstehen Sie darunter? Näheres dazu im weiteren Text.

Ergänzende Befragung zur Vervollständigung

„Ist nun bei diesen freiwilligen Angaben von mehren Theilen oder Functionen des Körpers oder von seiner Gemüths-Stimmung nichts erwähnt worden, so fragt der Arzt, was in Rücksicht dieser Theile und dieser Functionen, so wie wegen des Geistes oder Gemüths-Zustandes des Kranken, noch zu erinnern sei, aber in allgemeinen Ausdrücken, damit der Berichtgeber genöthigt werde sich speciell darüber zu äußern.“

HAHNEMANN, Org.6, § 88

Der dritte Teil der Anamnese ist das Ergänzen und Vervollständigen fehlender Angaben.

Und wieder gilt die Regel, dass möglichst offene Fragen gestellt werden (Wie genau ist…? – Beschreiben Sie! – Wie kann ich mir das vorstellen?), die eine Antwort mit eigenen Worten erfordern. Nützlich dafür ist eine Checkliste, wie sie in Tabelle 1–2 angegeben ist.

Notizen eigener Beobachtungen von Aussehen, Verhalten, besonderen Haltungen oder Gesten, Gesamteindruck

„Ist der Arzt mit Niederschreibung dieser Aussagen fertig, so merkt er sich an, was er selbst an dem Kranken wahrnimmt [Anmerkung: Z.B. Wie sich der Kranke bei dem Besuche gebehrdet hat,… ?… wie die Farbe des Gesichts… ?… wie die Lebhaftigkeit und Kraft der Mienen… ?… wie der Puls? wie der Unterleib?… und was von dem Arzte sonst auffallend Bemerkbares an ihm wahrgenommen werden konnte.] und erkundigt

Checkliste für eine vollständige Anamnese

Tabelle 1–2

physiologische Funktionen	Körperregionen	Geist, Gemüt, Biografie
• Appetit, Essens- und Trinkgewohnheiten (Verlangen, Abneigungen, Unverträglichkeiten) • Schlaf (Störungen, Tiefe, Lage, Erholung) • Temperatur- und Wetter-Empfindlichkeiten • Schweiß • Verdauung • Wasserlassen • Gynäkologische Anamnese (Menarche, Menses, Menopause, Ovulationshemmer)	Kopf-zu-Fuß-Schema: • Kopf • Sinnesorgane • Atemwege (Nase, Kehlkopf, Lunge) • Magen-Darm-Trakt (Mund, Rachen, Magen, Darm, After) • Urogenitalsystem (Nieren, Blase, Geschlechtsorgane) • Bewegungssystem (Muskulatur, Sehnen, Bänder, Gelenke – Rücken, Arme, Beine) • Schilddrüse • Haut	• Gewohnheiten, Neigungen, Abneigungen (Sport, Spielen, Lesen, Filme, Musik u.v.a.) • Ängste • Träume • Sexualität • Soziale Anamnese (Berufstätigkeit, Freizeit, Familie) • Medikamente, Impfungen, Zahnersatz • Eigenanamnese (schwere Krankheiten, Unfälle, Operationen, Krankenhausaufenthalte usw.) • Biografische Anamnese • Familienanamnese

Ablauf der homöopathischen Anamnese

Tabelle 1-3

zu Beginn	Begrüßung, Vorstellung, Bitte um vollständiges Berichten	
nacheinander	Spontanbericht	– des Patienten – eventuell seiner Angehörigen
	Befragung	– Präzisierung ungenauer Angaben – Ergänzen und Vervollständigen fehlender Angaben
währenddessen	Beobachtung	von Aussehen und Verhalten des Patienten
anschließend	körperliche Untersuchung und, soweit notwendig, apparative Diagnostik	

sich, was demselben hievon in gesunden Tagen eigen gewesen."

HAHNEMANN, Org.6, § 90

Die Besonderheiten, die beim Patienten während der Anamnese beobachtet werden, sollten jeweils sofort notiert, aber als eigene Bemerkungen kenntlich gemacht werden.
Die körperliche Untersuchung schließt sich an die Anamnese an. In ihrem Verlauf ergibt sich Gelegenheit, weitere ergänzende Fragen zu stellen und die Krankheitssymptome zu vervollständigen (s. Abb. 1–2).
Eine homöopathische Fallaufnahme ohne körperliche Untersuchung ist nicht vollständig.

Die klinische Untersuchung vervollständigt die anamnestischen Angaben.

Kurze Anamnese bei akuten Krankheiten

Die Gesamtheit der Symptome einer Akutkrankheit ist relativ schnell zu eruieren.

Akute Krankheiten bestehen erst seit kurzem, haben keine lange Vorgeschichte, aber häufig einen gut erkennbaren Auslöser (Causa) und sind deshalb in kurzer Zeit in ihrer Charakteristik zu erfassen (vgl. auch Kap. 11).

„Im Ganzen wird dem Arzte die Erkundigung acuter, oder sonst seit Kurzem entstandener Krankheiten leichter, weil dem Kranken und den Angehörigen alle Zufälle und Abweichungen von der, nur unlängst erst verlorenen Gesundheit, noch in frischem Gedächtnisse, noch neu und auffallend geblieben sind. Der Arzt muß zwar auch hier alles wissen; er braucht aber weit weniger zu *erforschen*; man sagt ihm alles größtentheils von selbst."

HAHNEMANN, Org.6, § 99

Auch bei Akutkrankheiten, die vermeintlich deutlich vor Augen liegen, sind die persönlichen Aussagen oft entscheidend. Auch hier gilt: den Patienten reden lassen!

Um so wichtiger ist auch hier, zuzuhören und dem Patienten Gelegenheit zu geben, dass er „alles größtenteils von selbst" sagt. Das vollständige Bild einer akuten Krankheit ist schnell erkannt, wenn man nicht für einen vermeintlichen Zeitgewinn den spontanen Bericht abzukürzen versucht oder mit schnellen Fragen unterbricht. Die entsprechende Checkliste ist viel kürzer als die für chronische Krankheiten (Tabelle 1–4).

Schon vor der Akutkrankheit bestandene Symptome und Eigenheiten des Patienten sind für die Mittelwahl nicht entscheidend.

Fragen nach früheren Krankheiten, der Biografie oder der Familienanamnese erübrigen sich meist. Allgemeine Vorlieben, Neigungen und Abneigungen, die aktuell nicht verändert sind, haben dabei ebenfalls keine Bedeutung. Nur die Umstände des Krankheitsbeginns, die Ursache und das akut veränderte Befinden verlangen besondere Aufmerksamkeit.

Checkliste für eine vollständige Akut-Anamnese

Tabelle 1-4

Wie	genau sind die Beschwerden? Schmerzcharakteristik?
Wo	genau sind die Beschwerden, wohin strahlen sie aus?
Wann	haben die Beschwerden angefangen?
Wodurch	werden die Beschwerden beeinflusst, besser, schlechter?
Was noch	ist aufgetreten? Bestehen weitere Beschwerden? Wie fühlen Sie sich? Wie ist das Allgemeinbefinden, die Stimmung?
Ursache, Auslöser	der Erkrankung? Was ist vorausgegangen? Wodurch sind die Beschwerden aufgetreten?

Lange Anamnese bei chronischen Krankheiten

Der Beginn einer chronischen Krankheit liegt meist weit zurück und ist oft nicht in klarer Erinnerung. Auch eine vermeintlich neu aufgetretene chronische Krankheit oder eine rezidivierende Erkrankung haben ihre Wurzeln in der Vergangenheit und dürfen nicht als akute Krankheiten angesehen werden!

Die **Erforschung der Krankheitsursache(n)** (Causa) und der wichtigen Begleitumstände braucht Zeit, Mühe und viele Fragen. Immer aber ist sie **ein wichtiger Schlüssel zum Verständnis des Falles** und zur Findung des Arzneimittels.

Die Causa einer chronischen Krankheit ist nicht leicht zu erkennen. Die Anamnese wird durch Erinnerungslücken erschwert. Es kommt dabei entscheidend auf eine gute Fragetechnik an.

„Die Erforschung der... Krankheitszeichen, muß deßhalb bei chronischen Krankheiten so sorgfältig und umständlich als möglich geschehen und bis in die kleinsten Einzelheiten gehen, theils weil sie bei diesen Krankheiten am sonderlichsten sind, denen in den schnell vorübergehenden Krankheiten am wenigsten gleichen, und bei der Heilung, wenn sie gelingen soll, nicht genau genug genommen werden können; theils weil die Kranken der langen Leiden so gewohnt werden, daß sie auf die kleinern, oft sehr bezeichnungsvollen (charakteristischen), bei Aufsuchung des Heilmittels viel entscheidenden Nebenzufälle wenig oder gar nicht mehr achten und sie fast für einen Theil ihres natürlichen Zustandes, fast für Gesundheit ansehen,... es ihnen auch kaum einfällt, zu glauben, daß [sie]... mit ihrem Hauptübel im Zusammenhange stehen könnten."

HAHNEMANN, Org.6, § 95

Nicht nur, dass es bei einer lang dauernden Erkrankung mehr zu erzählen gibt, es ist auch viel schwieriger, alle ihre Facetten, die verdrängten, vergessenen oder umgedeuteten Symptome zu erfragen und zu erfassen.

Die Lücken im Bericht des Patienten müssen „behutsam und geduldig" geschlossen werden.

„... gewiß erfordert... bei allen Krankheiten, vorzüglich aber bei den langwierigen, die Erforschung des wahren, vollständigen Bildes derselben und seiner Einzelheiten besondere Umsicht, Bedenklichkeit, Menschenkenntniß, Behutsamkeit im Erkundigen und Geduld, in hohem Grade."

HAHNEMANN, Org.6, § 98

Die Bedeutung von Persönlichkeitsmerkmalen, die unabhängig von einer Erkrankung bestehen, wird unterschiedlich gesehen. Für HAHNEMANN zählten nur solche Symptome, die mit der Krankheit aufgetreten sind, nicht aber solche, die auch vorher bestanden. KENT (1849–1916), einer der wichtigsten frühen amerikanischen Vertreter der Homöopathie, Autor des bekanntesten und

Persönliche Eigenarten eines Patienten sind vordergründig keine Krankheitssymptome.

In der KENT'schen Schule werden sie aber in die Mittelwahl einbezogen.

grundlegendsten Repertoriums und einer Vorlesungsreihe über HAHNEMANNS *Organon*, bezieht alle Verlangen, Neigungen und Abneigungen („longings, desires and aversions") des Patienten in gesunden und kranken Tagen als Symptome für die Mittelwahl ein.
Zu bedenken ist hierbei, dass bei chronischen Krankheiten ein ursprünglicher Beginn, ohne Berücksichtigung der Konstitution und Disposition, im Lebenslauf oft gar nicht festzulegen ist. Unter dieser Betrachtungsweise sind auch die Eigenarten des Patienten als Symptome verwertbar. Wirklich wesentlich sind sie aber nur dann, wenn sie einen Bezug zur Krankheit erkennen lassen.

Symptome, die auf eine Krankheitsdisposition hinweisen, sind von einfachen Eigenarten („gesunde Nicht-Symptome") abzugrenzen. Letztere werden nicht repertorisiert.

Die Bedeutung der Krankheitsursache (Causa)

Aus zwei Gründen ist die Erforschung der Causa entscheidend:

- Wenn der Auslöser fortbesteht, muss er beendet oder entfernt werden, um eine Heilung zu erreichen (vgl. Org.6, § 94).
- Liegt der Auslöser in der Vergangenheit, gibt er dennoch – nach den ungewöhnlichen Symptomen und dem Gemütszustand – die wichtigsten Hinweise zur Mittelwahl.

Das Erfassen der Ätiologie ist doppelt wichtig:
Ein fortbestehender pathogener Einfluss muss behoben werden.
Die Ursache einer Erkrankung gehört zu den wichtigsten Leitsymptomen.

„Ist die Krankheit... durch ein merkwürdiges Ereigniß verursacht worden, so wird der Kranke – oder wenigstens die im Geheim befragten Angehörigen – es schon angeben, entweder von selbst und aus eignem Triebe oder auf eine behutsame Erkundigung [Anmerkung: Den etwanigen entehrenden Veranlassungen, welche der Kranke oder die Angehörigen nicht gern, wenigstens nicht von freien Stücken gestehen, muß der Arzt durch klügliche Wendungen der Fragen oder durch andere Privat-Erkundigungen auf die Spur zu kommen suchen....]"

HAHNEMANN, Org.6, § 93

„Merkwürdige" Ursachen kennt der Patient meistens, unerkannte, unbewusste oder aus Peinlichkeit verschwiegene Ursachen müssen geschickt erfragt werden.

Meist weiß der Patient, warum er krank geworden ist, oder er hat eine Vermutung. Sagt er es nicht spontan, ist die beste Frage eine Variation von: „Wie erklären Sie sich das?"

Wenn die direkte Suche nach der Krankheitsursache nicht weiter führt, hilft das Fokussieren auf den Zeitpunkt der Entstehung. In welchen Umständen hat der Patient zu Beginn der Erkrankung gelebt, wo hat er gewohnt, was hat er gearbeitet und erlebt? Fast immer ergeben sich Hinweise auf kränkende oder krankheitsfördernde Faktoren.

Wichtige Fragen:
„Haben Sie eine Erklärung dafür?"
„Was ist in Ihrem Leben geschehen, bevor Sie krank wurden?"

Gute Fragen, schlechte Fragen

Der Patient soll von sich erzählen und sich offenbaren. Dazu braucht es offene Fragen. „Wie ist...?" oder „Beschreiben Sie bitte..." oder „Was gibt es dazu noch zu sagen?" Alle Fragen, welche die spontane Rede des Patienten fördern, sind gute Fragen.

Fragen, die eine bestimmte Auswahl von Antworten nahe legen, wie z. B. „Schlafen Sie gut?" oder „Mögen Sie eher warme oder kalte Getränke?" oder „Ist der Schmerz drückend, stechend oder ziehend?" engen den persönlichen Ausdruck ein oder machen ihn unmöglich. Wir bekommen zwar eine Antwort, aber keine darüber hinaus gehenden Informationen.

Vermieden werden müssen Suggestivfragen, im Stil von „Aber morgens sind Sie doch bestimmt ausgeschlafen?!" oder „Und da haben Sie sich geärgert?!" Bei diesen Fragen führt nicht mehr der Patient die Feder, sondern der Arzt mit all seinen Vorurteilen.

Der häufigste Fehler bei der Anamnese ist, dem Patient das Wort zu nehmen und es selbst zu führen (siehe Tab. 1–5). So bleibt der Arzt bei seinen Vor-Urteilen, anstatt den Krankheitsfall zu be-urteilen.

Nach dieser kleinen Ausführung wird auch klarer, warum Fragebögen so problematisch sind. Weiteres dazu im Kapitel 6.

Gute Fragen sind offene Fragen oder kurze Ermunterungen, weiter zu reden.

Schlechte Fragen sind Alternativfragen mit wenigen Antwortmöglichkeiten oder Suggestivfragen.

Die wörtliche Rede des Patienten ist die beste Informationsquelle.

„Es gibt etwas, das ist härter und stärker als Bronze und Marmor: ein Vorurteil." (HORAZ)

Die unergiebige Anamnese

Auch wenn die äußeren Umstände optimal sind und dem Patienten alle Möglichkeiten eröffnet werden, sich frei und in eigenen Worten auszudrücken, kann es vorkommen, dass die wichtigsten Informationen fehlen und das Wesentliche des Falles im Dunkeln bleibt. Dann ist es erforderlich, mit immer wieder neuen Worten Kernpunkte abzufragen (Entstehungszeit der Erkrankung, biografische Eckpunkte, Ängste, Lieblingsbeschäftigungen, die Meinung anderer über den Patienten u.v.a) und nach Einflüssen zu fahnden, die zu

Wenn der Patient spontan und auf einfaches Nachfragen nicht genügend Informationen gibt, muss ein differenziertes Vorgehen folgen.

Tabelle 1-5

Häufige Fehler bei der Anamnese
nicht zuhören
nicht ausreden lassen
unterbrechen
eigene Ideen hineinbringen
Suggestivfragen stellen
statt der wörtlichen Rede des Patienten eigene Formulierungen notieren
statt der Patientensprache Repertoriumssprache notieren

Tabelle 1-6

Vorgehen bei unergiebiger Anamnese	
Abklären:	Entstehungszeit der Erkrankung gesamte Biografie Verlangen und Abneigungen Freuden und Ängste Selbsteinschätzung, Fremdeinschätzung Einfluss einer vorangegangenen Behandlung (fortwirkende Hochpotenzen, Allopathika, Impfungen usw.) Einfluss von schädlichen Gewohnheiten (Drogen, Exzesse) hereditäre Belastung, Familienanamnese

Verdrängung oder auch zu Symptomarmut führen können (siehe Tabelle 1–6).

Die biografische Anamnese

Wenn spontane Angaben fehlen, wird systematisch nachgefragt: Kindheit, Schule, Ausbildung, Beruf, besonders nahe Angehörige, Freundschaften, Partnerschaften, Umzüge usw.

Wenn der Patient nicht spontan von wichtigen Ereignissen in seinem Leben berichtet, die ihn stark beeinflusst oder krank gemacht haben, lässt sich durch ein systematisches Abfragen der Biografie oft Wesentliches eruieren. Wichtige Meilensteine sind: die Geburt, das Laufen und Sprechen Lernen, Eintritt in den Kindergarten, in die Schule, gegebenenfalls in die Lehre, in die Universität, ins Berufsleben usw., Geburt von Geschwistern, Pubertät, die erste Liebe, längere Partnerschaften, Ehe, evtl. Scheidung, Geburt und Auszug eigener Kinder, Umzüge, Reisen, besondere Freizeitaktivitäten, besonders deren Anfang oder Ende.

Krankheiten, Unfälle

Immer zu erfragen sind schwere Krankheiten, Unfälle, Krankenhaus- oder Kuraufenthalte und Ereignisse, die dem Leben eine neue Richtung gaben.

Zeitfolge: Nicht Jahreszahlen, sondern das Alter bzw. den Zusammenhang mit äußeren Ereignissen notieren.

Bei der Einordnung in eine zeitliche Reihenfolge hilft die Orientierung an den jeweiligen Wohnorten und Arbeitsbedingungen. Eine Einteilung des Lebenslaufs nach Jahrsiebten ist sinnvoll, weil sie Entwicklungsstufen gut abbildet. (Genaueres dazu z. B. bei Burkhard.)
Die Jahreszahlen sind wenig informativ, wichtig ist immer die Anknüpfung an jeweilige Entwicklungsstufen.
Eine übersichtliche Tabelle für Notizen zu einzelnen biografischen Themen zeigt Abbildung 1–3.

Der Abschluss der Anamnese

Die genaue Aufzeichnung der Gesamtheit der Symptome ist die schwerste Arbeit.

„Ist nun die Gesammtheit der, den Krankheitsfall vorzüglich bestimmenden und auszeichnenden Symptome, oder mit andern Worten, das Bild der Krankheit

Biografische Anamnese von		geb.			erhoben am		
Lebensjahr	0	7	14	21	28	35	42
Jahreszahl							
Krankheiten							
Operationen							
Unfälle							
Wohnort							
KiGa, Schule, Ausbildung, Arbeit							
Partnerschaften							
Erlebnisse mit der Mutter							
Erlebnisse mit dem Vater							
Erlebnisse mit den eigenen Kindern							
Erlebnisse mit							
Freundschaften							
Freizeitaktivitäten							
Sonstiges							

Abb. 1–3: Tabelle zur Aufzeichnung der Biografie

Lebensthemen und Entwicklungsstufen (nach BURKHARD)

Tabelle 1–7

Lebensjahre	Lebensthemen	Bewusstseinsebene
0–7	Aufbau von Gestalt und Konstitution	
7–14	Gesundung, Harmonisierung	
14–21	Entwicklung des Eros und der Ideale	
21–28	Eintritt ins (selbständige) Berufsleben	Empfindung
28–35	Abstreifen einengender Normen, größere Freiheit des Ichs	Verstand
35–42	volle Entfaltung der Kräfte des Organismus	Bewusstsein
42–49	Verwirklichung der Lebensziele	Imagination
49–56	neuer verlangsamter Lebensrhythmus, bewusstere Gestaltung des Lebenslaufs	Inspiration
56–63	Rückschau, innere Einkehr	Intuition
ab 63	neue Dimensionen des Bewusstseins	

Sonderliche Symptome werden markiert.

Die charakteristischen Zeichen weisen auf das indizierte Heilmittel.

Bei den Folgekonsultationen wird das Verschwinden, die Besserung, der Fortbestand und das Hinzukommen von Symptomen notiert.

irgend einer Art einmal genau aufgezeichnet, so ist auch die schwerste Arbeit geschehen. Der Heilkünstler hat es dann bei der Cur, vorzüglich der chronischen Krankheit auf immer vor sich, kann es in allen seinen Theilen durchschauen und die charakteristischen Zeichen herausheben, um ihm eine gegen diese, das ist, gegen das Uebel selbst gerichtete, treffend ähnliche, künstliche Krankheitspotenz in dem homöopathisch gewählten Arzneimittel entgegenzusetzen,... Und... während der Cur... braucht er bei seinem neuen Krankheitsbefunde von der ursprünglichen Gruppe der zuerst aufgezeichneten Symptome, bloß das in seinem Manuale wegzulassen, was sich gebessert hat, und dazu zu setzen, was noch davon vorhanden, oder etwa an neuen Beschwerden hinzu gekommen ist."

HAHNEMANN, Org.6, § 104

Eine sorgfältige Anamnese ist Grundlage nicht nur für die erste Mittelwahl, sondern für die Beurteilung des gesamten Heilungsverlaufs und die Wahl der folgenden Mittel. Das erfordert, dass die Aufzeichnungen auch gut lesbar sind und die geklagten Symptome auffindbar bleiben und in ihrer Entwicklung verfolgt werden können. Näheres dazu im Kapitel 6.
Einen Überblick über die Elemente der homöopathischen Anamnese gibt Tabelle 1–8.

Schema der homöopathischen Anamnese

Tabelle 1–8

Ablauf	vollständiges Symptom	Elemente
der Kranke klagt	**5 Fragen zum Symptom**	Hauptbeschwerde (cave: Präsentiersymptom) (nota bene: Erster Satz)
die Angehörigen erzählen	Wo? – Lokalisation Wie? – Empfindung	
der Arzt sieht, hört und bemerkt	Wann? – Modalitäten Womit? – Begleitsymptome Wodurch? – Ätiologie	Begleitbeschwerden Nebenbeschwerden
Nachfragen Nachtragen Ergänzen	oder: **7 klassische Fragen** quis – quid – ubi – quibus – cur – quomodo – quando	Krankheitsbeginn bisheriger Krankheitsverlauf
körperliche Untersuchung ggf. apparative Diagnostik	quis = persönliche Merkmale in der Krankheit quid = Natur und Eigentümlichkeit der Krankheit ubi = Ort der Symptome quibus auxilibus, quibus concommittantes = begleitende Symptome cur = miasmatische Konstitution und äußere Ursachen („Wie erklären Sie sich das?“) quomodo = Modalitäten (außer der Zeitmodalität), d. h. physikalische, physiologische und psychische Bedingungen quando = wann immer, wann zuerst	physiologische Funktionen Körperregionen Geist, Gemüt, Biografie

Eckdaten der Biografie:
Geburt – Kleinkindalter – Schuleintritt – Pubertät – Schulabschluss – Berufsausbildung/Studium – eigene Wohnung – Partnerschaft(en)/Heirat – eigene Kinder
Umzüge – Tätigkeitswechsel – Tod nahestehender Menschen

Fragen zur Persönlichkeit:
Können Sie sich ärgern? – Haben Sie Ängste/Macht Ihnen etwas Angst?
Was stört andere Menschen an Ihnen?
Was ist für Sie das Wichtigste im Leben?
Was wollen Sie noch erreichen (wenn Sie noch einmal anfangen könnten)?

Lernziele

- die formale und inhaltliche Gliederung der homöopathischen Anamnese kennen
- die Bedeutung von Unbefangenheit, Aufmerksamkeit und präzisen Aufzeichnungen für die Anamnese kennen
- die Unterschiede in der Anamnese akuter und chronischer Krankheiten beschreiben können
- geeignete und ungeeignete Fragen des Arztes benennen können
- die grundlegende Bedeutung einer gut geführten Anamnese für die homöopathische Mittelwahl kennen

Literatur

Braun, Artur: Methodik der Homöotherapie (s. Literatur im Anhang)
Burkhard, Gudrun: Das Leben in die Hand nehmen. Arbeit an der eigenen Biographie. 4. Auflage. Verlag Freies Geistesleben, Stuttgart 1994
Dahmer, Jürgen: Anamnese und Befund. 2 Auflage. Thieme Verlag, Stuttgart 1973
Gawlik, Willibald: Die homöopathische Anamnese. Hippokrates Verlag, Stuttgart 1996
Hahnemann, Samuel: Organon der Heilkunst (s. Literatur im Anhang), besonders die Paragrafen 82 - 104
Hauptmann, Horst: Homöopathie in der kinderärztlichen Praxis. Haug Verlag, Heidelberg 1991
Kent, James Tyler: Vorlesungen über Hahnemanns Organon (s. Literatur im Anhang)
Klunker, Will: Lektionen für Anfänger (VI) - Kurze Anamnese. ZKH 1995; 39: 204–209
Köhler, Gerhard: Lehrbuch der Homöopathie, Band 1 (s. Literatur im Anhang)

2 Das vollständige Symptom

Saskia Heisig und Gerhard Bleul

Was ist ein Symptom?

Hören Sie den lautmalerischen Ausdruck der Silbe „ptom“.
Ptom.
„Sym-ptoma“ heißt „Zusammentreffen“, „Zufall“, „Ereignis“. Das griechische Verb „sympipto“ bedeutet

- zusammenfallen (z. B. eines Hauses)
- zusammentreffen (z. B. zweier Flüsse)
- zufallen, sich ereignen
- befallen (z. B. von einer Krankheit befallen werden).

„Ptom“ ist der Ton eines fallenden Gegenstands.

„Sym-ptom“ heißt „Zusammen-Fall“.

„Der vorurtheillose Beobachter, – die Nichtigkeit übersinnlicher Ergrübelungen kennen, die sich in der Erfahrung nicht nachweisen lassen, – nimmt, auch wenn er der scharfsinnigste ist, an jeder einzelnen Krankheit nichts, als äußerlich durch die Sinne erkennbare Veränderungen im Befinden des Leibes und der Seele, Krankheitszeichen, Zufälle, Symptome wahr, das ist, Abweichungen vom gesunden, ehemaligen Zustande des jetzt Kranken, die dieser selbst fühlt, die die Umstehenden an ihm wahrnehmen, und die der Arzt an ihm beobachtet....“

HAHNEMANN, Org.6, § 6

Org.6, § 6:
Hinter den Symptomen lässt sich nichts erkennen, die Symptome repräsentieren die vollständige Krankheit.

HAHNEMANN gebraucht hier synonym die Begriffe Krankheitszeichen, Zufälle und Symptome. Doch ist ein „Zufall“, etwas, das zufällt, nicht gleichbedeutend mit einem „Zeichen“, etwas, das auf ein Anderes hinzeigt. Diese beiden Bedeutungsinhalte des Begriffes „Symptom“ müssen unterschieden werden:

- Das Symptom kann als die Krankheit (bzw. ein Teil der Krankheit) selbst angesehen werden.
- Das Symptom kann als Hinweis auf eine dahinter (versteckt) liegende Krankheit verstanden werden.

Ein Ereignis (Zufall) ist eigenständig, und trägt seine Bedeutung in sich.

Ein Zeichen verweist auf etwas anderes, das sich nicht erkennen lässt.

Es ist die Unterscheidung der philosophischen Begriffe „Erscheinung“ und „Wesen“, der Gegensatz von phänomenologischer und deduktiver Denkweise. (Vgl. auch **Band A** dieser Buchreihe, Kapitel 2)

„Da man nun an einer Krankheit, von welcher keine sie offenbar veranlassende oder unterhaltende Ursache *(causa occasionalis)* zu entfernen ist [Anmerkung 1:... Splitter,... allzufester Verband,... verletzte Arterie,... fremde Substanzen...], sonst nichts wahrnehmen kann, als die Krankheits-Zeichen; so müssen... es auch

Org.6, § 7:
Offensichtliche Ursachen einer Krankheit müssen beseitigt werden.

Alle anderen wahrnehmbaren Symptome sind alles, worin sich die Krankheit zeigt und womit sie auf das geeignete Heilmittel zeigt.

Spekulationen sind der Homöopathie wesensfremd.
Nur das Wahrnehmbare ist ihr Objekt in Forschung und Therapie.

einzig die Symptome sein, durch welche die Krankheit die, zu ihrer Hülfe geeignete Arznei fordert und auf dieselbe hinweisen kann…"

HAHNEMANN, Org.6, § 7

Hier zeigt sich die Homöopathie eindeutig als phänomenologische Wissenschaft:

Nur was erkennbar ist (mit unseren Sinnen und mit technischer Hilfe als Erweiterung unserer Sinneswahrnehmung), kann erforscht werden und ist Gegenstand der therapeutischen Intervention.

HAHNEMANN sagt nicht, es gäbe nichts „hinter" den Symptomen. Aber wir können es nicht erkennen, also sollen wir darüber auch nicht spekulieren. Was ist rationaler als diese klare Anweisung?

Org.6, § 13:
Krankheit ist nicht innerlich verborgen und nicht dem Organismus wesensfremd.

„Daher ist Krankheit (die nicht der manuellen Chirurgie anheim fällt), *keinesweges* wie von den Allöopathen geschieht, als ein vom lebenden Ganzen, vom Organism und von der ihn belebenden *Dynamis* gesondertes, innerlich verborgnes, *obgleich noch so fein gedachtes Wesen* (ein Unding, was bloß in materiellen Köpfen entstehen konnte und der bisherigen Medicin seit Jahrtausenden alle die verderblichen Richtungen gegeben hat, die sie zu einer wahren Unheilkunst schufen) *zu betrachten.*"

Org.6, § 14:
Alles Kranke, was heilbar ist, zeigt sich äußerlich durch Symptome.

„Es giebt nichts krankhaftes Heilbare und nicht unsichtbarer Weise krankhaft verändertes Heilbare im Innern des Menschen, was sich nicht durch Krankheits-Zeichen und Symptome dem genau beobachtenden Arzte zu erkennen gäbe,…"

HAHNEMANN, Org.6, §§ 13 und 14

Sind wirklich keine Symptome mehr da, ist die Krankheit beseitigt.

Die Gesamtheit der Symptome (siehe Kapitel 3) ist alles, was wir an einer Krankheit erkennen können. Wenn alle Symptome beseitigt sind – nicht einfach nur verdrängt, unterdrückt und nach innen verschoben! –, ist die gesamte Krankheit aufgehoben und Gesundheit eingetreten.

Die Vervollständigung eines Symptoms

Der Patient schildert seine Symptome oft unvollständig. Die Mittelwahl ist dadurch erschwert oder unmöglich.

Bei der Anamnese müssen wir uns bemühen, alle Symptome, die der Patient schildert, zu präzisieren.

Je vollständiger, je genauer wir ein Symptom erfassen, desto näher kommen wir der Individualität des Patienten und damit auch dem passenden Arzneimittel.

Der Spontanbericht des Patienten, den wir niederschreiben, bleibt fast immer unvollständig. Deshalb ist es wichtig, **Platz für Nachträge** zu lassen. (Vgl. Kapitel 1: Die Anamnese und Kapitel 6: Aufzeichnung)
Im Paragraph § 85 des *Organon* weist HAHNEMANN auf dieses technische Vorgehen bei der Aufnahme des Falles hin: Jedes Symptom wird in eine neue Zeile notiert, um Platz zu lassen für Nachträge (vgl. Kapitel 1).
Erst wenn dem Patienten nichts mehr einfällt, beginnen wir ergänzende Fragen zu stellen, welche die spontan geschilderten Beschwerden präzisieren sollen, so dass wir uns ein genaues Bild machen können.
Im § 86 des *Organon* steht die Anweisung, die näheren Charakteristika der einzelnen Symptome zu erfragen:

„z. B. zu welcher Zeit ereignete sich dieser Zufall? In der Zeit vor dem bisherigen Arzneigebrauche? Während des Arzneieinnehmens? Oder erst einige Tage nach Beiseitesetzung der Arzneien? Was für ein Schmerz, welche Empfindung, genau beschrieben, war es, der sich an dieser Stelle ereignete? Welche genaue Stelle war es? Erfolgte der Schmerz abgesetzt und einzeln, zu verschiedenen Zeiten? Oder war er anhaltend, unausgesetzt? Wie lange? Zu welcher Zeit des Tages oder der Nacht und in welcher Lage des Körpers war er am schlimmsten, oder setzte er ganz aus? Wie war dieser, wie war jener angegebene Zufall oder Umstand – mit deutlichen Worten beschrieben – genau beschaffen?"

Dabei ist es wichtig, keine Suggestivfragen zu stellen. Die Fragen sollten nicht mit einem bloßen Ja oder Nein beantwortet werden können, sondern den Patienten dazu bringen, mit eigenen Worten die genaueren Umstände zu schildern.

§ 87 des *Organon*:
„Und so läßt sich der Arzt die nähere Bestimmung von jeder einzelnen Angabe noch dazu sagen, ohne jedoch jemals dem Kranken bei der Frage schon die Antwort zugleich mit in den Mund zu legen, oder so daß der Kranke dann bloß mit Ja oder Nein darauf zu antworten hätte; sonst wird dieser verleitet, etwas Unwahres, Halbwahres oder wirklich Vorhandnes, aus Bequemlichkeit oder dem Fragenden zu gefallen, zu bejahen oder zu verneinen, wodurch ein falsches Bild der Krankheit und eine unpassende Curart entstehen muß."

Was nun genau müssen wir erfragen und zu erfassen suchen? Dies wird am einfachsten verdeutlicht mit dem von HERING angegebenen Schema (Abb. 2–1).

Bei der Mitschrift der Anamnese muss Raum für Ergänzungen bleiben.

Org.6, § 85:
Für jedes Symptom eine neue Zeile.

Erst nach Abschluss des Spontanberichts folgt das Nachfragen.

Org.6, § 86:
Die „nähere Bestimmung" der Symptome, ihre Modalitäten, muss häufig nachgefragt werden:

Wann genau?

Wie genau?

Wo genau?

Der Patient muss frei formulieren können. Keine Antworten in den Mund legen!

Org.6, § 87:
Keine Suggestivfragen!

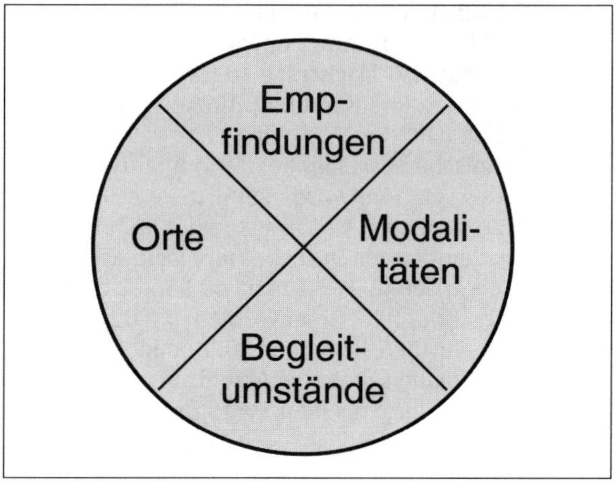

Abb. 2-1: HERING'sches Schema

Dabei bedeuten

Tabelle 2-1

Empfindungen	das, was der Patient spürt
Orte	wo genau er diese Empfindungen hat
Modalitäten	Umstände, unter denen die betreffenden Empfindungen sich bessern oder verschlechtern, ganz verschwinden oder ausgelöst werden
Begleitsymptome	Begleitbeschwerden, die mit dem Hauptleiden einhergehen, Nebenerscheinungen

5 Fragen vervollständigen das Symptom:
- Wie?
- Wo?
- Wann?
- Womit?
- Warum?

Hinzu kommt noch die Ätiologie, die Causa, die auslösende Ursache einer Erkrankung oder eines Symptoms. Wir können also ein Symptom vollständig beschreiben, wenn wir folgende Fragen beantworten:

Tabelle 2-2

Wie	ist die Natur des Schmerzes, der Beschwerde?
Wo	ist die Beschwerde lokalisiert?
Wann	treten die Beschwerden auf, zu welcher Zeit verschlimmern oder bessern sie sich (Tageszeit, Jahreszeit, Periodizität)? Wodurch tritt eine Besserung, eine Verschlechterung ein (Modalitäten)? Welchen Einfluss haben Bewegung, Ruhe, Lage, Haltung, Kleidung, Berührung, Sinneseindrücke, Tätigkeit, Schlaf, Nahrungsaufnahme, Genussmittel, Auftreten oder Fehlen von Absonderungen, Verlust von Körperflüssigkeiten, Wärme oder Kälte, Aufenthalt im Freien oder im Zimmer, physikalische Anwendungen, Wetter, Klima, Mondphasen, psychisches Erleben, Stimmung, Gesellschaft oder Alleinsein usw. auf die Beschwerden?
Womit	geht das Symptom einher? Welche Begleitbeschwerden, welche Nebenzeichen treten auf?
Warum	trat das Symptom auf? Was ist der Auslöser, welche Ätiologie liegt vor?

Auf einen Patienten und seine Hauptbeschwerde angewandt, könnte die vollständige Erfassung des Symptoms folgendermaßen aussehen:

Beispiel:
Belladonna-Halsentzündung

Tabelle 2-3

Wie	Ein dreijähriger Junge klagt über Halsschmerzen und Schluckbeschwerden. Der Hals fühlt sich wie zusammengeschnürt an; es kratzt im Hals; dabei hat der Junge die ständige Neigung zu schlucken
Wo	Bei der Inspektion des Rachens sieht man: Beide Rachenmandeln sind hochrot und geschwollen, rechts ausgeprägter als links
Wann	Nachmittags gegen 15 Uhr und nachts gegen 23 Uhr sind die Beschwerden am schlimmsten. Der Schmerz verschlimmert sich durch Schlucken; vor allem das Trinken bereitet Probleme.
Womit	Dabei hat der Junge hohes Fieber, einen heißen roten Kopf, erweiterte Pupillen, kalte Hände und Füße und verlangt nach Zitronenlimonade.
Warum	Die Beschwerden begannen nach Erkältung des Kopfes nach Haare Waschen.

Durch Art der Beschwerde, Lokalisation, Begleitsymptome, Auslöser und Modalitäten ergibt sich ein klares Bild, das die Verschreibung von **Belladonna** verlangt. Die Benennung von 7 Fragen zur Vervollständigung eines Symptoms (zusätzlich die Frage „Wer?", „Wann?" unterteilt in die Zeitmodalität und die anderen Modalitäten) geht auf BÖNNINGHAUSEN zurück, der einen juristischen Merkspruch auf die Homöopathie übertragen hat (Tabelle 2–4).

BÖNNINGHAUSEN fragte nach dem Vorbild der Juristen: quis, quid, ubi, quibus auxilibus, cur, quomodo, quando?

BÖNNINGHAUSENS Merkspruch

Tabelle 2-4

quis	wer?	Geschlecht, Alter, Körperbeschaffenheit, Geistes- und Gemütszustand in der Krankheit
quid	was?	Natur und Eigentümlichkeit der Krankheit
ubi	wo?	Ort der Erkrankung bzw. der Symptome
quibus auxilibus quibus commitibus quibus concommittantis	was noch?	begleitende Symptome, Nebenbeschwerden
cur	weshalb?	Konstitution, äußere Einflüsse; die Causa
quomodo	wobei?	Modalitäten (mit Ausnahme der Zeit)
quando	wann?	Zeitmodalitäten

Die Modalitäten

Modalitäten sind Umstände, die ein Symptom beeinflussen: hervorrufen, verändern, verbessern (>), verschlechtern (<).

Die Modalitäten machen das Symptom individuell.

Die differenzierte Betrachtung der Bedingungen, unter denen eine Beschwerde erscheint oder sich verstärkt, ermöglicht erst eine differenzierte Mittelwahl. Es sind entscheidende Unterschiede, ob beispielsweise ein Kopfschmerz morgens oder abends auftritt, durch Schlafen verschwindet oder zunimmt, kalte oder warme Luft ihn auslöst, Kaffee, Sonne, Ärger, Lärm oder Bewegung ihn hervorrufen.

Es gibt physikalische, physiologische und psychische Modalitäten.

Die Modalitäten lassen sich theoretisch unterteilen in physikalische, physiologische und psychische Einflüsse, wie Tabelle 2–5 zeigt.

Quomodo?
Wann bzw. wobei tritt ein Symptom auf, wodurch wird es hervorgerufen oder verschlimmert?

Das „Wann?“, die über die **Zeitmodalität** (Quando?) hinausgehende Frage nach den **Bedingungen**, unter denen ein Symptom auftritt oder sich verschlimmert (**Wobei? = Quomodo?**), ist spezifisch für die Homöopathie. Dieser wichtige Aspekt eines Symptoms wurde vermutlich von HAHNEMANN erstmals (1805) beschrieben. In der sonstigen Medizin wird ihm meist wenig Bedeutung beigemessen.

Modalitäten

Tabelle 2-5

physikalisch	Temperatur	
	Wetter	
	Aufenthaltsort (Raum, Landschaft)	
physiologisch	Lage, Haltung, Stellung	
	Bewegung, Ruhe, Aktivität	
	Zeit (Tages- oder Jahreszeit, Lebensabschnitt, Periodizität)	
	Körperfunktionen:	Nahrungsaufnahme
		Verdauung
		Ausscheidungen
		Schwitzen
		Menses
	Schlaf	
psychisch	Sinneseindrücke:	Berührung
		Gerüche
		Geschmack (Nahrungsmodalitäten)
		Geräusche, Lärm, Musik
		Licht/Dunkelheit
	sexuelle Aktivität	
	Stimmung	
	Erleben	
	Gedanken	

Besonders bedeutend ist eine Modalität, die den medizinischen Erfahrungen widerspricht, also den bekannten physiologischen Vorgängen entgegen steht: ein Rückenschmerz, der sich bei heftiger Bewegung bessert; ein Juckreiz, der durch Wärme nachlässt; Atemnot, die in flacher Rückenlage aufhört. Solche Symptomaspekte gehören zu den wichtigsten Hinweisen auf das angezeigte Arzneimittel (vgl. Org.6, § 153).

„Auffallende, sonderliche, ungewöhnliche und eigenheitliche" (§ 153) Modalitäten sind wichtigste Anzeigen bei der Mittelwahl.

Lernziele

- die Elemente eines vollständigen Symptoms benennen können
- die vielfältigen Ursachen und Auslöser (Ätiologie) von Symptomen kennen
- die verschiedenen Modalitäten eines Symptoms benennen
- die offenen Fragen kennen, die den Patienten zur vollständigen Beschreibung seines Symptoms bewegen

Literatur

Hahnemann, Samuel: Organon der Heilkunst (s. Literatur im Anhang), insbesondere §§ 85–87

Kent, James Tyler: Zur Theorie der Homöopathie (s. Literatur im Anhang), insbesondere Kap. XIII

Klunker, Will: Das Symptom – ein Grundbegriff der Homöopathie. ZKH 1994; 38: 3–13

Künzli von Fimmelsberg, Jost: Die Säulen der Homöopathie; in: Deutsches Journal für Homöopathie, Bd. 1, Heft 1, Februar 1982, Organon-Verlag

3 Gesamtheit der Symptome

Saskia Heisig

Krankheit zeigt sich im Gesamtbild der Symptome

Die Symptomengesamtheit ist die zentrale Einheit, welche die Wahl des passenden Arzneimittels ermöglicht, durch die sich aber auch das Arzneimittel selbst darstellt.
KENT schreibt dazu in seinen *Vorlesungen über HAHNEMANNS Organon*:

Die Gesamtheit der Symptome ist das vollständige Bild einer Krankheit oder eines Arzneimittels.

„Der Ausdruck „Gesamtheit der Symptome" hat eine sehr weitreichende Bedeutung, ist ein wunderbarer Begriff. Er umfaßt alles Wesentliche an der Krankheit, alles was sichtbar ist, alles was die Krankheit in der objektiven Welt dem Auge, dem Tastsinn usw., kurz allen nach außen gewendeten Sinnen des menschlichen Wesens manifestiert. Dieser Begriff ist es, der dem Arzt die Individualisation sowohl bei der Krankheit als im Heilmittel gestattet. Die Gesamtheit der Symptome umfaßt alles, was die Krankheit darstellt, aber auch ein Heilmittel drückt sich in einer Gesamtheit der Symptome aus, stellt sich in einer Gesamtheit der Symptome dar. Wohlverstanden bedeutet dieser Begriff nicht kleine unabhängige Symptömchen, sondern jenen Gesamteindruck, der klar und eindeutig die Natur der Krankheit umreißt."

Das Ganze ist mehr als die Summe seiner Teile.

Im § 6 des *Organon* heißt es:
„... an jeder einzelnen Krankheit [ist] nichts, als äußerlich durch die Sinne erkennbare Veränderungen im Befinden des Leibes und der Seele, Krankheitszeichen, Zufälle, Symptome wahr[zunehmen]... Alle diese wahrnehmbaren Zeichen repräsentiren die Krankheit in ihrem gesamten Umfange, das ist, sie bilden zusammen die wahre und einzig denkbare Gestalt der Krankheit."

Org.6, § 6:
Alle erkennbaren Krankheitssymptome bilden die vollständige Gestalt der Krankheit.

Die Krankheit also zeigt sich, gibt sich zu erkennen, durch Veränderungen im körperlichen und seelischen Befinden, die der Kranke selbst fühlt und/oder die der behandelnde Arzt oder die Umstehenden erkennen können.

Die Arzneiwahl gründet sich auf die Symptomengesamtheit

Org.6, § 7:
Neben den Krankheitssymptomen im engeren Sinn sind Krankheitsursachen (die zu entfernen sind), eventuell ein Miasma („Ansteckungsstoff") und die Begleitumstände zu beachten.

Weiter im § 7 schreibt HAHNEMANN:

„Da man nun an einer Krankheit, von welcher keine sie offenbar veranlassende oder unterhaltende Ursache (*causa occasionalis*) zu entfernen ist, sonst nichts wahrnehmen kann, als die Krankheits-Zeichen, so müssen, unter Mithinsicht auf etwaiges Miasm und unter Beachtung der Nebenumstände (§5), es auch einzig die Symptome sein, durch welche die Krankheit die zu ihrer Hülfe geeignete Arznei fordert und auf dieselbe hinweisen kann – so muß die Gesamtheit der Symptome, dieses nach außen reflectirende Bild des inneren Wesens der Krankheit, d.i. des Leidens der Lebenskraft, das Hauptsächlichste oder Einzige sein, wodurch die Krankheit zu erkennen geben kann, welches Heilmittel sie bedürfe, – das Einzige, was die Wahl des angemessenen Hülfsmittels bestimmen kann – so muß, mit einem Worte, die Gesammtheit der Symptome für den Heilkünstler das Hauptsächlichste, ja Einzige sein, was er an jedem Krankheitsfalle zu erkennen und durch seine Kunst hinwegzunehmen hat, damit die Krankheit geheilt und in Gesundheit verwandelt werde."

Die Totalität der Symptome weist auf das angemessene Heilmittel.

Die Gesamtheit der Symptome gibt Aufschluss über das innere Wesen der Krankheit. Sie stellt das nach außen reflektierte Bild der eigentlichen Krankheit, der Verstimmung der Lebenskraft dar.

Das hat weitreichende Folgen:
Durch Heilung der Symptomengesamtheit wird auch die innere Störung, die Verstimmung der Lebenskraft behoben, da die Symptome dieser inneren Störung entsprechen.

Heilung ist Behebung aller Symptome

Org.6, § 17:
Mit der Entfernung des Inbegriffs der Symptome wird gleichzeitig die innere krankhafte Veränderung der Lebenskraft, das Total der Krankheit, die Krankheit selbst geheilt.

Im § 17 des *Organon* heißt es dazu:
„Da nun jedesmal in der Heilung, durch Hinwegnahme des ganzen Inbegriffs der wahrnehmbaren Zeichen und Zufälle der Krankheit, zugleich die ihr zum Grunde liegende, innere Veränderung der Lebenskraft – also das Total der Krankheit – gehoben wird, so folgt, daß der Heilkünstler bloß den Inbegriff der Symptome hinweg zu nehmen hat, um mit ihm zugleich die innere Veränderung, das ist, die krankhafte Verstimmung des Lebensprincips – also das Total der Krankheit, die Krankheit selbst, aufzuheben und zu vernichten..."

Nur durch die Gesamtheit, den Inbegriff der Symptome kann das passende Heilmittel, das der Patient benötigt, sicher bestimmt werden.

Dies hält HAHNEMANN im § 18 des *Organon* fest: „Von dieser nicht zu bezweifelnden Wahrheit, daß, außer der Gesamtheit der Symptome, unter Hinsicht auf die begleitenden Umstände (§. 5) an Krankheiten auf keine Weise etwas auszufinden ist, wodurch sie ihr Hülfe-Bedürfniß ausdrücken könnten, geht unwidersprechlich hervor, daß der Inbegriff aller, in jedem einzelnen Krankheitsfalle wahrgenommenen Symptome und Umstände die einzige Indication, die einzige Hinweisung auf ein zu wählendes Arzneimittel sei."

Org.6, § 18:
Ein „Heil"-Mittel kann nicht anders gewählt werden als durch Analyse des Inbegriffs aller erkennbaren Symptome und Umstände.

Wie aus oben Gesagtem ersichtlich ist, handelt es sich beim Erfassen der Gesamtheit der Symptome nicht um ein simples Aneinanderreihen von Symptomen, von einzelnen abgegrenzten Phänomenen. Haben wir alle Zeichen und Symptome eines Patienten aufgenommen, so müssen wir versuchen, das Wesentliche, das Charakteristische zu erfassen und die Symptome als einheitliches Ganzes zu verstehen. HAHNEMANN gebraucht das Wort „Inbegriff" synonym für „Gesamtheit", welches den Unterschied zur „Summe" von Symptomen deutlich macht.

Die Symptome sind Mosaiksteinchen, die erst in der Gesamtschau ein klares Bild ergeben.

Nicht die Aneinanderreihung, sondern die Gesamtschau der Beschwerden und Befunde ergibt das vollständige Krankheitsbild.

Was für das Krankheitsbild gesagt wurde, gilt auch für das Arzneimittelbild. Die Gesamtheit der Symptome einer Arznei, zusammengesetzt aus Prüfsymptomen, toxikologischen Erkenntnissen und den Beobachtungen und Erfahrungen bei der Heilung von Patienten durch ein bestimmtes Mittel, prägen unsere Vorstellung vom Wesen, vom Genius des einzelnen Arzneimittels.

Auch das Arzneimittel muss, wie das vollständige Krankheitsbild, als Einheit in der Gesamtheit seiner Symptome betrachtet werden.

„Auf diese Weise entwickeln wir allmählich einen Sinn für die „Idee", den Charakter des Mittels. Sein endgültiges Bild kann letztlich mit bloßen Worten kaum beschrieben werden; es ist durch eigene Prüfung oder aus der Erfahrung heraus auf lebendige Weise „bekannt" und vertraut wie ein alter Freund."

(VITHOULKAS)

„Die Gesamtheit der Symptome zeigt sich in dieser Darstellung als zusammenhängende „Form" oder „Gestalt". Jeder Gipfel steht für ein bestimmtes Symptom. Der Umriß oder „Habitus", den die Krankheit eines Patienten annimmt, ähnelt im Idealfalle weitgehend dem des passenden Mittels..."

Die Symptomengesamtheit ist die vollständige Gestalt der Krankheit, die einem Arzneimittel mit möglichst ähnlicher Gestalt zugeordnet wird.

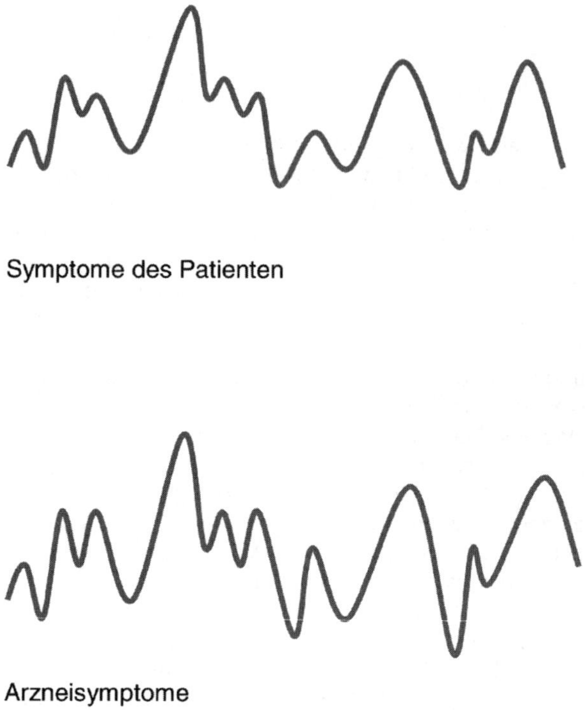

Abb. 3-1 Gesamtheit der Symptome

Beim Verschreiben versucht man durch das Erfassen der Gesamtheit der Symptome und den Vergleich mit ähnlichen Arzneimitteln eine möglichst große Übereinstimmung der Symptommuster zu erreichen.

Von der Sammlung zur Gewichtung der Symptome

Zur Erfassung eines Gesamtbildes müssen die Symptome gewichtet werden.

Das ungegliederte Erfassen aller erkannten Symptome, das Aufsummieren aller Einzelheiten, führt in der Krankheitsanalyse nicht zum Ziel. Um den **Inbegriff** der gesamten Symptomatik als Einheit zu verstehen, müssen die Symptome gewichtet, ihrer Bedeutung gemäß bewertet und in eine Rangfolge gebracht werden. Diese Analysearbeit wird im Kurs C ausführlich behandelt. An dieser Stelle sollen nur die Grundprinzipien kurz angesprochen werden:

1. Rang:
Sonderliche Symptome, die den Patienten in seiner Krankheit individuell charakterisieren und von anderen unterscheiden

Je individueller, je persönlicher ein Symptom ist, desto wichtiger ist es in der Fallanalyse, desto klarer weist es auf das passende Heilmittel. An oberster Stelle in dieser Gewichtung stehen die „auffallenden, sonderlichen, ungewöhnlichen, eigenheitlichen (charakteristi-

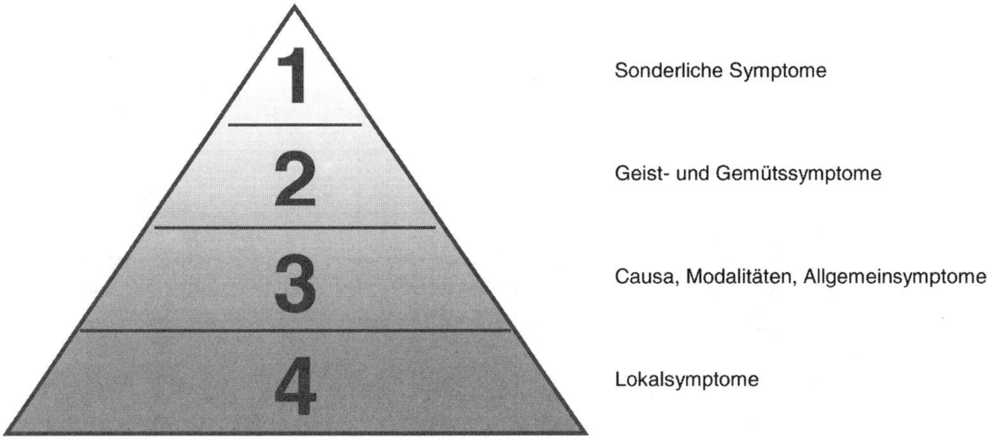

Abb. 3-2 Gewichtung der Symptome

schen), besonderen, ungemeinen" Symptome (Org.6, §§ 153 und 154).
Es folgen die Geist- und Gemütssymptome, der psychische Zustand des Kranken (Org.6, §§ 210 und 211); eine Ausnahme bilden Geistes- und Gemütskrankheiten, deren pathognomonische Symptome als Lokalsymptome weniger hoch bewertet werden (ausführlich im Kurs F behandelt).
Die Krankheitsursache (Causa, Org.6, § 5) steht an dritter Stelle, gemeinsam mit Allgemeinsymptomen bzw. -modalitäten, auch z. B. besondere Abneigungen oder Verlangen, also Krankheitszeichen, die den ganzen Menschen betreffen bzw. an unterschiedlichen Körperregionen gleichartig vorkommen.
Organsymptome bzw. Lokalsymptome folgen auf Rang 4, wobei Hauterscheinungen (nach den Symptomen innerer Organe) das geringste Gewicht haben.
Das Erfassen der „Gesamtheit" aller Symptome des Patienten, das muss gesagt werden, ist ein Ideal, dem wir uns bei der Anamnese sorgfältig anzunähern versuchen. Nicht immer ist ein Krankheitsbild vollständig zu erkennen, abgesehen davon, dass auch der Patient trotz genauem und geschicktem Nachfragen oft nicht vollständig Auskunft gibt.
Zumindest aber muss sich die Arzneiwahl auf eine Mehrzahl von Symptomen unterschiedlicher Funktions- oder Organbereiche gründen. Nach HERING „steht ein Stuhl auf drei Beinen", d. h. erst wenn wir mindestens drei zuverlässige, charakteristische Symptome haben, können wir auf dieser Basis ein Arzneimittel verordnen. Doch um im Bild zu bleiben: Es leuchtet ein, dass ein vierbeiniger oder gar ein (heute in der Arbeitswelt vorgeschriebener) fünfbeiniger

2. Rang:
Der auffallend veränderte Gemütszustand des Kranken

3. Rang:
Die Causa und allgemeine Symptome und Modalitäten

4. Rang:
Lokalsymptome

Die Vollständigkeit der Krankheitserkenntnis ist ein Ideal.

Anzustreben ist eine repräsentative Mindestzahl von Symptomen. Ohne diese ist eine zuverlässige Arzneimittelwahl nicht möglich.

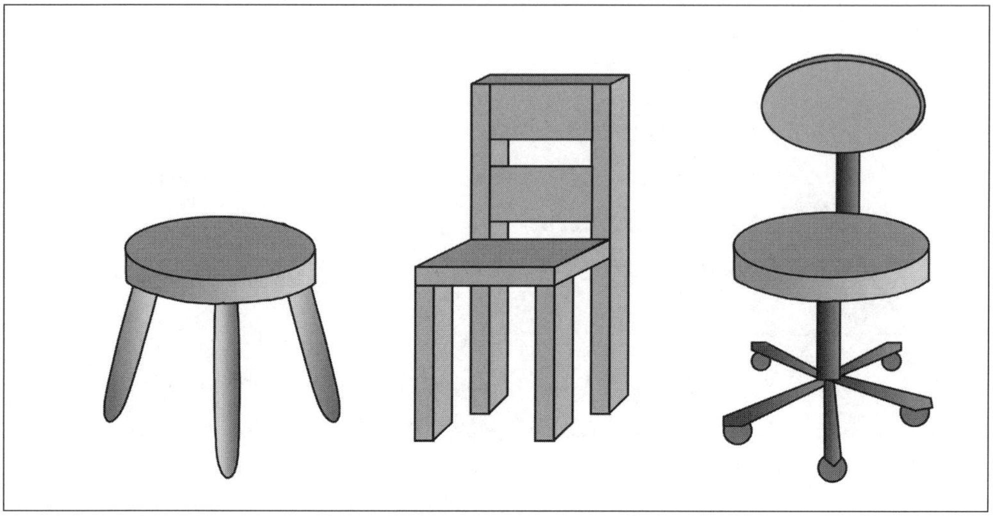

Abb. 3-3 Ein Stuhl steht auf mindestens 3 Beinen....

Stuhl einen festeren Stand bietet und weniger leicht kippen kann. Deshalb sollten wir uns immer, im akuten wie im chronischen Fall, um eine sorgfältige Anamnese und genügend „Standbeine" bemühen.

Lernziele

- wissen, dass alle „Abweichungen vom gesunden, ehemaligen Zustande des jetzt Kranken" als Symptome bezeichnet werden
- die Gesamtheit der Symptome als vollständiges Abbild der Krankheit in ihrem gesamten Umfang beschreiben
- die Gesamtheit der Symptome als das nach außen reflektierte Bild der eigentlichen Krankheit, der „Verstimmung der Lebenskraft", darstellen
- wissen, dass die Aufhebung der Gesamtheit der Symptome gleichzeitig Heilung der Krankheit bedeutet
- die Analyse des Inbegriffs der Symptome als Weg zum individuell passenden Heilmittel kennen

Literatur

Frei, Heinrich: Die Heringsche Regel und ihre Auswirkung auf die Hierarchie der Symptome. ZKH 1999; 43: 47–52

Hahnemann, Samuel: Organon der Heilkunst (s. Literatur im Anhang), insbesondere §§ 6, 7, 17, 18

Kent, James Tyler: Zur Theorie der Homöopathie (s. Literatur im Anhang), insbesondere Kap. XII

Vithoulkas, Georgos: Die wissenschaftliche Homöopathie. Burgdorf, Göttingen 1986

4 Die Individualität des Patienten

Gerhard Bleul

Das Besondere des Patienten

Jeder Krankheitsfall ist ein individueller Einzelfall. Nicht der Diagnose-Name, die vermutete Krankheits-Entität führt zur Therapie, sondern das individuelle Symptomenbild des Patienten. Individuelle Symptome, nicht die pathognomonischen Symptome, leiten zur Wahl des individuellen Heilmittels.

Gleiche Krankheiten finden bei jedem Menschen eine unterschiedliche Ausprägung, welche die homöopathische Mittelwahl entscheidet.

Individuell ist → der Patient
→ sein Krankheitsbild
→ das gewählte Arzneimittel.

Das Besondere der Homöopathie

In der konventionellen Medizin geht es meist darum, das Gemeinsame mit ähnlichen Krankheitsfällen zu finden, um über die Krankheitsentität zu einer standardisierten Therapie zu kommen. In der Homöopathie ist der Ansatz umgekehrt. Von dieser Regel ausgenommen sind nur die epidemischen Krankheiten (siehe Kurs D und Org.6, § 73).
In jedem Krankheitsfall ist die persönliche Ausprägung, das individuelle Symptomenbild, für die Arzneimittelwahl entscheidend. Die pathognomonischen Symptome, d. h. die Krankheitszeichen, die typisch für die Krankheitsentität sind und bei den meisten Patienten gleich oder ähnlich auftreten, haben nur geringe Bedeutung.

Symptome, die bei den meisten Patienten mit der gleichen Krankheit auftreten, sind für die Mittelwahl unerheblich.

Alles aber, was durch die pathophysiologischen Vorgänge im engeren Sinn nicht erklärt ist oder auffällig von ihnen abweicht, steht ranghoch in der homöopathischen Fallanalyse.

Beispiel: Drei Fälle von Otitis media

Jedes der drei Kinder hat
- Fieber über 39°C
- plötzlich auftretende Ohrenschmerzen
- Unruhe und Weinen
- ein gerötetes Trommelfell.

In der konventionellen Medizin wird jede Krankheit standardisiert behandelt.

Die konventionelle Diagnostik ist hier meist am Ende. Die Krankheitsentität ist bezeichnet, das therapeutische Vorgehen festgelegt: abschwellende Nasentropfen, Analgetikum und (spätestens, wenn nach 1–2 Tagen die Beschwerden nicht abgeklungen sind) ein Antibiotikum mit Wirkung auf die häufigsten bakteriellen Erreger der Otitis media.

In der Homöopathie bekommt jeder Patient ein individuell gewähltes Arzneimittel.

Die homöopathische Analyse steht erst am Anfang. Sie

- beachtet die spontan geäußerten auffallenden Symptome, Modalitäten und Schmerzempfindungen,
- erfragt weitere individuelle Besonderheiten (Wann genau begannen die Beschwerden? Was ist dem vorausgegangen? Wie ist der Schmerz? Wodurch wird er besser oder schlechter? Was ist noch aufgetreten? Wie verhält sich das Kind? u.v.a.)
- und erfasst insbesondere ungewöhnliche Untersuchungsbefunde (Lokalbefund, Begleitsymptome, Verhalten usw.).

Fall 1:

Das Besondere an Fall 1:
stechender Schmerz
blasse Schwellung
< durch Berührung
< durch Wärme
kein Durst

Der Schmerz im rechten Ohr begann plötzlich, „als ob eine Biene gestochen hätte“. Das rechte Trommelfell ist blassrot und stark vorgewölbt. Seit Beginn der Beschwerden hat das Kind immer wieder kurz aufgeschrien. Es hat trotz hohem Fieber keinen Durst. Berührung am Ohr kann es nicht ertragen. Wärmeanwendung, welche die Mutter versucht hatte, verschlimmert den Schmerz.

Fall 2:

Das Besondere an Fall 2:
Zorn bei Schmerzen
widerspenstig
einseitige Rötung

Das Kind schreit immer wieder heftig und ärgerlich, will auf den Arm der Mutter, tritt sie dabei mit den Füßen. Eine Untersuchung ist nur schwer möglich, weil das Kind den Kopf abwendet und einzieht und mit den Händen abwehrt. Ein warmer Wickel war das einzige, was das Kind sich gefallen ließ. Das rechte (schmerzende) Ohr und die rechte Wange sind gerötet, die linke Wange ist blass.

Fall 3:

Das Besondere an Fall 3:
Beginn nach kaltem Wind
große Angst und Unruhe
verlangt nach Gesellschaft
will kaltes Wasser trinken

In der Nacht um 1 Uhr war das Kind mit heftigem linksseitigem Ohrenschmerz aufgewacht. Am gestrigen Tag (Wetter sonnig mit kühlem Wind) war es noch völlig gesund. In der Nacht war es unruhig und ängstlich, es blickt immer noch erschreckt. Das Gesicht ist blass, wird aber im Liegen rot. Das Kind beruhigt sich nur auf dem Arm der Mutter, will nicht allein bleiben. Es hat großen Durst auf kaltes Wasser.

Drei Fälle von akuter Otitis media, die drei völlig unterschiedliche homöopathische Arzneimittel verlangen. Die Repertorisationen sind in den Tabellen 4–1 bis 4–3 dargestellt.

Fazit

Die Individualität des Patienten zeigt sich in seinem besonderen Erleben der Krankheit, zum Beispiel in der Art des Schmerzempfindens, in der besonderen Ausprägung, Lokalisation und Ausstrahlung der Symptome und in der besonderen Empfindlichkeit auf äußere Einflüsse, den Modalitäten der Symptome.

Individuell ist das Erleben der Krankheit, die spezifische Ausprägung und die Modalitäten.

Jeder Krankheitsfall ist ein Einzelfall. Der Patient ist so individuell wie sein spezifisches Heilmittel.

Die Wahl des Arzneimittels richtet sich nicht nach der Krankheitseinheit, sondern nach dem Patienten.

Die Wahl der passenden Arznei erfolgt durch die jeweilige Analyse des gesamten Falles, vor allem der besonderen, eigenartigen Symptome. Eine Mittelwahl

Repertorisation der Apis-Otitis

Tabelle 4-1

	Apis	Puls.	Bell.	Bry.	Sulph.
Summe der Symptome und Grade	20	19	18	18	18
1. Gemüt – Schreien – bei Schmerzen	1	1	3	1	-
2. Magen – Durstlos – in Fieberhitze	3	2	1	1	2
3. Allgemeines – Berührung – verschlechtert	3	2	3	3	3
4. Allgemeines – Wärme – verschlechtert	3	3	1	2	3
5. Ohr – Schmerz – stechend	1	3	3	2	3
6. Haut – Schwellung – blass	3	2	1	3	2

Repertorisation der Chamomilla-Otitis

Tabelle 4-2

	Cham.	Bell.	Arn.	Ars.	Lyc.
Summe der Symptome und Grade	14	11	10	10	10
1. Gemüt – Zorn – über Schmerzen	2	-	-	1	-
2. Gemüt – Stößt, tritt	1	2	-	-	2
3. Gemüt – Berührt zu werden, Abneigung	3	2	3	1	1
4. Allgemeines – Wärme – bessert	1	2	2	3	1
5. Gesicht – Farbe – rot – eine Seite	2	1	2	1	2

Repertorisation der Aconitum-Otitis

Tabelle 4-3

	Acon.	Ars.	Phos.	Bell.	Nux-v.	Sep.
Summe der Symptome und Grade	24	20	19	17	15	15
1. Gemüt – Angst – durch Schmerzen	2	2	3	-	-	-
2. Gemüt – Gesellschaft – Verlangen nach	1	3	4	1	2	2
3. Allgemeines – Plötzlich auftretende Symptome	3	-	-	3	-	-
4. Allgemeines – Nachts – Mitternacht – nach	1	3	3	1	3	1
5. Allgemeines – Wind – kalter	2	2	-	3	3	2
6. Magen – Verlangen nach – Getränke – kalte	3	3	3	2	1	2
7. Gesicht – Farbe – rot – abwechselnd mit Blässe	3	1	1	1	1	1
8. Ohr – Schmerz – links	1	-	-	-	-	1

aus vorgefertigten Indikationslisten wird dem Patienten nicht gerecht und widerspricht der homöopathischen Lehre.

Lernziele

- als Besonderheit der Homöopathie die individuelle Betrachtung jedes Krankheitsfalls kennen
- die Individualität des Patienten an Beispielen beschreiben können
- Charakteristika für die individuelle Analyse eines Krankheitsfalls benennen können
- eine nicht-individuelle Mittelwahl erkennen und ihre Unsicherheit beschreiben können

Literatur

Hahnemann, Samuel: Organon der Heilkunst, 6. Auflage (s. Literatur im Anhang)

Radar, Computer-Version des Synthesis-Repertorium (s. Literatur im Anhang)

5 Interaktion zwischen Arzt und Patient

Uwe Friedrich

Jede Begegnung ist auch ein Austausch

Es gibt keinen intensiven Kontakt zwischen Arzt und Patient, ohne dass eine Interaktion zwischen beiden stattfinden würde.

Jeder Kontakt zwischen Arzt und Patient ist eine Interaktion, die bewusst gesehen werden muss.

So banal dies ist, so wichtig ist es für homöopathische Ärzte, sich dessen bewusst zu sein. Wie der Arzt auf den Patienten reagiert, auf die Äußerungen des Patienten und auf die Inhalte seiner Beschwerdeschilderungen einerseits, und wie der Patient andererseits auf den Arzt als therapeutische Person, als Adressat seiner Beschwerden und als erhoffter Heilsbringer reagiert und wie schließlich die Aktion der einen zu einer Reaktion der jeweils anderen Seite führt, ist ein viel untersuchtes Thema der Arzt-Patient-Beziehung.

Verschiedene Untersuchungs- und Erklärungsmodelle kommen für die Analyse der Interaktion von Arzt und Patient in Frage. Besonders einleuchtend erscheint die beziehungsanalytische Sichtweise, bei der Arzt und Patient im gegenseitigen Geben und Nehmen und aufeinander Reagieren untersucht werden. Für die therapeutische Beziehung und das Ermöglichen einer ungestörten Heilung des Patienten scheinen besonders die Anteile in der *Interaktion* Bedeutung zu haben, die von den jeweiligen Personen verdrängt, verleugnet oder zumindest nicht erkannt werden. (Bauriedl 1980, Wölpert 1983)

Verdrängte oder unerkannte psychische Anteile auf beiden Seiten beeinflussen die Interaktion oft am stärksten.

Michael Balint hat sich bereits früh mit dem Thema Interaktion Patient-Arzt-Patient befasst. Die nach ihm benannten Balint-Gruppen dienen dazu, unter der Leitung eines Analytikers im Gruppen-Setting die Interaktion zwischen Arzt und Patient aufzudecken und zu verstehen. Wichtige Stichworte dazu sind der „apostolische Eifer" des Arztes und sein Drang, dem Patienten zu beweisen, „wie gut, nett, gescheit und tüchtig er (der Arzt) ist" oder die Haltung des Patienten, dem Arzt zuliebe gesund werden zu wollen (und so therapeutische Effekte vorzutäuschen) oder eben nicht gesund werden zu wollen, um dem Arzt dessen Unfähigkeit zu beweisen (mögliches Heilungshindernis).

Balint-Gruppen dienen der Aufdeckung unerkannter Faktoren in der Interaktion.

Ziel der Balint-Gruppen ist jeweils die Analyse des Ist-Zustandes der Arzt-Patient-Beziehung. Eine weiter

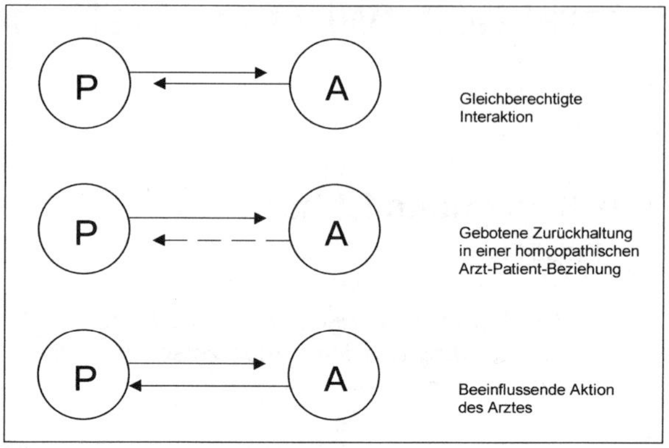

Abb. 5-1 Formen der Interaktion

gehende Analyse im Sinne des tieferen „Warum" ist nicht vorgesehen.

Interaktion kann die homöopathische Methode verfälschen

Hohe Heilserwartungen des Patienten

können wie ein Plazebo wirken

oder durch eine unrealistische Prognose die Therapie gefährden.

Auch in der **homöopathischen Arzt-Patient-Beziehung** finden Interaktionen statt. Sie sind manchmal von besonderer Qualität, weil die Heilserwartungen der Patienten nach einer frustrierenden Suche bei der Schulmedizin oft extrem hoch sind. Hier ist besondere Aufmerksamkeit des Arztes notwendig, um diese Tendenz nicht zu verstärken. Zwar können solch hohe Erwartungen einen Plazeboeffekt verstärken, sie können aber auch zu unrealistischer Einschätzung der Möglichkeiten der homöopathischen Behandlung führen und damit zu Enttäuschung und vorzeitigem Abbruch der Therapie.

„Apostolischer Eifer" führt zur Selbstüberschätzung.

Auch die Problematik einiger homöopathischer Ärzte, die mit hohem Sendungsbewusstsein und großer Selbstüberschätzung eigene psychische Defizite in ihren Arzt-Patient-Beziehungen auszutragen versuchen, führt zu fast Homöopathie-spezifischen Interaktionen zwischen Homöopath und Patient.

Eine systematische Reflexion der Interaktion ist notwendig.

Wie diese Beispiele, die in homöopathischen Praxen häufiger auftreten, zeigen, sind die Interaktionen zwischen Arzt und Patient bei Homöopathen wie Schulmedizinern ein ständig zu beobachtender und zu hinterfragender Prozess. Deshalb ist von allen, besonders aber den homöopathischen Ärzten, eine ständige Reflexion der Interaktionen zu fordern. Ohne Teilnahme an BALINT-Gruppen oder anderen Fortbildungen auf diesem Gebiet ist das nicht zu leisten.

Homöopathische Ärzte sollten für diese Thematik besonders sensibilisiert sein, da für eine durchgängig erfolgreiche homöopathische Therapie möglichst wenig Interaktion zugelassen werden sollte. Wenn diese geschieht, muss der Arzt sie erkennen und von der homöopathischen Mittelfindung und Therapie fernhalten.

Im Gegensatz zu anderen therapeutischen Arzt-Patient-Beziehungen ist eine **aktive Interaktion** zwischen homöopathischem Arzt und Patient nicht nur nicht nötig, sondern sogar **unerwünscht**. Ein Großteil der Verwirrung in der zur Zeit ausgeübten Homöopathie entsteht dadurch, dass die Ärzte nicht in der Lage sind, die homöopathische Anamnese und Mittelfindung von anderen gesprächs-, verhaltens-, system- und psycho-therapeutischen Aktivitäten zu trennen.

Jede Interaktion kann die homöopathische Diagnose und Therapie stören.

Von der Homöopathie muss die aktive Interaktion mit psychotherapeutischen Methoden strikt getrennt werden.

Nicht-homöopathische Intervention muss abgegrenzt werden

Gerade weil in der homöopathischen Anamnese ein möglichst vollständiges Erfassen der Symptome des chronisch kranken Menschen erforderlich ist, wird in der Arzt-Patient-Beziehung oftmals eine Tiefe erreicht, die zu vielfältigen Interaktionen Anlass geben kann: Von Patienten werden Probleme, psychische Traumen und Tabus dem Arzt anvertraut, wobei die damit verbundene Scham und Angst nur durch eine vertrauensvolle Beziehung zum Arzt ertragen werden können.

Die homöopathische Arzt-Patient-Beziehung ist oft besonders tief gehend.

Dies kann beim Arzt zu psycho- oder gesprächstherapeutischen Reaktionen führen, die diesen Prozess begleiten. So notwendig dies für die Patientenführung sein kann, so überflüssig und störend ist es für die homöopathische Mittelfindung, weil es im Ergebnis zu einer Vermischung verschiedener Therapieansätze führen kann, bei der in vielen Fällen der primär angestrebte homöopathische Ansatz ins Hintertreffen gerät und statt einer klaren und vorurteilsfreien Wahrnehmung der Phänomene eine Reflexion und Interpretation dieser durch Patient und Arzt eintritt.

Die homöopathische und die psychotherapeutische Intervention müssen klar auseinander gehalten werden.

Die Bedingungen apriorisch sicheren homöopathischen Heilens sind jedoch andere:

Damit der Arzt einsehen kann, was das zu Heilende bei seinem Patienten ist (Org.6, § 3), muss er

- „Unbefangenheit und gesunde Sinne,
- Aufmerksamkeit im Beobachten und
- Treue im Aufzeichnen des Bildes der Krankheit“

haben (Org.6, § 83).

Die erforderliche Unbefangenheit ist mit der Vermischung anderer Interventionsformen nicht vereinbar.

Mehr nicht.

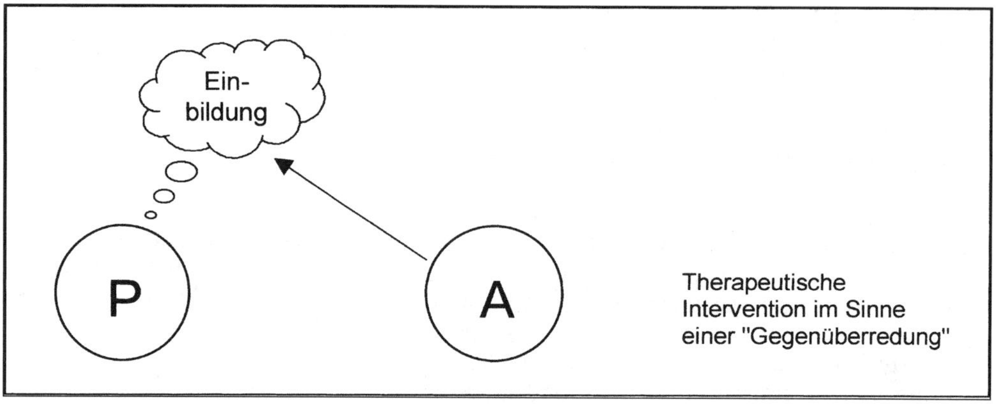

Abb. 5-2 Gegenüberredung

Die ureigenen Symptome des Patienten entscheiden die Mittelwahl. Sie dürfen nicht durch Suggestion oder Deuten verwischt werden.

Nötiges Nachfragen muss neutral gehalten werden.

Nur durch Einbildung entstandene Krankheiten können durch „künstliche Täuschung" beseitigt werden.

Die Prognose darf nicht durch Versprechungen beschönigt werden.

Psychotherapeutische und homöopathische Interaktion sind zu trennen.

Jeder Versuch psychologisierenden Deutens, jede noch so gut gemeinte nicht-homöopathische therapeutische Interaktion zwischen Arzt und Patient kann zu einer Veränderung und Verwischung der eigentlichen Symptome des Patienten führen. Deswegen legt HAHNEMANN soviel Wert auf das Ausredenlassen des Patienten (Org.6, § 84), ohne im Geringsten zu versuchen, auf ihn Einfluss zu nehmen. Lediglich zu große Abschweifungen vom Thema soll der Arzt vorsichtig zu unterbinden versuchen. Die Symptome sind das, was der Patient empfindet und schildert.

Bei Geisteskranken oder bei bestimmten Themen, bei denen es dem Patienten auf Grund von Scham oder Erinnerungsstörungen schwer fällt, die tatsächlichen Symptome zu schildern, kann die Befragung der Angehörigen oder der Pflegepersonen zusätzlich von Vorteil sein. Jede weiter gehende Interaktion zwischen Arzt und Patient ist zu vermeiden. Selbst Nachfragen des Arztes zur Klärung unklarer Sachverhalte sind so neutral wie nur irgend möglich zu halten, um den Patienten in keiner Weise zu beeinflussen (Org.6, § 87). HAHNEMANN sieht lediglich für Krankheiten, die durch „Einbildungen" entstanden sind, vor, durch „Gegenüberredung" eine Heilung herbeizuführen. Dies hat aber mit homöopathischer Therapie nichts zu tun und ist ausdrücklich von ihr ausgenommen. (Org.6, § 17, Anm. 1)

Auch ist eine Interaktion zwischen Arzt und Patient in dem Sinne zu vermeiden, dass durch übersteigerte Heilsversprechungen bei dem Patienten übergroße Erwartungen und damit eventuell ein therapeutischer Effekt erzielt wird. Und wenn HAHNEMANN davon spricht, dass anhaltender Kummer ein Heilungshindernis ist, welches beseitigt werden muss, bevor homöopathische Mittel helfen können, so heißt dies eben:

Eine Interaktion zwischen Arzt und Patient aus psychischer Indikation sollte außerhalb der homöopathischen Behandlung stattfinden.

(s. auch Org.6, § 208)

Die Anamnese muss von therapeutischer Intervention frei bleiben

Die Kunst der homöopathischen Anamnese besteht unter anderem darin, die Fallaufnahme möglichst frei von therapeutischen Interaktionen zu halten und trotzdem dem Patienten genug Vertrauen und Sicherheit für eine offene Aussprache zu geben, was für eine vollständige Anamnese unumgänglich ist. Dies ist durchaus möglich, wenn man für die Patienten deutlich macht, dass die allgemeinärztliche und gegebenenfalls psychotherapeutische Betreuung mit großem Engagement vor und nach der Anamnese erfolgt, aber nicht während derselben.

In die Anamnese sollen keine therapeutischen Aktionen einfließen.

Fast unmöglich wird eine korrekte homöopathische Fallaufnahme, wenn man glaubt, dass Interaktionen zwischen Arzt und Patient notwendig sind, um den Patienten zu „verstehen", damit man ihm ein Mittel zuordnen kann, von dem man gleichfalls glaubt, es „verstanden" zu haben. Dies ist irreführend und setzt die größte Stärke der Homöopathie, die apriorisch sichere Heilsgewissheit, aufs Spiel. Durch das „Verstehen" der homöopathischen Mittel und „ihrer Patienten" beginnen wir, hinter den Symptomen und Phänomenen noch etwas zu suchen.

Ein „Verstehenwollen" des Patienten oder des Arzneimittels, welches sich von den Symptomen entfernt, also spekulativ interpretiert, macht die Therapie unsicher.

In der Homöopathie sind jedoch die Symptome, und nur diese, die Krankheit selber.

Nur wenn wir diese Symptome vorurteilsfrei erkennen können, gelingt es uns, das Mittel zu finden, das die größtmögliche Ähnlichkeit im Symptomenbild hat und das, wenn keine Heilungshindernisse vorliegen, auch mit Sicherheit heilen wird (Org.6, § 3).

So lässt sich zusammenfassend sagen, dass die Interaktion zwischen Arzt und Patient während der homöopathischen Behandlung auf das notwendige Minimum beschränkt werden muss, wenn ein sicheres Erkennen des zu Heilenden nicht gefährdet werden soll. Nur so kann eine der Grundbedingungen apriorisch sicheren Heilens erfüllt werden. Mischungen von homöopathischer und psychologischer Fallaufnahme mit interaktiven Elementen zwischen Arzt und Patient widerspre-

Interaktion auf ein Minimum beschränken.

Verschiedene Methoden nicht durchmischen.

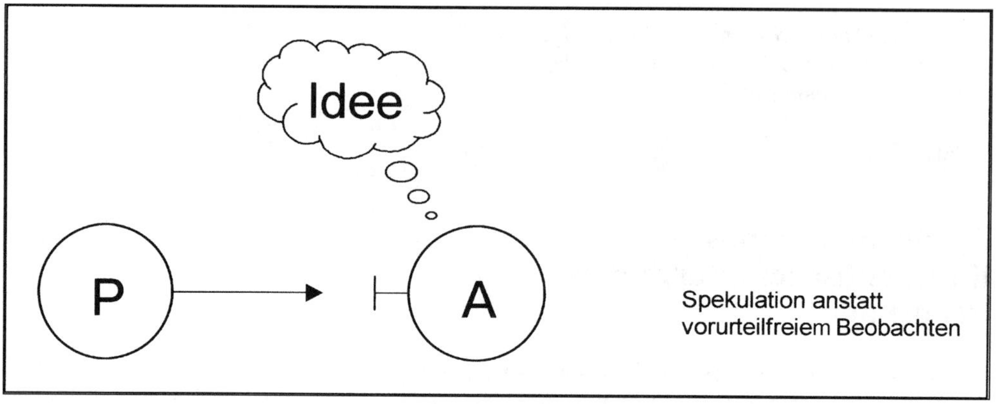

Abb. 5-3 Spekulation

chen homöopathischen Behandlungsgrundsätzen und sollten vermieden werden.

Lernziele:

- ▶ den Einfluss der Arzt-Patient-Interaktion auf die homöopathische Mittelfindung einschätzen können
- ▶ jede Interaktion mit therapeutischem Ziel von der homöopathischen Intervention abgrenzen können.

Literatur

Balint M.: Der Arzt, sein Patient und die Krankheit. 9.Aufl. Stuttgart: Klett-Cotta, 1993.

Bauriedl T: Beziehungsanalyse. Frankfurt/M: Suhrkamp, 1980.

Hahnemann S: Organon der Heilkunst (s. Literatur im Anhang)

Wölpert F: Sexualität, Sexualtherapie, Beziehungsanalyse. München: Urban & Schwarzenberg, 1983.

6 Aufzeichnung, Dokumentation, Fragebögen

Gerhard Bleul

Aufzeichnung

Warum aufzeichnen?

Die Erinnerung ist unzuverlässig. Ohne Aufzeichnung können viele Ereignisse, Aussagen des Patienten und Befunde nicht mehr erinnert werden. Die eingeleitete Therapie ist manchmal nicht mehr nachvollziehbar. Eventuell notwendige Berichte z. B. an weiterbehandelnde Ärzte bleiben unvollständig. Ein Praxisvertreter, Assistent oder Nachfolger hat keine genauen Informationen. Schließlich ist auch das Lernen aus Erfahrungen stark eingeschränkt und Praxisforschung unmöglich.

Aufzeichnung dient der nachträglichen Beurteilung von Diagnose und Therapieverlauf, der Information anderer beteiligter Ärzte und dem eigenen Lernen.

Was aufzeichnen?

Die genannten Gründe für Aufzeichnungen bestimmen die Art und den Umfang der Notizen. Notiert wird bei der Erstkonsultation der **Bericht** des Patienten und ggf. seiner Angehörigen, der eigene Eindruck, die **Beobachtungen**, die **Untersuchungsergebnisse**.
Die Arzneimittelwahl gründet sich auf individuelle **Symptome**, die sämtlich dokumentiert sein müssen, damit die eingeleitete Therapie später nachvollzogen und ihr Verlauf beurteilt werden kann.
Natürlich werden die therapeutischen **Maßnahmen** aufgezeichnet: allgemeine Empfehlungen an den Patienten, **Arzneimittel** in eindeutiger, unverwechselbarer Bezeichnung (**Cave:** Abkürzungen und Unklarheiten in der Nomenklatur) und ihre verordnete bzw. abgegebene Menge und **Dosierung**, sowie eventuell das geplante weitere Vorgehen.
Bei den Folgekonsultationen wird notiert, wie sich die Beschwerden, vor allem auch die wahlanzeigenden **Symptome entwickelt** haben, welche Symptome hinzukamen, wie das gegenwärtige Befinden und der Befund sind, wie die Therapie weitergeht.

Aufgezeichnet werden Patientenbericht, eigene Beobachtungen und Untersuchungsbefund,

alle wahlanzeigenden Symptome,

alle Therapiemaßnahmen in eindeutiger Art und Weise,

weitere Planungen,

die Veränderungen in Befund und Befinden.

Wie aufzeichnen?

Die Aufzeichnung muss lesbar, mühelos, vollständig sein.

Die Aufzeichnung soll einfach, eindeutig und umfassend sein,

Es ist interessant, was HAHNEMANN im *Organon* zu diesem Thema schreibt. (vgl. Kapitel 1)

§ 84: „... [Der Arzt] schreibt alles genau mit den nämlichen Ausdrücken auf, deren der Kranke und die Angehörigen sich bedienen.... Bloß langsam zu sprechen ermahne [er]..., damit er dem Sprechenden im Nachschreiben des Nöthigen folgen könne."

die wörtliche Rede des Patienten wiedergeben,

§ 85: „Mit jeder Angabe des Kranken oder des Angehörigen bricht er die Zeile ab, damit die Symptome alle einzeln unter einander zu stehen kommen. So kann er bei jedem derselben nachtragen, was ihm anfänglich allzu unbestimmt, nachgehends aber deutlicher angegeben wird."

systematisch gegliedert sein,

für Nachträge Platz lassen.

§ 86: „Sind die Erzählenden fertig mit dem, was sie von selbst sagen wollten, so trägt der Arzt bei jedem einzelnen Symptome die nähere Bestimmung nach..." [wie, wann, wo, wobei usw.]

Ein Symptom sollte vollständig an einer Stelle dokumentiert sein.

Besonders die Empfehlung in § 85 verdient Beachtung. Es ist oft nicht möglich und meist – wegen der Unterbrechung – von Nachteil, bei der Erwähnung eines Symptoms sofort die Modalitäten und weitere Einzelheiten zu erfragen und nachzutragen. Wenn sie dann erwähnt oder nachgefragt werden, bleiben sie in den Notizen verstreut, wenn kein Platz gelassen wurde.

a) erste Mitschrift des kurzen Spontanberichts

20.6.2000	*„Heute ist es etwas mehr: ich habe fünf Punkte"*
	schwarze Punkte vor Augen
	Jucken an den Armen
	Nackenekzem
	Ohren „voll Fusseln"
	Haut der Handflächen schält sich

b) 1. Nachtrag der erfragten Ergänzungen

	schwarze Punkte vor Augen ***u. Blitze (in den Ecken li.)***
	Jucken an den Armen ***→ Hals (am UA außen)***
	Nackenekzem: ***Rötung mit weißen Schuppen (Hinterkopf)***
	Ohren „voll Fusseln" ***(abschälende Haut), weiße Schuppen, re. > li.***
	Haut der Handflächen schält sich

c) 2. Nachtrag

	schwarze Punkte vor Augen ***u. Blitze (in den Ecken li.)*** *(Augenarzt: o.k.)*
	Jucken an den Armen ***→ Hals (am UA außen)****, kaltes Wasser >*
	Nackenekzem: ***Rötung mit weißen Schuppen (Hinterkopf)***
	Ohren „voll Fusseln" ***(abschälende Haut), weiße Schuppen, re. > li.***
	Haut der Handflächen schält sich

Abb. 6-1: Auszug aus einer Patientenkartei

Kürzel für eine schnelle Aufzeichnung

Die Aufzeichnung soll möglichst vollständig sein, der Patient aber möglichst nicht unterbrochen werden. Zudem ist die Zeit nicht unbegrenzt. Also kürzen wir ab, wo es geht, ohne dass die Hieroglyphen unkenntlich werden.
Seit langem in die Homöopathie eingeführt sind die Kürzel < und >. Sie bezeichnen die Wirkrichtung der Modalitäten: **schlechter bzw. besser** durch Modalität X. Sie bedeuten nicht, dass sich ein Symptom im Verlauf abgeschwächt oder verstärkt hat und sollten, um eindeutig zu bleiben, dafür auch nicht verwendet werden. Dazu sind schräg aufwärts bzw. abwärts gerichtete Pfeile geeignet.

Kurzzeichen sind hilfreich, wenn sie eindeutig und wiedererkennbar sind.

< = schlechter durch

> = besser durch

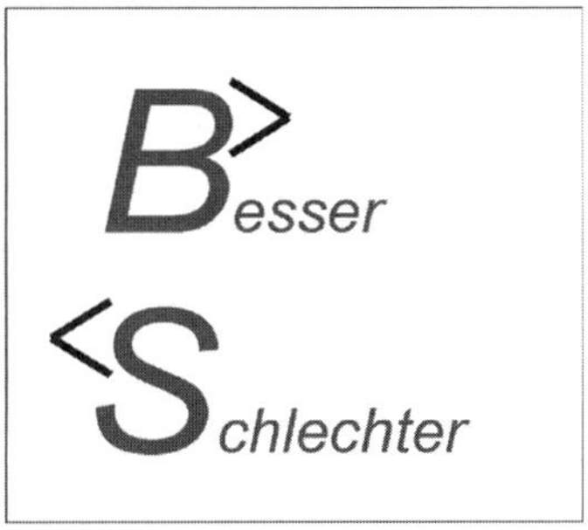

Abb. 6-2: Symbole < und > (mit Erinnerungshilfe)

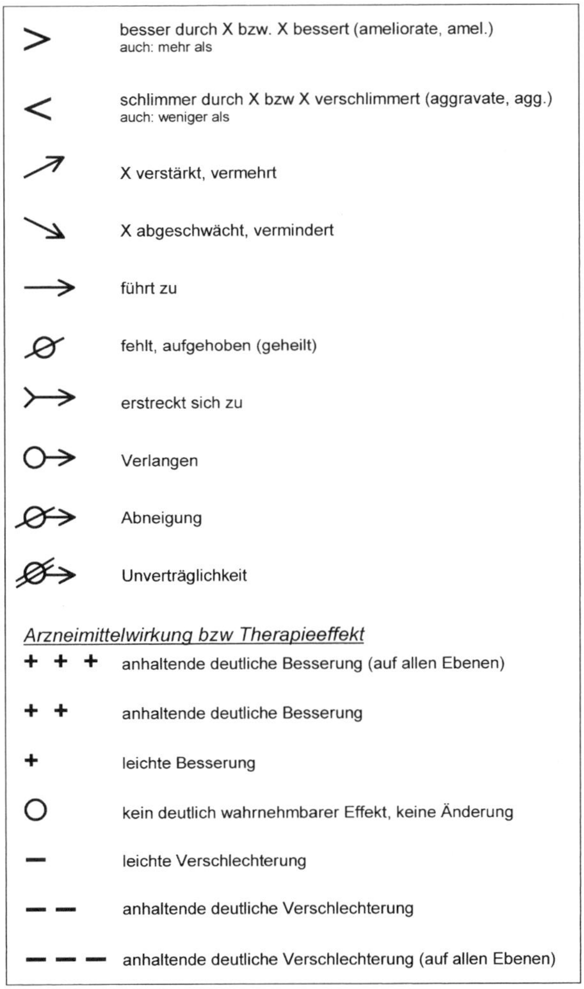

Abb. 6-3: Symbole und Kurzzeichen für die Aufzeichnung

⟶ = löst aus, verursacht

Eine **Causa** (Umstand X macht, verursacht, löst aus) lässt sich mit dem Zeichen < nicht eindeutig wiedergeben. Es empfiehlt sich ein Pfeil nach rechts: ⟶.

Beispiel:

Kaffee löst Kopfschmerz aus = Kaffee ⟶ Kopfschmerz.

>⟶ = erstreckt sich

Dieser Pfeil ist somit festgelegt; die **Erstreckung** einer lokalen Empfindung kann er nicht symbolisieren. Dazu wird der geschwänzte Pfeil >⟶ vorgeschlagen.

Beispiel:

Lumbalgie erstreckt sich bis in das linke Knie = Lumbalgie >⟶ li. Knie.

○⟶ = Verlangen nach
∅⟶ = Abneigung gegen
∅̸⟶ = Unverträglichkeit von

Verlangen und Abneigungen sind wesentliche Symptome vor allem in chronischen Krankheitsfällen. Die dafür vorgeschlagenen Abkürzungen sind vielfältig: Pfeile nach links und rechts, deutsche und englische Wortverkürzungen (Verl./Abn., Des./Av.) und anderes. Mein Vorschlag: ein Kreis mit Pfeil nach rechts bedeutet Verlangen, mit einfachem Strich durch den Kreis: Abneigung, mit zweifachem Strich: Unverträglichkeit.

Abkürzungen durch ein bis zwei Anfangsbuchstaben

Körperteile und Organe lassen sich meist eindeutig mit ihren ersten beiden Buchstaben (mit sinnvollen Ausnahmen) abkürzen, zusammengesetzte Wörter entsprechend. Für Zeitangaben gilt ähnliches. Schmerzlokalisationen werden meist mit ein bis zwei Großbuchstaben plus S bezeichnet. Eine Zusammenstellung zeigt Tabelle 6–1.

Beispielhafte Abkürzungen für Körperteile, Zeitangaben, Schmerzlokalisationen

Tabelle 6-1

Körperteile			
Abd. – Abdomen	D – Finger (Digitus)	LK – Lymphknoten	AuWi – Augenwinkel
Ax. – Achsel	D1 – Daumen	SD – Schilddrüse	ElBo – Ellenbogen
Hz. – Herz	D4 – Ringfinger	TF – Trommelfell	HiKo – Hinterkopf
Lu. – Lunge	Z – Zahn	OA – Oberarm	KiWi – Kieferwinkel
Ma. – Magen	Z11 – 1. Schneidezahn oben re.	UA – Unterarm	KnKe – Kniekehle
Mu. – Mund	Z23 – oberer li. Eckzahn	OB – Oberbauch	MuWi – Mundwinkel
Ra. – Rachen	Z38 – unterer re. Weisheitszahn	UB – Unterbauch	
Zu. – Zunge		OK – Oberkiefer	
		UK – Unterkiefer	
		OS – Oberschenkel	
		US – Unterschenkel	

Schmerzlokalisationen	Zeitangaben
BRS – Brustschmerz	Std. – Stunden
BS – Bauchschmerz	3h – 3 Uhr
GLS – Gliederschmerz	Tg. – Tage
KS – Kopfschmerz	Wo. – Wochen
RS – Rückenschmerz	Mon. – Monate
	J. – Jahre

Anamnese-Vordrucke

Es gibt eine Vielzahl von Formularen, auf denen bestimmte anamnestische Angaben nur angekreuzt werden müssen oder in wenigen Worten ergänzt werden. Unbestrittener Vorteil ist die Zeitersparnis, großer Nachteil die verringerte Aufzeichnung der wörtlichen Rede und die Ungenauigkeit durch Schematisierung. Es ist ein Unterschied, ob beispielsweise als Vorerkrankung die Masern nur markiert oder mit der Angabe von Lebensalter, biografischen Daten und Folgeerscheinungen notiert werden.

Formulare können Zeit sparen, aber auch den Umfang und Facettenreichtum der Informationen verringern.

Jeder wird seine Methode der Aufzeichnung entwikkeln. Empfohlen wird hier nur das leere Blatt mit individueller Mitschrift, unterstützt durch eine Checkliste für die Anamnese, wie sie im Kapitel 1 vorgestellt wurde.

Empfehlung: ein leeres Blatt

Dokumentation

Ein Dokument ist eine Urkunde oder ein Beweisstück. Die Verpflichtung des Arztes zur Dokumentation geht über die oben beschriebenen Notwendigkeiten der Aufzeichnung hinaus. Sie dient den Ansprüchen des Patienten auf Bewahrung und, bei Bedarf, Herausgabe von Informationen über seinen Krankheitszustand und seine Behandlung. Sie nutzt aber auch Zwecken der Qualitätssicherung und Forschung.

Es besteht eine juristische und akademische Pflicht zur Dokumentation.

Dokumentiert werden müssen bestimmte Angaben zur Person des Patienten, zur Anamnese, zum Befund, zur Therapie, zum Verlauf, ggf. auch zur Aufklärung und zu Patientenwünschen.

Dokumentiert werden: Patientenidentität, Befund, Therapie, Verlauf,

Für die speziellen Zwecke der Homöopathie müssen neben der konventionellen Diagnose die Haupt- und Nebenbeschwerden, die wahlanzeigenden Symptome, die Arznei (eindeutig, evtl. mit Angabe des Herstellers), ihre Potenz, Zeitpunkt der Gabe(n) und im Verlauf die Beurteilung der Arzneiwirkung dokumentiert werden.

Diagnose, Beschwerden, wahlanzeigende Symptome, Arzneiname, Applikationsform und -zeit, Veränderung der Symptome.

Die *Data Collection Group* des ECH *(European Committee for Homeopathy)* hat 1999 einen 10-Punkte-Katalog zur Basis-Dokumentation vorgeschlagen, der in Tabelle 6–2 modifiziert wiedergegeben ist. Die so erhobenen Daten könnten als Grundlage für einen multizentrischen Survey (wissenschaftliche Umfrage) oder andere Forschungsvorhaben dienen.

Die Gliederung eines homöopathischen Fallberichts (**Kasuistik**), wie er auch im Rahmen der Weiterbildung verlangt wird, zeigt Tabelle 6–3. Dafür ist – neben der Differenzierung der Anamnese in Spontanbericht und erfragte Zusatzangaben – besonders wichtig, die aus-

Besondere Anforderungen werden an eine Kasuistik gestellt.

7-Punkte-Dokumentation für die homöopathische Praxis

(modifiziert nach dem „10-Punkte-Katalog für eine Basisdokumentation zur Homöopathie in der täglichen Praxis“ der Data Collection Group des ECH, STEINSBEKK et al. 1999)

Tabelle 6-2

1. Patientenidentifikation (Initialen, Geburtsdatum, Geschlecht)
2. Datum des Kontakts/der Konsultation
3. Hauptbeschwerde/n (Schweregrad, Beginn)
4. klinische Diagnose (akut, chronisch, seit wann)
5. allgemeines Wohlbefinden (Wie haben Sie sich im vergangenen Monat im Allgemeinen gefühlt?)
6. heutiger Gesundheitszustand (0 = der schlechteste denkbare, 100 = der beste denkbare Gesundheitszustand)
7. verordnete Behandlung (homöopathisches Arzneimittel, Potenz; andere Behandlung/en; therapeutisches Plazebo; keine Behandlung, warum?)

eventuell zusätzlich:

8. Gesamtdauer der Konsultation (Minuten, Stunden)
9. Therapieerfolg
10. Unerwünschte/s Ereignis/se (nein; ja; falls ja, beobachtetes unerwünschtes Ereignis; Datum des erstmaligen Auftretens; Datum des letztmaligen Auftretens oder persistierend; Zusammenhang mit der Behandlung: kein Zusammenhang, unwahrscheinlich, möglich, wahrscheinlich, nicht zu beurteilen; Erstverschlimmerung)

Alle Punkte außer denen, die sich auf die Beschwerden des Patienten und auf die Lebensqualität beziehen (2, 4, 5), müssen vom Arzt beantwortet werden.

Gliederung eines homöopathischen Fallberichts (Kasuistik)

Tabelle 6-3

- Benennung/Identifikation des Patienten (Initialen, Geburtsdatum, Geschlecht)
- Datum der Erstkonsultation
- Kurzdarstellung des Spontanberichts (wörtliche Rede)
- Bericht der gezielten Befragung
- Beobachtungen bei der Befragung und Untersuchung
- Untersuchungsbefund
- Zusammenfassung der Problematik des Patienten
- Diagnose (ätiologisch und funktionell, mit Hinweisen auf die Prognose)
- Symptomenauswahl
- Repertorisation (mit Angabe der benutzten Repertorien)
- Vergleich mit der Materia Medica (Literaturangaben)
- Genaue Benennung der Arznei, der Potenz und der Applikation (ggf. Hersteller)
- Verlaufsbericht (Entwicklung der Symptome und Befunde, genaue Daten)
- Beurteilung des Verlaufs (Hinweise auf Erstverschlimmerung, HERING'sche Regel usw.), Beurteilung der Arzneiwirkung, Abgrenzung zum Spontanverlauf
- evtl. zweite (und weitere) Verordnung(en)
- evtl. Beurteilung des weiteren Verlaufs
- Abschlussbefund
- Epikrise (kritische Wertung)

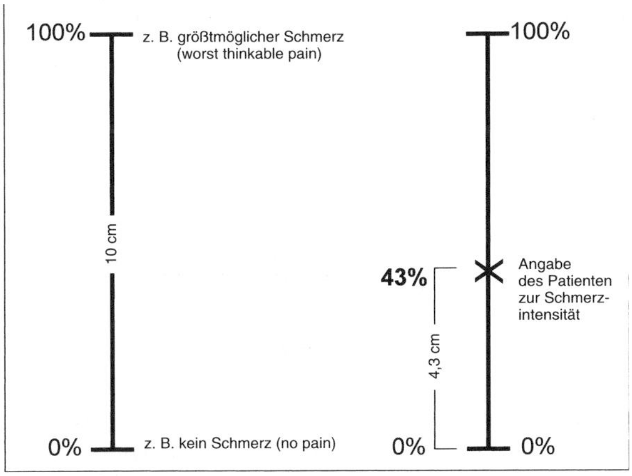

Abb. 6-4: VAS

gewählte Arznei durch Materia-Medica-Zitate zu bestätigen und gegen andere ähnliche Arzneien abzugrenzen. Im Verlaufsbericht muss die Arzneiwirkung eingeschätzt und dokumentiert werden. Es sollte dargelegt werden, dass sich der Therapiefortschritt deutlich vom Spontanverlauf unterscheidet.

Beurteilung des Fallverlaufs durch Analyse der Symptomveränderung.

Die Intensität der Beschwerden und deren Entwicklung im Verlauf ist nicht leicht zu beurteilen, weil sie stark subjektiv geprägt sind und anders als objektive Befunde schwer zu quantifizieren sind. Wenn die Angaben des Patienten zu unklar sind, kann eine visuelle Skala weiterhelfen, die sogenannte **Visual Analogue Scala** (VAS, s. Abb. 6–4). Sie zeigt eine Linie definierter Länge (z. B. 10 cm) ohne Unterteilungen, auf der die gefragte Stärke der Schmerzen, Höhe der Leistungsfähigkeit, Stand des Wohlbefindens oder anderes angezeigt werden soll. Die Strecke von 0 bis zur Anzeige ergibt eine Prozentzahl. Der Patient kann, wenn erforderlich, die Intensität seiner Beschwerden auch mit einer Prozentzahl-Schätzung beschreiben (100 % = stärkster denkbarer Schmerz, 0 % = schmerzfrei).

Objektivierung subjektiver Empfindungen z. B. durch die VAS

Fast noch schwieriger ist die Quantifizierung des Heilungsfortschritts oder der Arzneimittelwirkung. Verschiedene Skalen gliedern den Therapieerfolg in 7 (bzw. 8) Kategorien; beispielhaft wird hier die Glasgow Homeopathic Hospital **Outcome Scale** (GHHOS) gezeigt (Tab. 6–4).

Quantifizierung des Heilerfolgs

Für die Arzneimittelwirkung kann eine ähnliche Abstufung angewendet werden. Darin bedeutet die Kategorie 1 Veränderungen (+ oder -) lokaler Symptome, die Kategorie 2 Veränderungen auch des allgemeinen Befindens, die Kategorie 3 deutliche Veränderungen auf allen Ebenen.

Glasgow Homeopathic Hospital Outcome Scale (GHHOS)

Tabelle 6-4

-3	much worse (deutlich verschlechtert)
-2	worse, affecting daily life (mäßig verschlechtert, Einfluss auf das tägliche Leben)
-1	slightly worse, not affecting daily life (leicht verschlechtert, kein Einfluss...)
0	no change (unverändert)
+1	slightly better, not affecting daily life (leicht gebessert, kein Einfluss a.d.tägl. Leben)
+2	better, affecting daily life (mäßig gebessert, Einfluss auf das tägliche Leben)
+3	much better (deutlich gebessert)
C	cured (geheilt)

Quantifizierung der Arzneiwirkung

--
–
0
+
++
+++

Ausreichend ist schon die Bewertung mit insgesamt drei Einstufungen: kein Effekt (0), mäßiger Effekt bzw. Effekt in Teilbereichen (+), deutlicher, umfassender Effekt (++).

Besonders schwierig ist es, den Einfluss weiterer Faktoren neben dem Arzneimittel einzuschätzen.
Es empfiehlt sich aber grundsätzlich, bei jeder Folgekonsultation die Arzneimittelwirkung möglichst objektiv zu beurteilen (keine Übertreibungen!). Das ist auch für eine spätere rückblickende Analyse des Falles hilfreich.

Getrennte Bewertung jedes Symptoms und der Entwicklung seiner Intensität, z. B. in den Stufen 1–10.

Besonders genau und wichtig für die Verlaufsanalyse ist die getrennte Bewertung der Entwicklung jedes einzelnen Symptoms. Dazu dient entweder eine prozentuale Einschätzung oder eine Intensitätsskala von 0 bis 10. Der Ausgangswert muss natürlich schon dokumentiert sein.

Fragebögen

Ein Fragebogen kann das persönliche Gespräch ergänzen, aber kaum ersetzen.

Ein Fragebogen wird vor oder an Stelle des persönlichen Anamnesegesprächs eingesetzt, wozu verschiedene Gründe angeführt werden: die ausreichende Bedenkzeit für den Patienten, die Vollständigkeit der Angaben, die Zeitersparnis für den Arzt u.v.a.

Suggestion ist im Fragebogen nie ausgeschlossen.

Aus den Darstellungen zur Anamnese (Kapitel 1) und dem oben Gesagten wird aber schon deutlich, dass das spontan gesprochene Wort ohne Suggestion einer Vorformulierung einen viel höheren Informationsgehalt hat als ein Kreuz oder eine kurze Ergänzung in einem Formular. Der Wert von Fragebögen für die homöopathische Anamnese ist also umstritten.

Der direkte Kontakt von Patient und Arzt ist die beste Möglichkeit, die individuellen Besonderheiten der Erkrankung und der Persönlichkeit des Patienten zu erfassen.

Vor- und Nachteile von Fragebögen zur Anamnese

Tabelle 6-5

Vorteile	Nachteile
Vollständigkeit – der Patient vergisst nichts – der Arzt vergisst nichts	Die persönliche Gewichtung (Reihenfolge, Betonung, Wiederholung) geht verloren.
Zeitersparnis (?)	Zeitverlust durch Bearbeiten nebensächlicher Angaben
Direkte Übernahme von Formulierungen für die Repertorisation	Der persönliche Ausdruck geht verloren.
Der Patient kann die Fragen zu Hause, in Ruhe und etappenweise beantworten.	Möglicherweise unwichtige Aspekte werden aufgewertet.
Der Arzt kann die Angaben ohne Patientenkontakt bearbeiten.	Die Interaktion geschieht zwischen Patient und Fragebogen-Autor, nicht mit dem Arzt.

Ein Anamnese-Fragebogen hat viele Nachteile

und

einige Vorteile.

Im Einzelfall kann es Gründe geben, einen Fragebogen zu benutzen: die Neigung von Patient oder Arzt zur schriftlichen Bearbeitung, Verschlossenheit oder ständiges Abschweifen während des Anamnese-Gesprächs (dann im Anschluss an die unzureichende Erstkonsultation), die Verhinderung eines persönlichen Kontakts. Die Vor- und Nachteile von Anamnese-Fragebögen sind in Tabelle 6–5 aufgelistet.

Ein guter Fragebogen

- stellt offene Fragen
- legt keine Formulierungen fest (schlägt sie höchstens vor)
- ist zwar vollständig, aber verliert sich nicht in Einzelheiten
- ist übersichtlich für den Befragten und den Arzt.

Beispiele für Fragebögen:

Viele Fragebögen von unterschiedlichem Umfang und Qualität wurden schon veröffentlicht. Als Beispiele seien genannt:

VOEGELI

▷ „Fragebogen zur homöopathischen Behandlung" von ADOLF VOEGELI (Haug Verlag), 158 Fragen, 8 Seiten

EICHELBERGER

▷ „Großer Fragebogen zur homöopathischen Behandlung" von OTTO EICHELBERGER (Eigenverlag), 586 Fragen, 33 Seiten

MARKS

▷ „Fragebogen zur homöopathischen Fallbearbeitung in der Kinderheilkunde" von CHRISTIAN MARKS (in H. HAUPTMANN: Homöopathie in der kinderärztlichen Praxis), über 300 Fragen, 20 Seiten

KÜNZLI

▷ „Kleiner Fragebogen von KENT" von JOST KÜNZLI (Dt.J.f.Hom. 2/1985), 50 Fragen, 2 Seiten

Der beispielhafte Vergleich der verschiedenen Fragen zu Hauptbeschwerde, Ängsten, Kopfschmerzen und sexuellem Verlangen gibt einen guten Überblick zur Beurteilung der Fragebögen:

Fragen zur Hauptbeschwerde

VOEGELI

(Fragen 2 und 6–11): Seit wann bestehen Ihre Krankheitsbeschwerden? Wann, wie und wo sind sie entstanden? Welches sind die äußeren und inneren Umstände... – Welches ist der genaue Charakter Ihrer Beschwerden?... –...

EICHELBERGER

(am Anfang des Fragebogens, nach drei Fragen zur Familienanamnese, vor den formulierten Fragen): Seit wann besteht Ihre eigene Erkrankung? Ist Ihnen die klinische Diagnose bekannt; wie heißt sie?... –Beschreiben Sie kurz die entsprechenden Krankheitsvorgänge und den Beginn derselben.... – Kurzgefasste Krankengeschichte: (eine freie Seite).

MARKS

(Fragen A, 16–19): Welche Probleme führen Sie heute in die Sprechstunde? – Wann und wo hat die jetzige Erkrankung begonnen? – War es plötzlich oder... ? – Ist eine auslösende Ursache bekannt?: a, b, c, d, e, f.

KÜNZLI

(Frage 1): Wegen welchen Beschwerden und Symptomen suchen Sie mich auf, und was haben Sie bisher dafür schon unternommen?

Fragen zu Ängsten

VOEGELI

(Frage 27): Sind Sie tapfer, schüchtern, ängstlich, beherzt oder verzagt?

EICHELBERGER

(Fragen Nr. 671 – 705): Sind Sie im Grunde ein ängstlicher Mensch? Neigen Sie zu auffallenden oder eigenartigen Ängsten?... Es folgt eine weitgehend alfabetische Aufzählung (Alleinsein, Bett, Dunkel, Fremde....)

MARKS

(Fragen I, 1–10): Welche Ängste kennt Ihr Kind?... Es folgt eine Aufzählung von 25 Situationen bzw. Angstinhalten.

KÜNZLI

(Frage 32): Wie steht es mit den Ängsten bei Ihnen?... Es folgt eine Aufzählung von 10 Situationen bzw. Angstinhalten.

Fragen zu Kopfschmerzen

VOEGELI

(Frage 44): Leiden Sie an Kopfschmerzen? Welches ist der genaue Ort dieser Kopfschmerzen? Seit wann bestehen diese Kopfschmerzen? Wann treten die Kopfschmerzen auf?

EICHELBERGER

(Fragen Nr. 102 – 108): Besteht Neigung zu Kopfschmerzen? An welchen Partien sitzen diese meist; in welche Richtung, in welche Gegend strahlen sie evtl. aus; zu welchen Zeiten treten die Schmerzen besonders auf; aus welchen Anlässen, bei welchen Gelegenheiten; was verschlechtert die Schmerzen deutlich oder umgekehrt, was bessert sie auffallend (ohne Medikamente); wie kommen sie, wie gehen sie (plötzlich, langsam, mit der Sonne steigend und fallend usw.); schildern Sie die Art der Schmerzen; welche anderen Störungen und Empfindungen begleiten die Schmerzen oder gehen voraus oder folgen (z. B. Sehstörungen, Übelkeit, Erbrechen, Hitze-Kältegefühle, Stimmungsveränderungen, Durchfall usw.).

MARKS

(Fragen H, 2.1–8): Kopfschmerzen – 1. Zu welcher Tages- und Nachtzeit? ... 5. Beginn ... Ende ... Wo? ... von wo nach wo ... – 7. Art des Schmerzes: auseinanderdrückend, zusammenpressend, krampfend, pulsierend, brennend, bohrend, stechend, ziehend, punktförmig, wie mit 1000 kleinen Hämmerchen o.a.? – 8. Besserung/Verschlechterung durch: ... (31 Formulierungen), sonstiges?

KÜNZLI

keine Frage zu Kopfschmerzen.

Fragen zum sexuellen Verlangen

VOEGELI

(Frage 86): Ist Ihr geschlechtliches Verlangen normal, gesteigert oder verringert? Besteht ein regelmäßiger Verkehr oder ist er durch irgendwelche Umstände beeinträchtigt?

EICHELBERGER

(Fragen Nr. 474 – 477): Wie ist das sexuelle Bild: ist es unauffällig; oder ist das sexuelle Verlangen deutlich gesteigert; sind Sie leicht erregbar oder umgekehrt, ist das Verlangen auffallend vermindert; haben Sie eine Abneigung gegen den Verkehr bekommen; was nehmen Sie als Ursache an; fehlt die Lust total; sind es nur bestimmte Zeiten, zu denen sich obige Veränderungen einstellen.

MARKS

(Frage D, 11): Onaniert das Kind im Schlaf?

Künzli

keine Frage zum sexuellen Verlangen.

Der „offene" Fragebogen

Der beste Fragebogen enthält keine Fragen, sondern offene Rubriken.

Ein weitgehend vollständiger Fragenkatalog mit kurzen Stichworten ohne festlegende Formulierungen steht in Tabelle 6–6. Er eignet sich auch als Checkliste während der mündlichen Anamnese-Erhebung (vgl. Kapitel 1).

Familienanamnese

Kürzel für die Familienanamnese: V, M, B, S und Verbindungen daraus.

Die Familienanamnese wird, wenn sie nicht auf spontane Angaben beschränkt wird, am besten mit den Buchstaben V (Vater), M (Mutter), B (Bruder), S (Schwester) und deren Kombinationen kodiert. Dabei ist der erste Buchstabe der Nominativ, der zweite der

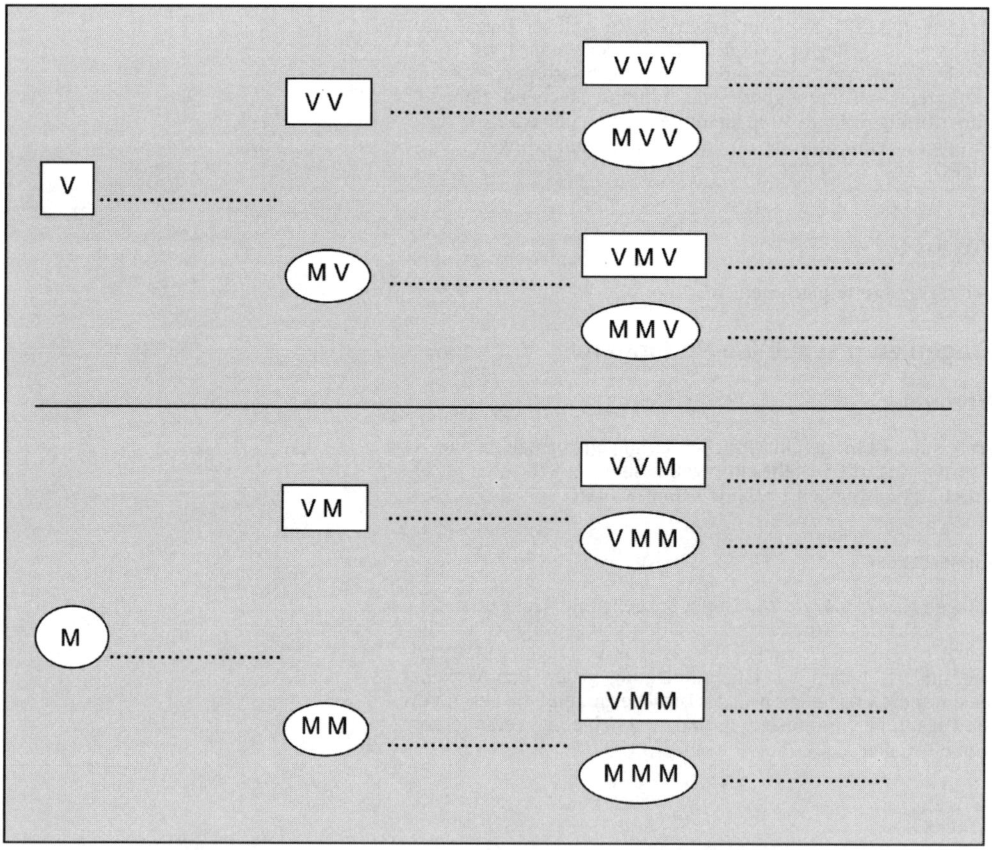

Abb. 6-5: Familienanamnese

erste Genitiv, der dritte der zweite Genitiv. Abbildung 6–5 zeigt den entsprechenden Ausschnitt aus einem Anamnese-Formular.

Beispiele:
MV = Mutter des Vaters (Großmutter väterlicherseits)
BM = Bruder der Mutter (Onkel mütterlicherseits)
VMM = Vater der Mutter der Mutter (Urgroßvater mütterlicherseits)

Fragenkatalog zur homöopathischen Anamnese

Tabelle 6-6

- Name
- Geburtsdatum
- Hauptbeschwerde
- damit zusammenhängende Beschwerden
- andere Beschwerden
- bisheriger Krankheitsverlauf
- Krankheitsbeginn, genauere Umstände

- (zeitweilige) Beschwerden an einzelnen Körperteilen (Kopf bis Fuß)
- Appetit, Essens- und Trinkgewohnheiten, Verlangen, Abneigungen, Unverträglichkeiten
- Schlaf (Lage, Tiefe, Erholung, Störungen)
- Träume
- Temperatur- und Wetterempfindlichkeiten
- Schwitzen
- Verdauung, Wasserlassen
- bei Frauen: Zyklus, erste und letzte Periode, Schwangerschaften, Hormoneinnahme
- Sexualität

- Berufstätigkeit, Freizeitaktivitäten, Familie
- Gewohnheiten, Neigungen, Abneigungen
- Medikamente, Impfungen, Zahnersatz
- frühere Krankheiten, Unfälle, Operationen, Krankenhausaufenthalte
- wichtige biografische Daten und Ereignisse in Ihrem Leben
- Krankheiten bei nahen Angehörigen

Lernziele

- ▶ Alle Elemente einer vollständigen Aufzeichnung benennen können
- ▶ gängige Symbole und Kurzzeichen kennen
- ▶ Vor- und Nachteile von Formularen diskutieren können
- ▶ juristische und akademische Anforderungen an eine Dokumentation kennen
- ▶ die Elemente einer homöopathischen Kasuistik kennen
- ▶ verschiedene Formen der Quantifizierung subjektiver Patientenangaben kennen und verwenden können

- Vor- und Nachteile von Fragebögen zur Anamnese diskutieren können
- Beispiele für kurzgefasste und ausführliche Fragebögen nennen können

Literatur

August-Weihe-Institut für Homöopathische Medizin (Hrsg.): Anamnese-Formular. Detmold 1986

Eichelberger, Otto: Großer Fragebogen zur homöopathischen Behandlung. Oberhaching o.J.

Hahnemann, Samuel: Organon der Heilkunst (s. Literatur im Anhang), bes. §§ 84–86

Künzli, Jost: Kleiner Fragebogen von KENT. Dt. Journal f.Hom. 1985: 118–119

Marks, Christian: Fragebogen zur homöopathischen Fallbearbeitung in der Kinderheilkunde; in: Hauptmann, Horst: Homöopathie in der kinderärztlichen Praxis. Heidelberg 1991

Steinsbekk, Aslak und die Data Collection Group: Dokumentation in der homöopathischen Praxis – ein Vorschlag zur internationalen Standardisierung. HomInt R&D NewsLetter 2/1999

Voegeli, Adolf: Fragebogen (zu „Das ABC der Gesundheit"), 17. Nachdruck. Heidelberg 1998

7 Unterschied zwischen Krankheits- und Arzneimitteldiagnose

Ralf Oettmeier

Definition von Gesundheit und Krankheit

Volle Gesundheit

Unter voller Gesundheit versteht man ein „normales" Aussehen, Verhalten und Befinden, d. h. das subjektive und objektive Fehlen von körperlichen und seelischen Störungen bzw. die Nichtnachweisbarkeit funktioneller oder organischer Störungen und Veränderungen. Dazu gehört ein vollständiges Wohlbefinden in körperlicher, geistiger, seelischer und sozialer Hinsicht – also ein gesundheitlicher Optimalzustand.

Das höchste Ziel einer homöopathischen Behandlung ist das Anheben der Lebenskraft zur vollen Gesundheit.

Krankheit

Unter Krankheit versteht man alle subjektiven und objektiven Störungen der Gesundheit.

Zwischen voller Gesundheit und chronischer Krankheit liegen eine Reihe von Zwischenzuständen. Als **suboptimalen Gesundheitszustand** bezeichnet man erste Abweichungen vom Normalzustand – d. h. Frühschäden oder -mängel, wie Gebiss-, Haltungs-, Verdauungsschäden usw. Es besteht Beschwerdefreiheit.

Oft beginnt schon vor der Geburt der stetige Abfall der Lebenskraft und damit der Gesundheit. Dies sollte bei der Fallanalyse genau beachtet werden.

Der **durchschnittliche Gesundheitszustand** zeigt bereits deutliche funktionelle Störungen mit Verlust normaler Regulationsabläufe. Dazu zählt die funktionelle Darmstörung oder Enteropathie in erster Linie. Die Laborwerte sind normal. Das Wohlbefinden ist zeitweise durch „banale" Störungen gemindert. Medikamente werden nur zeitweise benötigt.

Die Gesamtheit der Krankheitszeichen bedeutet die wahre Krankheitsdiagnose.

Der **noch nicht kranke Zustand** oder die sogenannte „Ungesundheit" stellt den häufigsten Zustand des heutigen Zivilisationsmenschen dar. Diese Menschen haben labortechnisch und in bildgebenden Verfahren normale Befunde. Doch fühlen sie sich subjektiv nicht mehr ganz gesund, aber auch nicht richtig krank, da sie trotz ihrer Beschwerden und Störungen ihre Alltagspflichten bewältigen können. Es zeigen sich bereits deutlich nachweisbare funktionelle Veränderungen. Diese „halbkranken" Menschen verschließen oft die Augen vor bereits dringenden Warnzeichen und warten ab. Durch kleine Auslöser kommt es dann zum aku-

Erst in diesem fortgeschrittenen Krankheitsstadium greift die konventionelle medizinische Diagnostik und damit Akzeptanz von Krankheit.

Klinische Krankheitszeichen treten erst bei abnehmender Kompensationsfähigkeit (Organreserven) deutlich hervor.

Im *Organon* wird der Gesundheitsbegriff in den §§ 7 und 9 definiert.

ten Ausbruch einer Erkrankung, die manchmal übergeht in eine

Chronische Krankheit

Alle Erkrankungen, die länger als 4 Wochen oder kurzfristig hintereinander über ein Vierteljahr bestehen, werden in der konventionellen Medizin als chronische Krankheiten bezeichnet. Häufig bestehen die Leiden über viele Jahre.

Chronische Krankheiten gehen mit Störungen vieler Organsysteme, des Immun- bzw. Abwehr- und des Humoralsystems einher. Eine Regulationsstarre durch jahrelange funktionelle Störungen, die sich dann meist organisch manifestiert, erschwert eine regulative Therapie.

HAHNEMANN versteht unter Gesundheit einen Zustand, in dem „die geistartige, als Dynamis den materiellen Körper (Organism) belebende Lebenskraft (Autocratie) unumschränkt" waltet „und alle Theile in bewundernswürdig harmonischem Lebensgange" hält, „frei zu dem höhern Zwecke unsers Daseins" (Org.6, § 9). Krankheit ist „Leiden der Lebenskraft" und zeigt sich durch „die Gesammtheit ihrer Symptome, dieses nach außen reflectirende Bild" ihres „innern Wesens". Sie wird durch „Hinwegnehmen… der Gesammtheit der Symptome" „geheilt und in Gesundheit verwandelt" (Org.6, § 7).

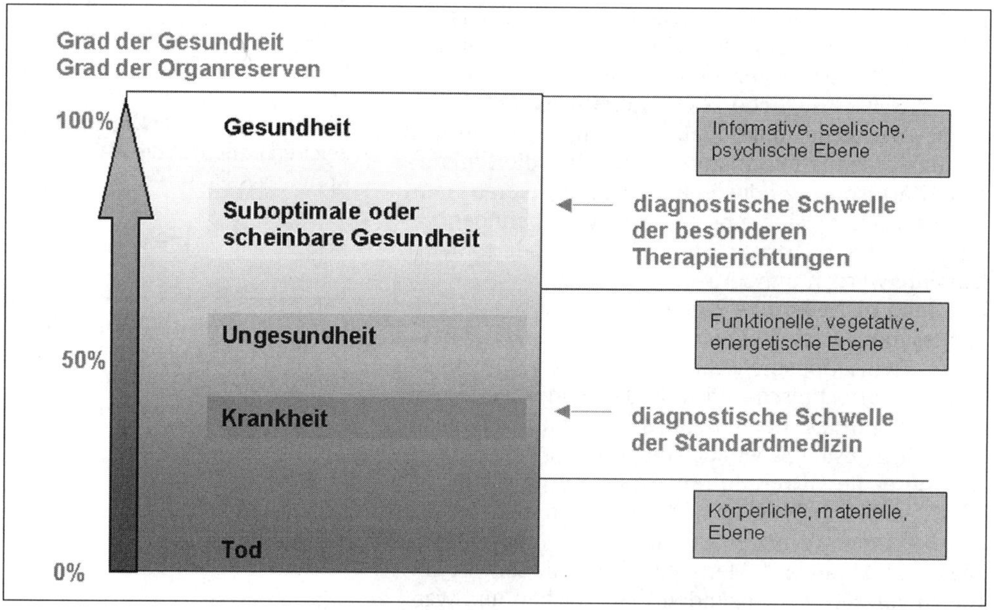

Abb. 7-1: Gesundheit und Krankheit mit Übergangsstadien

Akute Krankheiten sind nach HAHNEMANN selbstlimitierend und „sich selbst überlassen [entscheiden sie sich], in einem mäßigen Zeitraume, zu Tod oder Genesung." (Org.6, § 73)
Chronische Krankheiten kann der Organismus „durch eigne Kraft, nicht in sich selbst auslöschen" (§ 72). Sie verstärken sich „ohne Gebrauch gegen sie specifischer Heilmittel" und „[quälen] den Menschen mit immerdar erhöhenden Leiden bis ans Ende des Lebens" (§ 78).
In der Homöopathie wird die „chronische Krankheit" nicht formal nach Dauer oder Rezidivneigung, sondern nach dem Wesen an sich definiert. In den §§ 5–18 und 72–78 werden diese Zusammenhänge besonders erklärt und die individuelle, sporadische und epidemische Krankheit unterschieden.
Vergleiche dazu auch das Kapitel 13 „Unterscheidung akuter und chronischer Krankheiten".

Die Unterscheidung akuter und chronischer Krankheiten wird in den *Organon*-Paragrafen 72 bis 78 getroffen.

Als chronisch wird eine Krankheit nicht deshalb bezeichnet, weil sie lange dauert, sondern weil sie spontan nicht ausheilt.

Die Krankheitsentwicklung und Krankheitsdiagnose

Aufbauend auf der beschriebenen umfassenden Definition von Gesundheit und Krankheit kann man auch im Rahmen der homöopathischen Anamnese meist deutlich die stufenweise Krankheitsentwicklung, oft über viele Jahre, nachvollziehen.

Jede Krankheit hat eine oft jahrelange Entwicklungsgeschichte.

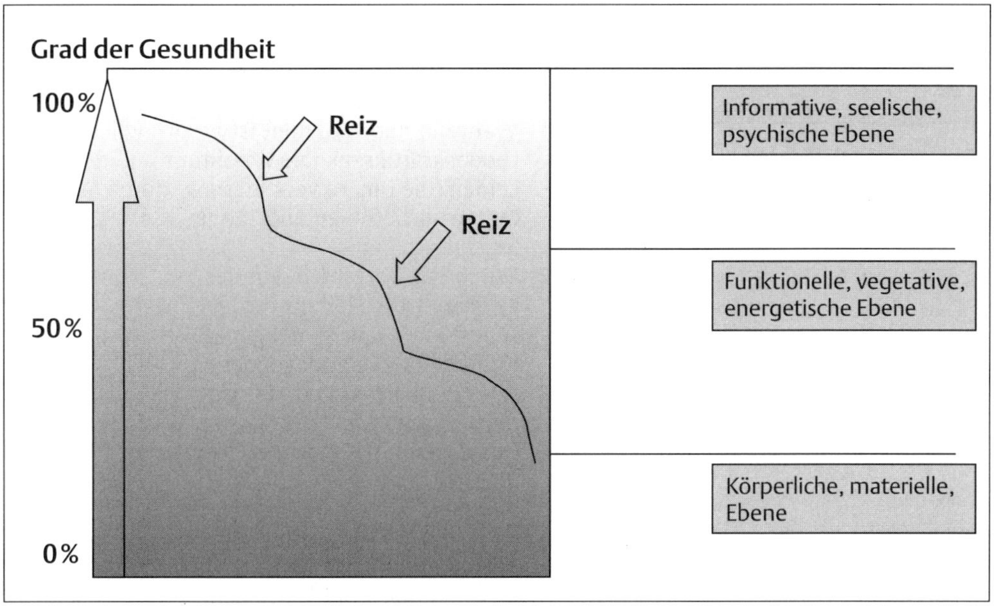

Abb. 7-2: Verschiedene Ebenen der Erkrankung

Wesentliche Primär- bzw. Anfangsreize der Entwicklung einer chronischen aber auch akuten Krankheit liegen im psychischen bzw. emotionalen Bereich verborgen.

Das interpretationsfreie Erfassen dieser die Lebenskraft schwächenden Reize ist ein zentrales Moment der homöopathischen Analyse.

Ganzheitliche Krankheitsdiagnose

Die Krankheitsdiagnose besteht aus der Gesamtheit vorhandener körperlicher, funktioneller und emotional-mentaler Störungen der Lebenskraft. Die Auffälligkeiten können in objektive und subjektive Faktoren unterschieden werden.

Krankheitsdiagnose und -erfassung im *Organon*

Im *Organon der Heilkunst* finden sich in den §§ 5–18, 71–85 und ab § 185 ausführliche Hinweise zum Krankheitsbegriff.

§5 Zur Heilung gilt es besonders zu achten auf Veranlassung, Grundursache und andere Umstände der Krankheitsentstehung.

§6 Die Krankheit besteht für den Arzt bloß in der Gesamtheit ihrer Symptome.

Die Beseitigung der Gesamtheit der Symptome ist Heilung

§7 Unter Achtung auf jene Umstände (§ 5) braucht der Arzt bloß die Gesamtheit der Symptome hinwegzunehmen, um die Krankheit zu heilen.

§8 Sind alle Symptome getilgt, so ist jederzeit die Krankheit auch in ihrem Innern geheilt.

Voraussetzung für Leben ist die geistartige Lebenskraft.

§9 Während der Gesundheit belebt eine geistartige Kraft (Autokratie, Lebenskraft) den Organismus und hält ihn in harmonischer Ordnung.

§ 10 Ohne diese belebende, geistartige Kraft ist der Organismus tot.

Krankheit ist Störung der Lebenskraft.

§ 11 Während der Krankheit ist ursprünglich nur die Lebenskraft krankhaft verstimmt und drückt ihr Leiden (die innere Veränderung) durch Innormalitäten an Gefühlen und Tätigkeiten des Organismus aus.

§ 12 Durch das Verschwinden des Symptomen-Inbegriffs mittels Heilung ist auch das Leiden der Lebenskraft, das ist, der ganze innere und äußere Krankheits-Zustand, gehoben.

Krankheit zeigt sich durch spezifische Symptome.

§ 14 Alles heilbare Krankhafte gibt sich durch Krankheits-Symptome dem Arzte zu erkennen.

§ 15 Das Leiden der kranken Lebenskraft und die dadurch erzeugten Krankheits-Symptome, sind ein unteilbares Ganzes – ein und dasselbe.

Krankheit entsteht durch geistartige schädliche Einflüsse

§ 16 Nur durch geistartige Einflüsse der krank machenden Schädlichkeiten kann unsere geistartige Lebenskraft erkranken, und so auch nur durch geistartige (dynamische) Einwirkung der

Arzneien wieder zur Gesundheit hergestellt werden.

§ 17 Der Heilkünstler hat also bloß den Inbegriff der Krankheitszeichen hinwegzunehmen, und er hat das Total der Krankheit aufgehoben.

Heilung bedeutet das Verschwinden der Symptome.

§ 18 Die Gesamtheit der Symptome ist die einzige Indikation, die einzige Hinweisung auf ein zu wählendes Heilmittel.

§ 72 Allgemeine Übersicht der Krankheiten: akute, chronische.

Auch in der Homöopathie werden akute und chronische Krankheiten unterschieden.

§ 73 Akute Krankheiten Einzelner und sporadische, epidemische, akute Miasmen.

§§ 74 und 75: Die schlimmste Art chronischer Krankheiten sind die durch „Unkunst allöopathischer Ärzte" erzeugten. Diese sind die unheilbarsten.

Cave: Viele akute Krankheitszeichen sind oft nur Ausdruck eines chronischen Geschehens.

§ 76 Nur von noch hinreichender Lebenskraft kann dann das Verdorbene, oft nur in langer Zeit, wieder zurückgebildet werden, wenn homöopathisch das Ursiechthum zugleich getilgt wird.

Heilung bedarf ausreichender Lebenskraft

§ 77 Beschreibung uneigentlicher chronischer Krankheiten. Von diesen scheinbaren (unechten) Krankheiten müssen die echten Krankheiten unterschieden werden

„Uneigentliche Krankheiten" haben leider durch die Vielzahl von Umweltbelastungen und den Medikamentengebrauch eine zunehmende Bedeutung.

§ 78 Eigentliche chronische Krankheiten entstehen alle aus chronischen Miasmen.

Lokale Krankheiten und Eisberg-Phänomen

Nur die ganzheitliche Denkweise ermöglicht ein Verständnis der homöopathischen Behandlungsstrategie.

Am Eisberg-Phänomen nach Schimmel kann man gut die Problematik einseitiger oder lokaler Krankheiten bzw. Krankheitszeichen verstehen.

Die konventionelle Medizin erfasst im allgemeinen nur örtliche Krankheitszeichen und behandelt diese symptomatisch (und oft unterdrückend).

Konventionelle Medizin

im Vergleich zur

Homöopathie

Die Homöopathie hingegen, als konsequente ganzheitliche Methode, betrachtet auch die Ebenen unterhalb der Wasseroberfläche.

§§ 185–202 Behandlung der Krankheiten mit Lokal-Symptomen; ihre bloß äußere Behandlung ist stets verderblich.

Lokale Symptome

§§ 204 und 205 Alle eigentlichen (nicht bloß von übler Lebensart entstandenen und unterhaltenen) chronischen Übel und Siechtume müssen mit homöopathischen Arzneien, die ihren zu Grunde liegenden Miasmen angemessen sind, bloß von innen geheilt werden.

Echte Heilung ist nur von innen möglich.

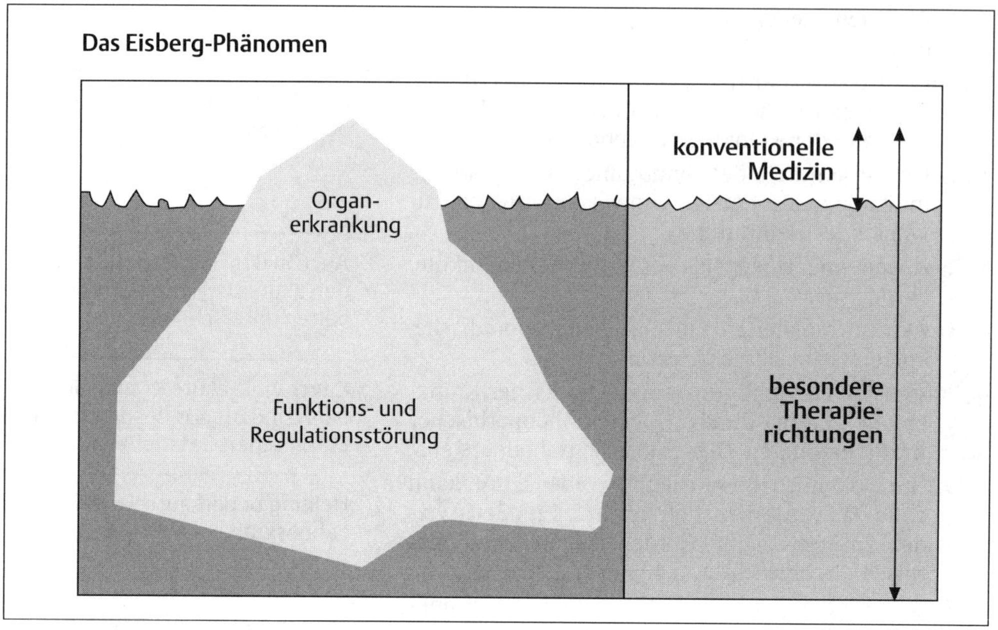

Abb. 7-3: Eisberg-Phänomen

Arzneimittelbild und Arzneimitteldiagnose

In den Arzneimittellehren sind die Grundeigenschaften der homöopathischen Mittel für alle Ebenen zusammengefasst.

Die Arzneimitteldiagnose ist das Ergebnis der homöopathischen Fallanalyse und Repertorisation.

Sie bildet die Basis für die optimale Verordnung einer homöopathischen Arznei.

Mittels homöopathischer Arzneimittelprüfungen (HAMP) erfolgt die Erfassung der Gesamtheit an Eigenschaften, welche die Arznei am Menschen hervorbringen kann. Hierbei ist es ebenso wie beim homöopathischen Krankenexamen notwendig, sämtliche Ebenen des Organismus zu beachten.

In Auswertung der homöopathischen Anamnese und ganz-körperlichen Untersuchung erfolgt die Fallanalyse und Repertorisation. Im Ergebnis dieser bieten sich oft mehrere homöopathische Mittel gemäß dem **Simile-Prinzip** als potentiell heilende Arzneien an. Durch ein anschließendes Studium der Arzneimittelcharakteristik in der Materia medica wird das im homöopathischen Sinne optimale Heilmittel selektiert. Die Arznei regt reparative und induktive Prozesse der Selbstheilung an, indem es dem Körper in feinstofflicher Form eine Art „Kunstkrankheit" aufpfropft. Die Grundlagenforschung hat hierfür plausible Mechanismen der zellulären Adaptation und Optimierung im perizellulären Milieu finden können (R. VAN WIJK et al. 1997, 1998).

Wie die ganzheitliche Krankheitserfassung kann auch die homöopathische Arzneidiagnose nur **ganzheitlichen Kriterien** folgen.

Für die Sicherheit der Zuordnung einer homöopathischen Arznei zum bestehenden Krankheitsproblem spielen insbesondere die ungewöhnlichen, auffälligen Symptome eine entscheidende Rolle. Diese sind Ausdruck einer Störung der Lebenskraft in besonderer und besonders individueller Weise. Gemeinsam mit auffälligen psychischen und allgemeinen Symptomen führen diese meist zur optimalen homöopathischen Heilarznei im Rahmen der Arzneimitteldiagnose.

Bedeutung des § 153 *Organon*

Für die Homöopathie ist es entscheidend, welche **Krankheitszeichen** (Symptome) die **gestörte Lebenskraft** hervorbringt. Dabei ist es eigentlich nebensächlich, in wie weit hierbei nach konventioneller Auffassung Viren, Bakterien, Pilze oder andere Faktoren als „Krankheitsursache“ angenommen werden. Es interessiert somit das Reaktionsbild des Organismus in seiner Auseinandersetzung mit inneren und äußeren Störfaktoren. Dieses Reaktionsbild ist von Fall zu Fall spezifisch und findet sich auch in den Reaktionen gegenüber den verschiedenen Arzneien in der HAMP wieder.

Konventionelle Krankheitsursachen sollten von homöopathisch relevanten Kausalitäten unterschieden werden.

Die homöopathische Krankheitsanalyse führt zur Arzneimitteldiagnose, von deren Exaktheit der Erfolg der Behandlung abhängt.

Arzneimitteldiagnose und Heilerfolg

Der Unterschied zwischen der konventionellen Auffassung einer Krankheitsdiagnose und der Arzneidiagnose wird beispielhaft durch folgende Tabelle (7–1) gegenübergestellt und verdeutlicht.

Das Wort „Dia-gnose“ (Durch-Blick) sagt, dass diese die Voraussetzung, Grundlage und Wegweiser der Therapie ist. Bei der konventionellen Diagnose „Angina

Beispiel: Halsentzündung

Krankheits- und Arzneidiagnose

Tabelle 7-1

Symptomatik	Krankheitsdiagnose	Arzneidiagnose
Gelenkschwellung und -schmerz, gebessert durch Kühlen	Arthrose	Ledum – Fall
Sehnenansatzschmerz, Rötung	Enthesiopathie	Phytolacca – Fall
periodischer stechender Kopfschmerz, linksseitig, Augentränen	Migräne	Spigelia – Fall
Handgelenkschmerz nachts, Kontraktionsgefühl	Karpaltunnelsyndrom	Guajacum – Fall
einschießender Beinschmerz, besser durch Wärme und Anwinkeln des Beines	Ischias	Colocynthis – Fall
Mammaknoten, nächtliche Schweiße, Schwindel	fibröse Mastopathie	Conium – Fall

tonsillaris" (=Enge) ist klar, dass man abschwellende Maßnahmen ergreifen sollte; „Streptokokken"-Angina suggeriert, dass man eine Antibiose gegen die Bakterienkeime einleiten sollte; aber bei „Belladonna"-Angina ist klar, dass dieser Fall auf Grund der Totalität der Symptome Belladonna als Heilmittel fordert.

Das zu Heilende

(siehe auch Band A)

HAHNEMANN hat im wesentlichen in den §§ 1–7 des *Organon* den Kernpunkt der Zielstellung homöopathischer Heilweise fixiert.

Org.6, § 1

„Des Arztes höchster und einziger Beruf ist, kranke Menschen gesund zu machen, was man Heilen nennt."

Org.6, § 2

„Das höchste Ideal der Heilung ist schnelle, sanfte, dauerhafte Wiederherstellung der Gesundheit, oder Hebung und Vernichtung der Krankheit in ihrem ganzen Umfange auf dem kürzesten, zuverlässigsten, unnachteiligsten Wege, nach deutlich einzusehenden Gründen."

Org.6, § 3

„Sieht der Arzt deutlich ein,... was an jedem einzelnen Krankheitsfalle... zu heilen ist, (Krankheits-Erkenntniß, ...); sieht er deutlich ein, was .. . an jeder Arznei insbesondere das Heilende ist (Kenntniß der Arzneikräfte), und weiß er ... das Heilende der Arzneien dem, was er an dem Kranken ... Krankhaftes erkannt hat, so anzupassen, daß Genesung erfolgen muß, anzupassen sowohl in Hinsicht der ... geeignetsten Arznei (Wahl des Heilmittels, ...) als auch in Hinsicht der genau erforderlichen Zubereitung und Menge derselben (rechte Gabe) und der gehörigen Wiederholungszeit der Gabe: – kennt er endlich die Hindernisse der Genesung .. und weiß er sie hinwegzuräumen ...: so versteht er zweckmäßig und gründlich zu handeln und ist ein ächter Heilkünstler."

Möglichkeiten der Therapie

Regulative und symptomatische Therapie

Die unterschiedlichen Betrachtungsweisen von Krankheit und Krankheitsursachen in der konventionellen Medizin und der Homöopathie haben auch grundverschiedene therapeutische Ansätze zur Folge.

Problem der Unterdrückung

Gemäß den §§ 1–3 des *Organon* sollten wir dabei auf Basis einer genauen Krankheitsanalyse immer bestrebt sein, regulativ und nicht unterdrückend zu therapieren.

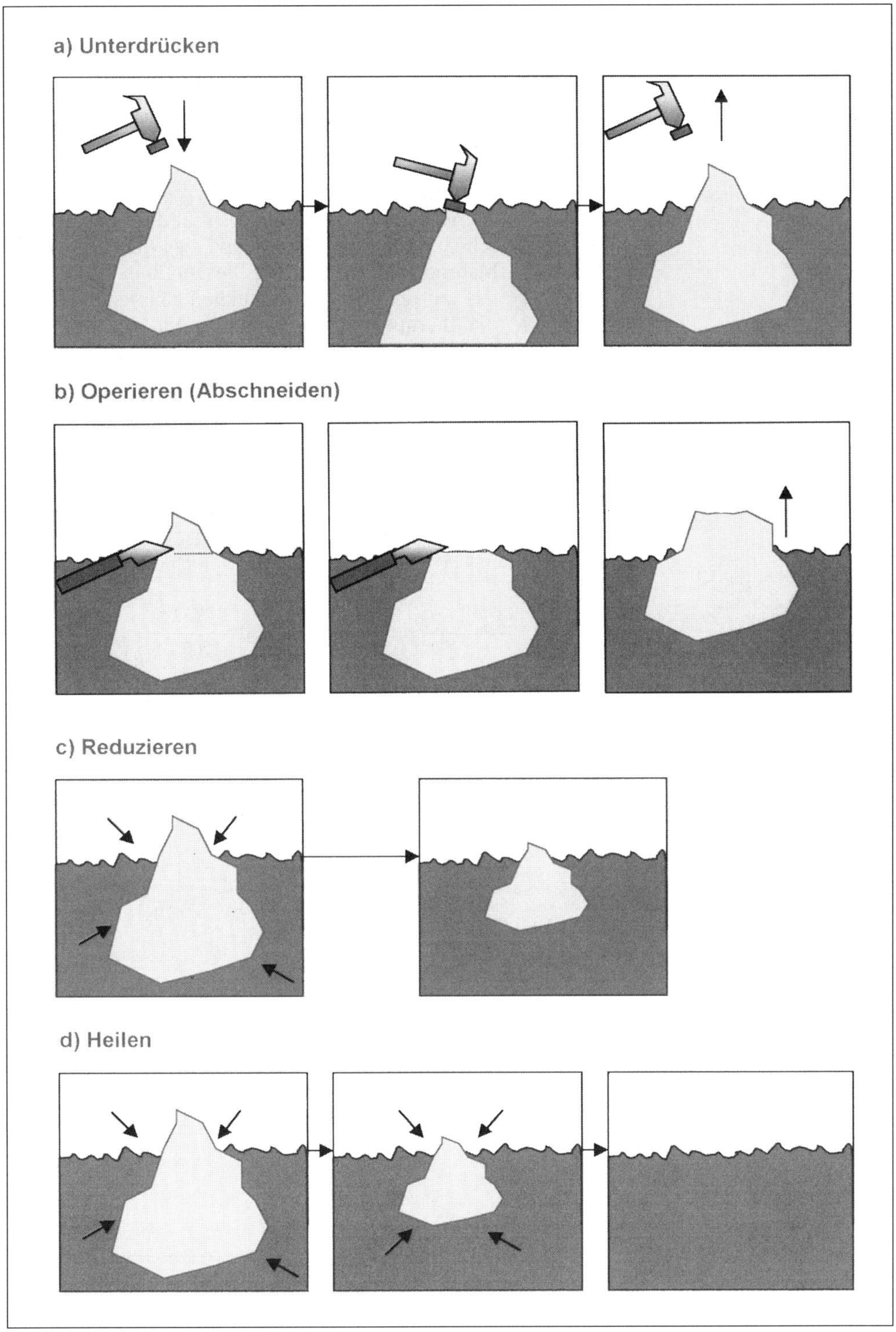

Abb. 7-4: Unterdrückende und regulative Therapie

Lernziele

- den Gesundheits- und Krankheitsbegriff der Homöopathie verstehen
- klare Vorstellungen über die Krankheitsentwicklung erlangen
- „Krankheitsdiagnose" definieren und gegen „Arzneimitteldiagnose" abgrenzen
- Arzneimitteldiagnose als Resultat der homöopathischen Krankheitsanalyse und des vergleichenden Materia-Medica-Studiums beschreiben
- das „zu Heilende" am Krankheitsfall benennen
- die therapeutischen Möglichkeiten auf der Basis einer ganzheitlichen Krankheitslehre erfassen

Literatur

Hahnemann, Samuel: Organon der Heilkunst (s. Literatur im Anhang)

Schimmel, K.-Ch.: Lehrbuch der Naturheilverfahren, 2 Bände, 2. Auflage. Hippokrates, Stuttgart 1990

Wijk van, Roeland und Wiegant, Fred: The similia principle in surviving stress; mammalian cells in homeopathy research. Utrecht University, 1997

8 Kenntnis der Repertorien

Gerhard Bleul

„Familiarity with the repertory
unlocks the store-house of our materia medica.„
(KENT 1913)

Kurze Geschichte der Repertorien

SAMUEL HAHNEMANN verfasste mit dem Teil 2 seiner ersten Arzneimittellehre (Fragmenta de viribus medicamentorum) auch das erste Repertorium, das er „Index" nannte. Sein Schüler BÖNNINGHAUSEN brachte schon damals, als erst wenige hundert Arzneimittel bekannt waren, zwei Schwierigkeiten auf den Punkt:

Erstes Repertorium: „Index" von HAHNEMANN

- Die Symptome der einzelnen Arzneien sind so zahlreich, dass ihre Charakteristika herausgearbeitet werden müssen, und
- die Erfahrungen mit den Mitteln sind gleichzeitig so begrenzt, dass eine Verallgemeinerung bestimmter Charakteristika weg vom ursprünglich erfahrenen Zusammenhang ihren Anwendungsbereich zuverlässig erweitert.

Hauptproblem bei der Aufstellung von Repertorien: Darstellung der besonderen, individuellen Arzneisymptome

BÖNNINGHAUSEN zerlegte die Symptome in ihre Einzelelemente (Ort, Empfindung, Modalitäten usw.). Ihre freie Kombination erlaubte die Anwendung der entsprechenden Arzneien bei so noch nicht beobachteten Symptomen und: die Auflistung der Einzelelemente hielt den Umfang des Repertoriums kleiner.

Abtrennung und Verallgemeinerung der Modalitäten eines Symptoms

In der zweiten Hälfte des 19. Jahrhunderts entstanden in den USA viele größere Repertorien. Die Autoren waren HERING, T. F. ALLEN, ZUR LIPPE, LEE, GENTRY, KNERR. Aber nur BOGER nahm den Gedanken BÖNNINGHAUSENS auf und listete die Symptom-Elemente getrennt.

Entwicklung der Repertorien in den USA

KENT stellte die ihm verfügbaren Repertorien seiner Zeit zusammen und legte mit seinem „Repertory" 1897 ein besonders umfassendes und klar gegliedertes Verzeichnis vor, das bis heute Prototyp und Grundstein für die meisten Bearbeitungen geblieben ist.

JAMES TYLER KENT (1849–1916) stellte die Repertorien seiner Zeit zusammen und schuf die Grundlage für ihre weitere Entwicklung.

Eine kurze Zeittafel der Repertoriums-Geschichte steht in Tabelle 8–1.

Zeittafel der Repertoriums-Geschichte

Tabelle 8-1

1805	S. Hahnemann	„Fragmenta de viribus medicamentorum" – Pars prima: Textus (Arzneimittellehre, 267 S.) – Pars secunda: Index (Repertorium, 470 S.)
1833, 1835	Clemens von Bönninghausen	„Systematisch-alphabetisches Repertorium der Homöopathischen Arzneien" – 2 Teile
1835	G. H. G. Jahr	„Systematisch-alphabetisches Repertorium" (260 S.) im „Handbuch der Hauptanzeigen" (988 S.) – 2. Auflage
1838	Constantin Hering	„Manual" (vermutlich erstes englisches Repertorium)
1846	Clemens von Bönninghausen	„Therapeutisches Taschenbuch" (510 S.)
1848	G. H. G. Jahr	„Ausführlicher Symptomen-Kodex der Homöopathischen Arzneimittellehre für den erleichternden Handgebrauch beim Nachschlagen in der Praxis, und mit besonderer Rücksicht auf schnelle Angleichung des Ähnlichen und gehörige Auffindung des Einzelnen nach allen feineren Bestimmungen" – Teil 2 = Repertorium
1880	Timothy Field Allen	„General Symptom Register"
1880	Constantine zur Lippe	„Repertory to the more Characteristic Symptoms of the Materia Medica" (438 S.)
1889	Edmund Jennings Lee	„Repertory of the Characteristic Symptoms of the Homoeopathic Materia Medica"
1890	W. D. Gentry	„Concordance Repertory" (5400 S.)
1896	C. B. Knerr	„Repertory of Hering's Guiding Symptoms" (1232 S.)
1897–1899	**James Tyler Kent (1849–1916)**	**„Repertory of the Homoeopathic Materia Medica" - 2.Aufl. 1908, 4.Aufl. 1935, 5.Aufl. 1945**
1904	J. H. Clarke	A Clinical Repertory (347 S.)
1905	C. M. Boger	„Boenninghausen's Characteristics & Repertory" (1340 S.)
1963	S. R. Phatak	„Concise Repertory of Homoeopathic Medicines" (410 S.) - 2.Aufl. 1977
1973-1978	Horst Barthel u. Will Klunker	„Synthetisches Repertorium" - 1. Band: „Gemütssymptome" (1973, *H.B.*) - 2. Band: „Allgemeinsymptome" (1974, *H.B.*) - 3. Band: „Schlaf, Traum, Sexualität" (1978, *W.K.*)

Zeittafel der Repertoriums-Geschichte (Fortsetzung)

Tabelle 8-1

ca. 1980	DAVID KENT WARKENTIN	„MacRepertory" – 1. Computer-Repertorium
1987	FREDERIK SCHROYENS (HRSG.)	Computer-Repertorium „Radar" und seine Buchversion „Synthesis" – 7. Aufl. 1998
1993	ROBIN MURPHY	„Homeopathic Medical Repertory" (1590 S.)
1994–1999	ROGER VAN ZANDVOORT	„Complete Repertory" (deutsche Ausgabe 2000, 3160 S.)
2000	KLAUS-HENNING GYPSER (HRSG.)	„Bönninghausens Therapeutisches Taschenbuch" (560 S., mit CD-ROM)

Unterschiede der einzelnen Repertorien

Grundsätzlich unterschiedlich sind die Repertorien nach KENT, welche die Symptome nach dem Kopf-zu-Fuß-Schema anordnen und meist in ihrer Vollständigkeit erhalten, und die Repertorien nach BÖNNINGHAUSEN, welche konsequent komplexe Symptome in elementare Bestandteile (Modalitäten, Lokalisation usw.) aufspalten.

Gliederung nach KENT: Kopf-zu-Fuß-Schema; nach BÖNNINGHAUSEN: Organfunktionen, Orte, Modalitäten

Einige Repertorien sind nicht logisch, sondern alfabetisch geordnet, nämlich das von PHATAK (in der Tradition von BÖNNINGHAUSEN) und das von MURPHY (in der Tradition von KENT). Für den Englisch sprechenden Benutzer mag das vorteilhaft sein; in den ersten Monaten der Anwendung gibt es häufig Schwierigkeiten beim Auffinden der Stichworte.

alfabetische Gliederung bei PHATAK und MURPHY

Die Abbildung 8–1 zeigt in einem Stammbaum die Entwicklung der verschiedenen Repertorien aus ihren Vorläufern.

Aufbau, Systematik, Stärken und Schwächen

Die Repertorien nach KENT sind nach dem Kopf-zu-Fuß-Schema aufgebaut (s. Band A dieser Lehrbuchreihe, S. 118). Innerhalb der Kapitel sind die Rubriken nach dem folgenden System gegliedert:

Gliederung der einzelnen Rubriken

- Seiten (links, rechts)
- Zeiten (morgens, vormittags,..., nachts)
- evtl. Alternanzen (abwechselnd mit) und Konkordanzen

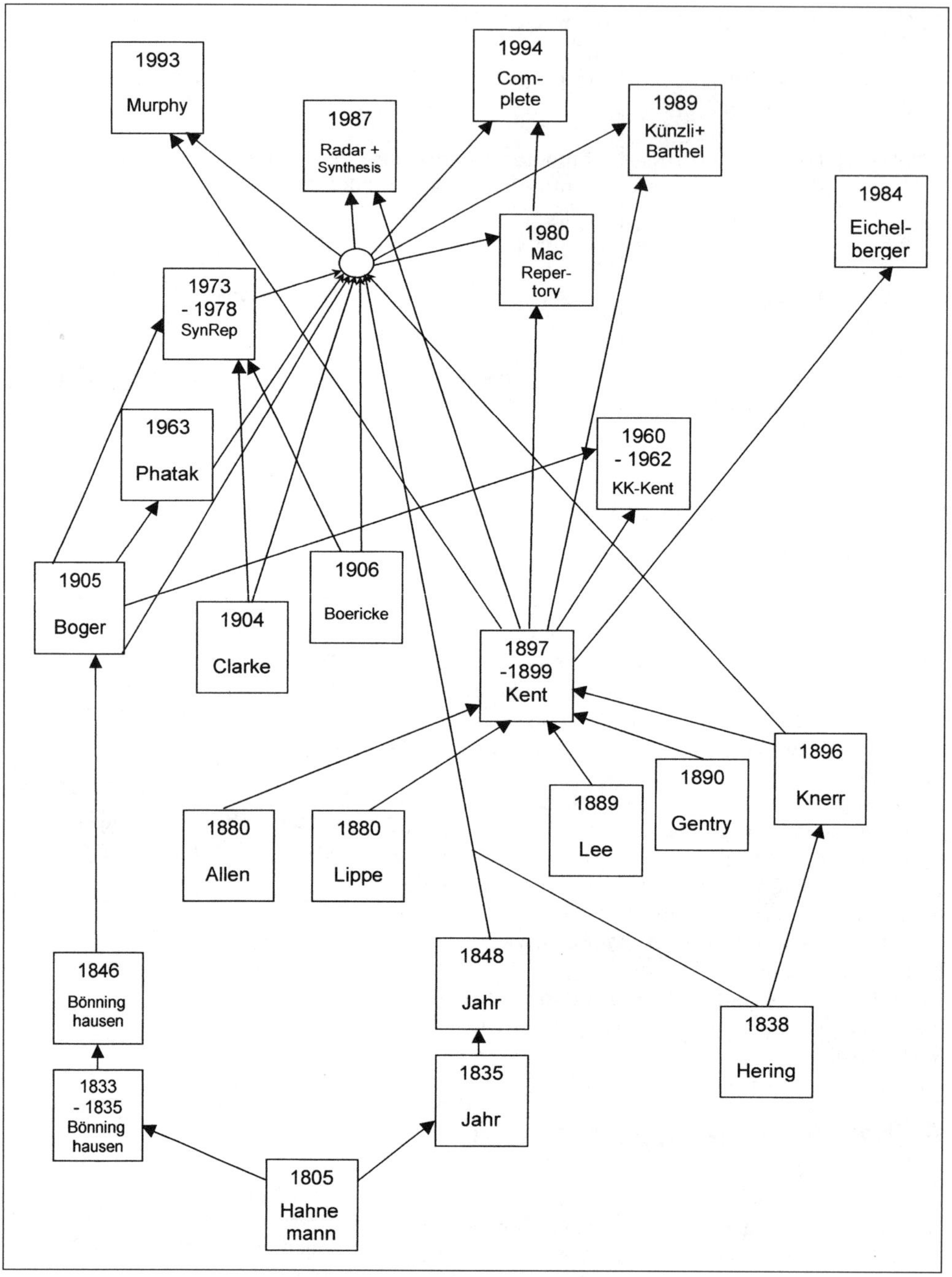

Abb. 8–1 Stammbaum der Repertorien

- Modalitäten (z. B. beim Aufstehen, Bücken, Essen, Liegen)
- Erstreckung bzw. Ausstrahlung (der Schmerzen)
- Orte (Regionen, Organteile)
- Empfindungen und ggf. erneute Auflistung der Orte

Das führt u. a. zu der verwirrenden Einordnung der „drückenden Stirnkopfschmerzen" unter „Kopf – Schmerz – drückend – Stirn". In der Rubrik „Kopf – Schmerz – Stirn" einige Seiten davor ist der „drückende Schmerz" nicht zu finden.

Unklarheiten, Abweichungen vom Schema und fehlerhafte Zuordnungen sind nicht ausgeschlossen.

Einige Organe sind in Kapiteln untergeordnet, die nicht immer leicht zu erraten sind. So ist der „Nacken" im Kapitel „Rücken" zu finden, die „Lippen" unter „Gesicht", der „Ösophagus" unter „Hals", die „Mamma" ebenso wie das „Herz" unter „Brust".

Wird ein Symptom nicht in der vermuteten Rubrik gefunden, hilft das Nachschlagen in Nachbarrubriken und unter synonymen Begriffen.

Die Besonderheit des KENT-Repertoriums in der Übersetzung von KELLER und KÜNZLI besteht in der Abtrennung der Schmerzen in jeweils eine extra Rubrik. „Allgemeines" ist unterteilt in „Modalitäten", „Empfindungen" und „Allgemeines".

Am Ende dieses Kapitels sind einige Symptome genannt, die zur Übung im eigenen Repertorium aufgesucht werden können. Dieses Buch, das tägliche Werkzeug unserer Sprechstunde, erschließt sich in seiner Komplexität erst bei ständiger Handhabung.

Das Repertorium lernt man am besten durch ständiges Üben kennen.

Die verschiedenen Übersetzungen und Erweiterungen des KENT'schen Repertoriums unterscheiden sich in der Qualität der Übersetzung, Zahl der Arzneien, Zahl und Qualität der Nachträge, Quellenangaben und Preis. Vor dem Kauf sollten verschiedene Versionen geprüft werden. In Betracht kommen vor allem: KELLER/KÜNZLI, KÜNZLI/BARTHEL (*Repertorium Generale*), SCHROYENS (*Synthesis*) und VAN ZANDVOORT (*„Complete"*). Das *Kent-Praktikum* von EICHELBERGER (1984) enthält durch Streichung der meisten einwertigen Einträge nur einen Teil des Original-KENT.

Die Auswahl unter den guten Repertorien ist inzwischen groß. Prüfen Sie vor dem Kauf genau.

Der Aufbau des Repertoriums nach BÖNNINGHAUSEN ist, wie seine Handhabung, vollkommen anders. Die Gliederung der einzelnen Kapitel zeigt Tab. 8–2.

In der Tradition von BÖNNINGHAUSEN steht PHATAK, der ein schmales und übersichtliches Repertorium (*„Concise Repertory"*) herausgegeben hat, welches knappe, aber sehr zuverlässige Informationen bietet. Ein Nachteil kann die Systematik nach dem Alfabet und die englische Sprache sein.

A Concise Repertory of Homoeopathic Medicines von S. R. PHATAK, Bombay (Indien)

Völlig eigenständige Repertorien stammen von BARTHEL und KLUNKER (das dreibändige *Synthetische Repertorium* mit den Bänden I: *Psyche*, II: *Allgemeines* und III: *Schlaf, Träume, Sexualität*; es gründete einen neuen Standard in Umfang und Zuverlässigkeit der Nachträge

HORST BARTHEL und WILL KLUNKER setzten mit ihrem „SynRep" neue Maßstäbe in der Qualität.

Gliederung des Therapeutischen Taschenbuchs von Bönninghausen

Tabelle 8-2

Kapitel 1: Gemüth und Geist	
0001 - 0018	Gemüth
0019 - 0028	Verstand
0029 - 0031	Gedächtnis
0032 - 0035	Benebelung
0036	Begleitende Beschwerden
Kapitel 2: Körperteile und Organe	
0037 - 0045	Innerer Kopf
0046 - 0063	Äußerer Kopf
0064 - 0065	Augen
0066	Äußerer Kopf
0067 - 0099	Augen
0100 - 0133	Gesichtstäuschungen (Sehen)
0134 - 0141	Gesicht
0142 - 0163	Ohren
0164 - 0172	Gehör
0173 - 0189	Nase
0190 - 0210	Schnupfen
0211 - 0224	Geruch
0225 - 0282	Angesicht: Äußeres Aussehen
0283 - 0296	Angesicht: Empfindungen
0297 - 0317	Zähne
0318 - 0331	Mund und Schlund
0332 - 0339	Hunger und Durst
0340 - 0378	Hunger und Durst: Abneigung gegen
0379 - 0445	Hunger und Durst: Verlangen nach
0456 - 0489	Geschmack
0490 - 0495	Aufstoßen
0496 - 0519	Übelkeit und Erbrechen
0520 - 0533	Innerer Bauch
0534 - 0538	Äußerer Bauch
0539 - 0540	Bauch
0541 - 0542	Hypochondrien
0543 - 0544	Bauchringe
0545 - 0558	Blähungen
0559 - 0600	Stuhlausleerung, Stuhlgang
0601 - 0609	Stuhlbeschwerden
0610 - 0613	Harnorgane
0614 - 0653	Harn
0654 - 0666	Harn: Bodensatz
0667 - 0678	Harn: Harnabgang
0679 - 0683	Harn: Begleitende Beschwerden
0684	Geschlechtsteile
0685 - 0691	Geschlechtsteile: männlich
0692 - 0702	Geschlechtsteile: weiblich
0703 - 0711	Geschlechtstrieb

Gliederung des Therapeutischen Taschenbuchs von Bönninghausen (Fortsetzung)

Tabelle 8-2

Kapitel 2: Körperteile und Organe	
0712 – 0735	Menstruation
0736 – 0739	Menstruation: Begleitende Beschwerden
0740 – 0757	Weißfluß
0758 – 0772	Atem
0773 – 0825	Husten
0826 – 0845	Luftwege
0846 – 0849	Äußerer Hals
0850 – 0851	Äußerer Hals: Hals und Nacken
0852 – 0868	Brust
0869 – 0876	Rücken
0877 – 0897	Obere Extremität
0898 – 0917	Untere Extremität
0918 – 0924	Untere Extremität: Gelenke
0925 – 0927	Untere Extremität: Knochen
Kapitel 3: Empfindungen und Beschwerden	
0928 – 1270	Äußere und innere Körperteile im Allgemeinen
1271 – 1320	Drüsen
1321 – 1378	Knochen
1379 – 1807	Haut und Äußeres
Kapitel 4: Schlaf und Träume	
1808 – 1820	Schlaf
1821 – 1839	Schlaf: Lagen im Schlaf
1840 – 1859	Schlaf
1860 – 1905	Träume
Kapitel 5: Fieber	
1906 – 1933	Blutlauf
1934 – 1944	Frost
1945 – 1958	Hitze
1959 – 1963	Kälte
1964 – 1966	Schauder
1967 – 2016	Schweiß
2017 – 2047	Zusammengesetzte Fieber
2048 – 2049	Begleitende Beschwerden
2050 – 2052	Zusammengesetzte Fieber: Begleitende Beschwerden
Kapitel 6: Änderung des Befindens	
2053 – 2062	Verschlimmerung nach der Zeit
2063 – 2227	Verschlimmerung nach Lage und Umständen
2228 – 2337	Schlimmer durch verschiedene Speisen und Getränke
2338 – 2614	Verschlimmerung nach Lage und Umständen
2615 – 3000	Besserung durch Lage und Umstände

OSCAR BOERICKE schrieb ein Repertorium mit eigener Ordnung und Gliederung.

zum „KENT") und von OSCAR BOERICKE (im Anhang des *Handbuchs der Materia Medica* seines Bruders WILLIAM BOERICKE; erschienen 1906 – letzte Auflage 1927 – mit deutlich geringerem Umfang als der „KENT").

Übungen zur Nutzung des eigenen Repertoriums

Das Repertorium ist das wichtigste Handwerkszeug der Homöopathie. Für die praktische Arbeit ist es unersetzbar. Um es sicher, zuverlässig und schnell einsetzen zu können, ist häufiges Üben notwendig. Hier bietet sich die Möglichkeit! Suchen Sie die folgenden Symptome auf:

1. Kind verweigert die Muttermilch
2. Schwindel beim Gehen
3. Gaumenjucken
4. lässt beim Schreiben Buchstaben aus
5. Unruhe vor den Menses
6. in der Linkslage Schlafen ist unmöglich
7. grundloses Weinen
8. Erschrecken bei Berührung
9. Haut der Handflächen schält sich ab
10. Kopfschmerz vor Gewitter
11. Magenschmerz nach Kaffee
12. Schläfen-Kopfschmerz bis zum Scheitel
13. Augenlider hängen herab (Ptose)
14. Alles scheint falsch zu sein (kommt ihm falsch vor)
15. Halsschmerz beim Trinken
16. Zahnschmerz nach Plombieren
17. Entzündung des Nabels
18. Kind lernt langsam (spät) sprechen
19. Lachen im Schlaf
20. Steißbeinprellung
21. Fluor (Ausfluss, Leukorrhoe) während Schwangerschaft
22. Ohrenschmerz beim Husten
23. Tinnitus wie Glockenläuten
24. Durchfall jeden zweiten Tag
25. Augenflimmern vor Kopfschmerzen
26. muss Schnäuzen, ohne Absonderung
27. Mundwinkel sind aufgesprungen, eingerissen
28. rote Zungenspitze
29. Urin tröpfelt nach dem Harnlassen nach
30. Harngrieß
31. Erektionsschwäche
32. Räuspern nach dem Essen
33. Husten beim Einschlafen
34. Herzklopfen nach Ärger
35. Analekzem
36. Fieber mit Frösteln beim Herausstrecken der Hände aus dem Bett
37. Urtikaria durch Kälte
38. Ohnmacht beim Aufstehen vom Bett

Die **Lösungswege** (Kapitel – Rubrik – Unterrubrik) sind am Beispiel des *Repertorium Generale* von BARTHEL und KLUNKER im Anschluss (S. 74) dargestellt.

Lernziele

- Repertorien als Sammlung von Prüfsymptomen sowie toxikologischen und therapeutischen Erfahrungen beschreiben
- die Entwicklung der Repertorien aus den grundlegenden Werken von BÖNNINGHAUSEN und KENT kennen
- den unterschiedlichen Aufbau dieser verschiedenen Repertorien grundlegend kennen
- im eigenen Repertorium gesuchte Symptome zuverlässig finden

Literatur

Barthel, Horst und Klunker, Will: Synthetisches Repertorium, 3 Bände, 3. Auflage. Haug Verlag, Heidelberg 1974

Barthel, Michael und Jost Künzli: Repertorium Generale (s. Literatur im Anhang)

Bönninghausen, Clemens von: Therapeutisches Taschenbuch. Revidierte Ausgabe 2000. Hrsg. von K. H. Gypser. Sonntag, Stuttgart 2000

Eichelberger, Otto: Kent-Praktikum. Haug Verlag, Heidelberg

Keller, Georg von und Jost Künzli: Kents Repertorium (s. Literatur im Anhang)

Kent, James Tyler: Repertory of the Homoeopathic Materia Medica (s. Literatur im Anhang)

Murphy, Robin: Homeopathic Medical Repertory. Hahnemann Academy of North America, Pagosa Springs 1993

Phatak, S. R.: A Concise Repertory of Homoeopathic Medicines, 2nd Ed., Reprint. Jain Publisher, New Delhi 1994

Schroyens, Frederik (Hrsg.): Synthesis (s. Literatur im Anhang)

Winston, Julian: The Faces of Homoeopathy. Great Auk Publishing, Tawa, New Zealand 1999

van Zandvoort, Roger: Complete Repertory (s. Literatur im Anhang)

1. Magen – Abneigungen – Milch – Muttermilch
2. Schwindel – Gehen
3. Mund – Jucken – Gaumen
4. Gemüt – Fehler – Schreiben – lässt Buchstaben aus
5. Gemüt – Ruhelosigkeit – Menses, vor den
6. Schlaf – Lage – Seite – links – unmöglich
7. Gemüt – Weinen – grundlos
8. Gemüt – Auffahren – Berührung (vgl. auch: Gemüt – Erschrickt – Berührung)
9. Extremitäten – Hautausschläge – Hand – Handfläche – abschälend
10. Kopf – Schmerz – Gewitter, vor
11. Magen – Schmerz – Kaffee, nach (vgl. Allgemeines – Nahrungsmittel – Kaffee verschlechtert)
12. Kopf – Schmerz – Schläfen – erstreckt sich – Scheitel, zum
13. Augen – Ptosis (vgl. auch: Augen – Lähmung – Lider)
14. Gemüt – Falsch (vgl. Gemüt – Wahnideen – verändert bzw. fremd)
15. Innerer Hals – Schmerz – Trinken (vgl. Inn. Hals – Schmerz – Schlucken – Flüssigkeiten)
16. Zähne – Schmerz – Plombieren (vgl.... – im plombierten Zahn sowie... – Extraktion)
17. Abdomen – Entzündung – Nabel (vgl.... – Absonderungen sowie... – Hautausschläge)
18. Gemüt – Sprechen – lernt langsam sprechen
19. Gemüt – Lachen – Schlaf
20. Rücken – Verletzungen – Coccyx (vgl.... – Schmerz – Coccyx – Fall, nach einem)
21. Weibliche Genitalien – Leukorrhoe (bzw. Fluor) – Schwangerschaft
22. Ohren – Schmerz – Husten
23. Ohren – Geräusche – Glocken
24. Rektum – Diarrhoe – periodisch – jeden 2. Tag
25. Sehen – Flimmern – Kopfschmerz
26. Nase – Trockenheit – Schnäuzen
27. Gesicht – Risse – Mundwinkel (vgl.... – Hautausschläge – Mundwinkel und... – Wunde – Mundwinkel und... – Ulcera – Mundwinkel)
28. Mund – Farbe – Zunge – Rot – Zungenspitze
29. Blase – Urinieren – Tröpfelnd – Urinieren, nach (vgl. Urethra – Tröpfeln)
30. Urin – Sediment – Grieß
31. Männliche Genitalien – Erektion – fehlend bzw. unvollständig bzw. verzögert
32. Kehlkopf und Trachea – Räuspern – Essen
33. Husten – abends – im Bett – beim Schlafengehen (vgl.... – Schlaf – Schlafengehen und... – Bett)
34. Brust – Herzklopfen – Ärger (vgl.... – Zorn)
35. Rektum – Hautausschlag
36. Fieber – Frösteln – Herausstrecken der Hände
37. Haut – Hautausschläge – Urtikaria – kaltes Bad bzw. kalte Luft
38. Allgemeines – Ohnmacht – Aufstehen – Bett, aus dem

9 Lycopodium

Heinz Möller

Es hat sich unter der Bezeichnung *Essenz* eine willkürliche Verkürzung homöopathischer Inhalte verbreitet, die für **Lycopodium** nach VITHOULKAS schlicht Feigheit lautet. Es greift jedoch zu kurz, jedem vermeintlichen Feigling **Lycopodium** geben zu wollen. Auch wird es nicht immer möglich sein, das Feige aus jeder **Lycopodium**-Anamnese zu destillieren. Um **Lycopodium** vollumfänglich begreifen zu können, ist eine breitere Beschäftigung mit diesem Polychrest (wörtlich: Vielheiler) nicht nur nötig, sondern unvermeidlich.

Die „Essenz" eines Arzneimittels ist die kürzest mögliche Zusammenfassung der wesentlichen Grundzüge und dient der Wiedererinnerung des erlernten Gesamtbildes, nicht einem verkürzten Weg der Verschreibung.

Herkunft, Vorkommen und Phytotherapie

Der Ausgangsstoff entsteht aus den frischen Sporen des Kolbenbärlapp, der immerhin schon 400 Millionen Jahre auf dieser Erde existiert. Der Bärlapp ist bis heute trotz aller Evolution eine der wenigen Pflanzen, die Aluminium in ihren Stoffwechsel einbeziehen können. Diese seltene Spezialisierung auf eines der häufigsten Elemente erklärt, wie der Bärlapp es geschafft hat, über einen so langen Zeitraum erfolgreich zu überleben.

Lycopodium clavatum wird aus Bärlappsporen zubereitet.

Obwohl die meisten Bärlapp-Arten in den Tropen gedeihen, haben in unseren Breiten immerhin sechs verschiedene Arten überlebt. Er ist in den Wäldern, auf der Heide und im Moor bis 2300 m zu Hause, besonders auf sandigem Grund. Meist bildet die Pflanze Polster und Teppiche auf dem Boden aus (Abb. 9–1). Verglichen mit den Schuppen- und Siegelbäumen der Carbonzeit sind sie jedoch ausgesprochen klein. Man findet sie vorzüglich unter Eichen und sagt, dass sie den Blitz bei Gewittern anziehen: „Von der Eiche weiche!"

In einer früheren Erdzeit war der Bärlapp ein großer Baum, heute ist er eine kleine Moospflanze, die einen Bodenteppich bildet.

Der kalte Auszug des Krautes ist eine altbekannte phytotherapeutische Anwendung gegen Erscheinungen der lithämischen Diathese wie Harn- und Nierengrieß, chronische Leberleiden, Hyperurikämie, Gicht und Rheuma.

In der Phytotherapie wird der Pflanzenauszug bei Nierensteinen, Leberleiden, Gicht und Rheuma verwendet.

Viele Homöopathika verdanken ihre spätere Prüfung bereits bekannter phytotherapeutischer Wirksamkeit.

Diese Arzneimittelprüfungen haben alle phytotherapeutischen Indikationen bestätigt. Obwohl diese Anwendung gemeinhin als ungiftig gilt, sind doch bei

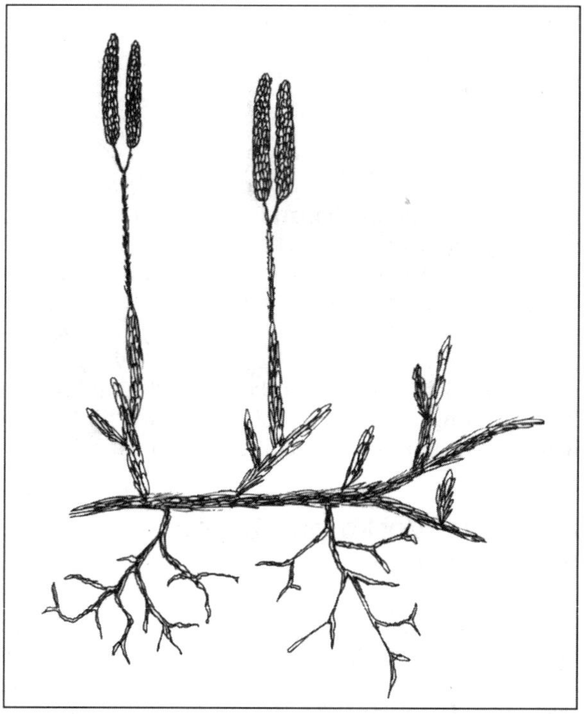

Abb. 9-1: Lycopodium clavatum

längerem hochdosiertem Gebrauch Giftwirkungen, in Einzelfällen bis hin zum Koma, bekannt.

Homöopathie

HAHNEMANN führte Lycopodium mit einer ersten Prüfung in die Homöopathie ein.

Die erste **Lycopodium**-Prüfung wurde von HAHNEMANN selbst mit sieben Prüfern durchgeführt. Er schreibt in den *Chronischen Krankheiten*, Band 4:

„Dieses gilbliche, glatt anzufühlende, staubähnliche Pulver (Stiebe- oder Streu-Pulver, oder Hexen-Mehl genannt) wird in Russlands Wäldern und in Finland aus den Kolben-Aehren des Bärlapp-Kolbenmooses (Lycopodium clavatum), nach Dörren und Ausklopfen der Kolben desselben, zu Ende des Sommers gewonnen.

Bärlappsporen sind medizinisch inert und wurden als pharmazeutischer Hilfsstoff verwendet.

Außer dass es, in eine Lichtflamme gestreut, ein Blitzfeuer erzeugt, diente es bisher zum Bestreuen leicht an einander klebender Pillen und faltiger, wunder Stellen des Körpers, um das schmerzhafte aneinander Reiben derselben zu verhindern. Er schwimmt auf den Flüssigkeiten, ohne sich darin aufzulösen, ist ohne Geschmack und Geruch und in gewöhnlichem rohen Zustande fast ohne arzneiliche Wirkung auf das menschliche Befinden.…

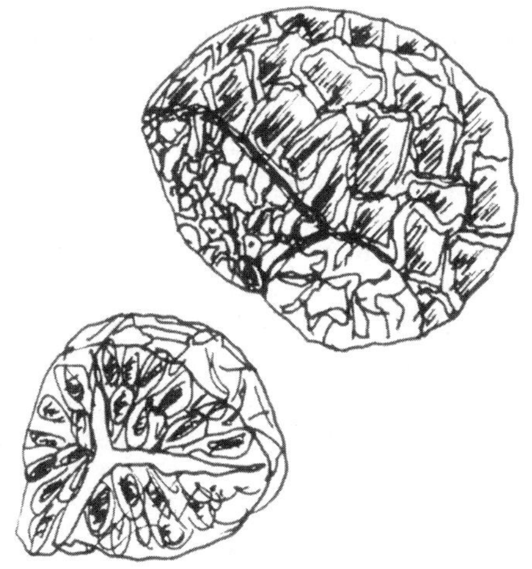

Abb. 9-2: Bärlapp-Sporen

Wenn aber dieser Bärlapp-Staub auf die Art, wie die homöopathische Kunst die rohen Naturstoffe aufschliesst,... behandelt wird, so entsteht eine wundervoll kräftige Arznei...."

Erst die Potenzierung durch Verreibung und Verschüttelung erschließt die Heilkräfte dieser Arznei.

Nota bene! Auch HAHNEMANN selbst hielt das unpotenzierte Pulver für harmlos (Abb. 9–2). Nun erweist sich das homöopathisch aufgeschlossene **Lycopodium** als eine Arznei, die mit **Calcium carbonicum** und **Sulfur** ebenbürtig in eine Reihe gehört, also ein sogenanntes Polychrest, ein „Vielheiler" ist. Besser ausgedrückt, sind uns von einem solchen Arzneimittel Wirkungen auf sämtliche Organsysteme bekannt, es handelt sich also um ein umfassend erforschtes Arzneimittel. Man sollte in der Homöopathie davon ausgehen, dass bei genügender Erforschung in den Arzneimittelprüfungen stets ein universelles Arzneimittelbild entsteht, das weitgehend den gesamten Organismus abdeckt. Für viele Mittel, die nach HAHNEMANN geprüft wurden, gilt das freilich nicht: bei **Origanum majorana** wurde die Prüfung von einem Priester und zwei Nonnen durchgeführt, so dass ein sehr einseitiges Arzneimittelbild entstand (MANGIALAVORI).

Von Lycopodium ist ein umfassendes Arzneimittelbild mit Symptomen sämtlicher Organbereiche bekannt.

Es ist immer schwierig, bei einem „großen Mittel" den Einstieg zu finden. Bei **Calcium carbonicum** (s. Band A) war es das Gefühl von Hilflosigkeit, um das sich das ganze Arzneimittelbild ranken konnte. VITHOULKAS nimmt für **Lycopodium** hierzu den Begriff der Feigheit

Das zentrale Problem des Lycopodium-Patienten sind seine Zweifel, sich den Herausforderungen des Lebens gewachsen zu fühlen.

in Anspruch. Aber diese Bezeichnung ist eine Wertung, die HAHNEMANNS „vorurteilsfreie Beobachtung" (Org.6, § 6) ad absurdum führt. Während bei **Calcium carbonicum** also dieses Gefühl von Hilflosigkeit einer unbekannten Situation (der Geburt) gegenüber entsteht, also alles Neue zu einer Geburt gerät, ist es **bei Lycopodium eher die Frage, ob er dieser konkreten Herausforderung gewachsen ist**. Aus diesem Grund ist Prüfungsangst, wenn auch nicht so ausgeprägt wie bei **Argentum nitricum**, **Gelsemium** und **Medorrhinum**, ein Arzneimittelsymptom. Auch das Erscheinen in der Öffentlichkeit ist wie bei **Silicea** und **Ambra** problematisch, wenn damit eine neue Situation verknüpft ist.

Wenn hier „er" gesagt wird, so berührt dies die Tradition, dass **Lycopodium** für ein männliches Mittel gehalten wird, was aber seit den Tagen der Emanzipation (frau ist gleichberechtigt und damit ebenso zu einer Heldenkarriere fähig) dem Zahn der Zeit zum Opfer gefallen ist. In meiner Praxis halten sich zwischenzeitlich Männer und Frauen bei **Lycopodium** die Waage. Eine Präferenz ist heute nicht mehr feststellbar.

Dem Leben gewachsen sein, heißt vorbewusst, verdauen zu können.

Die Herausforderung als Überschrift für **Lycopodium** beginnt allerdings schon auf vorbewusster Ebene mit der Frage: **„Kann ich das verdauen?"**.

Die Basis jeder Lycopodium-Pathologie ist daher eine gestörte Verdauung.

Meteorismus
Bauchkrämpfe
Säuglingskoliken

Letztere fängt mit der Milch an. Die Umstellung auf Kuh- oder Kunstmilch bewirkt ausgeprägte Verdauungsstörungen in Form von Blähungen, die zu schmerzhaften Krämpfen führen. Es wundert daher nicht, dass **Lycopodium**-Säuglinge – egal ob männlich oder weiblich – als Schreikinder gelten.

Zeitmodalität: < 16 – 20 Uhr

Beschwerden rechtsseitig, Wechsel nach links.

Charakteristisch von der Wiege bis zur Bahre ist die **Verschlechterungszeit zwischen 16 und 20 Uhr** bei den meisten Beschwerden und die **pathologische Stoßrichtung von rechts nach links**, d. h. z. B. die Tonsillitis beginnt rechts und erfasst erst dann die linke Mandel. Es gibt kein weiteres Mittel, das diese Lateralisierung in so ausgeprägter Weise bei den Patienten heilen könnte. Ein typisches Schlüsselsymptom dieser Lateralisierung: der rechte Fuß ist kalt, der linke (noch) warm. Der eindeutige Kontrapunkt dieser Lateralisierung ist **Lachesis**: hier wandert der Prozess von links nach rechts. Wo immer aber eine Krankheitsentwicklung von der rechten Körperseite zur linken wechselt, ist Lycopodium in der Differenzialdiagnose mit dabei.

Entgegengesetzt: **Lachesis**

Dieser Auszug der **Lycopodium**-Symptome aus dem Repertorium, bei denen sich die Pathologie von der rechten Seite zur linken entwickelt, zeigt, dass wir hier oft unser Mittel in dreiwertiger Nennung (Fettdruck) finden.

Lycopodium-Symptome „von rechts nach links“

(3. Grad = Fettdruck; in der zweiten Spalte: Anzahl der Arzneimittel in der Rubrik)

Tabelle 9-1

Kopf Schmerzen Schläfen von rechts nach links	10
Ohr Schmerzen zuerst rechts dann links	6
Nase Schnupfen von rechts nach links	5
Gesicht Erysipel von rechts nach links	5
Gesicht Entzündung der Parotis rechts dann links bei Mumps	**1**
Gesicht Schmerzen von rechts nach links	3
Gesicht Schwellung der Parotis zuerst rechts dann links	**1**
Zähne Zahnschmerzen allgemein rechts nach links	2
Hals Membran rechts erstreckt sich nach links	**3**
Hals Schmerzen Wundheit rechts erstrecken sich nach links	**7**
Bauch Schmerzen allgemein Ausdehnung quer von rechts nach links	**10**
Bauch Schmerzen schneidende Leistenregion rechts Ausdehnung nach links	1
Bauch Schmerzen Leiste Leistenregion zuerst rechts dann links	4
Weibliches Genitale Schmerzen Ovarien von rechts nach links	**3**
Weibliches Genitale Schmerzen wie Wehen erstrecken sich von rechts nach links	1
Auswurf geschieht leichter nach Drehen von der linken zur rechten Seite	8
Gliederschmerzen zuerst rechts dann links	**5**
Gliederschmerzen rheumatisch erst rechts dann links	**1**
Gliederschmerzen rechte Schulter dann linke	8
Haut Erysipel von rechts nach links	5
Allgemeines zuerst rechte dann linke Seite	**40**
Allgemeines Seiten über Kreuz linke untere und rechte obere Seite	85

Repertoriums-Rubrik „Allgemeines – Seiten – von rechts nach links“

(36 Mittel, KENT ***Repertory*** und ***Synthetisches Repertorium*** von BARTHEL und KLUNKER)

Tabelle 9-2

acet-ac. acon. am-c. ambr. anac. *apis* ars. ars-met. aspar. bar-c. bell. benz-ac. bry. calc-p. canth. *caust.* chel. cupr. lil-t. **lyc.** merc-j-f. mez. ox-ac. *phos.* ptel. rheum rumx. **sabad.** sang. saroth. spong. sul-ac. sulph. syph. thiop. *verat.*

Fassen wir also vorläufig das Essenzielle zusammen:

- *Das Leben wird als Herausforderung gesehen, der man/frau lieber aus dem Wege ginge aus Angst, ihr nicht gewachsen zu sein (Feigheit),*
- *die ausgeprägte Verdauungsstörung mit Blähungen,*
- *die Verschlimmerungszeit am späten Nachmittag von 16–20 Uhr,*
- *die Lateralität auf der rechten Seite, von dort Übergreifen nach links.*

Kristallisationskern von **Lycopodium**: Angst vor Herausforderungen, aufgebläht sein, < nachmittags, Rechtsseitigkeit >→ links.

Hat man einen solchen Kristallisationskern eines Arzneimittels, so muss sich zwanglos das restliche Bild um diese Symptome entwickeln lassen.

Prüfungsangst

Überheblichkeit bei geringem Selbstbewusstsein

GOETHE: „trockener Schleicher"

Das Leben als eine Herausforderung zu begreifen, bedeutet, dass jede Prüfungssituation problematisch erlebt wird: daher finden wir **Lycopodium** unter den Mitteln der Rubrik „Beschwerden durch Erwartung". In der Tat sind Prüfungen sehr problematisch, bis sie stattfinden. Gelingt es dem Prüfling, seinen Faden zu finden, so wird er meist glänzend bestehen. In dem Moment, da der **Lycopodium**-Patient weiß, dass er es schaffen kann, wird er auch bestehen. Was Schwierigkeiten macht, ist nicht die Tatsache der Prüfung, sondern der **Zweifel am eigenen Können** vor der Prüfung. Sind diese Zweifel durch Routine oder Amtsgewalt überwunden, so erwachsen aus dieser Überwindung **Hochmut und Arroganz**. Warum finden wir in der Jurisprudenz und im Beamtentum relativ viele **Lycopodium**-Patienten? Der gesetzliche Rahmen überbrückt quasi als Korsett die Schwachstelle des mangelnden Selbstbewusstseins. Es versteht sich von selbst, dass wir **Lycopodium**-Patienten weder bei den Arbeitern noch bei den Unternehmern überzufällig häufig vorfinden. Eine treffende Darstellung finden wir auch in GOETHES Faust in der Figur des *Wagner*, dort als „der trockene Schleicher" bezeichnet. In der Tat ist Trockenheit ein Zustand des Körpers, aber auch der Seele. Die gern geübte Akribie, die Genauigkeit im Kleinen, führt zur langsamen Bewegung.

Minderwertigkeitsgefühle, Blähungen, Krämpfe.

Leistenhernie rechts

Dicker Bauch, dünne Extremitäten

Häufige Infekte der Atemwege

Letztendlich sind all diese Selbstzweifel eine unbewusste Erinnerung an die frühkindlichen Verdauungsstörungen. Damals lösten die dafür verantwortlichen Blähungen **Darmkrämpfe** aus, weil sie nicht abgingen. Der arme „Wurm" wird oft in den Armen einer verzweifelten Mutter, die tagsüber kaum mehr zur Ruhe kommt, in die Praxis getragen. Schon bei der Geburt können diese Kinder durch einen Leistenbruch, vorzüglich rechts, auffallen. Nach der allfälligen Operation kommt es auch zum Rezidiv auf der linken Seite. Wegen der schlechten Verdauung neigen diese Kinder zur Dystrophie. Fettansatz, wie bei **Calcium carbonicum**, kommt in diesem Alter nicht vor. Selbst wenn der Froschbauch den Änderungsschneider auf den Plan ruft, bleiben doch die Schultern meist schmächtig. In diesem Bauch befindet sich immens viel Gas, was sich jederzeit durch tympanitischen Klopfschall bestätigen lässt. Die schlechte Verdauung lässt auch die Abwehr darben, was sich in rezidivierenden Atemwegsinfekten bis hin zur chronischen Pneumonie (Rubrik: „vernachlässigte Pneumonie") ausdrückt.

In der Pubertät: Kontaktstörungen

Die Pubertät bringt die Begegnung mit dem anderen Geschlecht, was wegen der fehlenden Attraktivität die-

Typische Lycopodium-Symptome bei Kindern

(3. Grad = Fettdruck; in der zweiten Spalte: Anzahl der Arzneimittel in der Rubrik)

Tabelle 9-3

Gemüt Kind ist mürrisch stößt und schimpft beim Erwachen	2
Gemüt Reizbarkeit bei Kindern	32
Gemüt Schwermut Traurigkeit geistige Depression bei Kindern	10
Gemüt **Schreien bei Kindern**	37
Gemüt schlägt bei Kindern	6
Gemüt Trägheit Schwerfälligkeit Denken und Verstehen fällt schwer bei Kindern	24
Gemüt Unfähigkeit zu spielen bei Kindern	8
Gemüt Weinen wegen den geringsten Sorgen bei Kindern	4
Augen Entzündung bei Kindern	33
Nase Juckreiz das Kind muss aus dem Schlaf auffahren und andauernd reiben	1
Nase verstopft bei Kindern Säuglinge	5
Nase **Schnauben Schniefen bei neugeborenen Kindern**	8
Mund Kinder stecken Finger in den Mund	10
Bauch Auftreibung Blähbauch bei Kindern	9
Bauch Hernie Leiste bei Kindern	9
Bauch Hernie Leiste bei Kindern rechts	2
Rektum Mastdarm Verstopfung bei Kindern	38
Rektum Mastdarm Diarrhoe Durchfall bei Kindern	95
Blase **Harnverhaltung bei Neugeborenen**	13
Blase häufiger Harndrang das Kind schreit bevor der Urin abgeht	7
Blase Harndrang ohne Erfolg bei Kindern	5
Blase schmerzhafter Harndrang das Kind weint schreit	6
Blase erschwerte Urinentleerung Dysurie das Kind weint schreit vor dem Urinieren	5
Weibliches Genitale verspätete Menarche	60
Husten chronischer trockener Husten bei Jungen vor der Pubertät	1
Husten trocken bei abgemagerten Jungen	1
Atmung Atemnot bei Kindern	6
Brustraum Entzündung der Lungen bei Kindern	14
Haut Verfärbung gelb bei neugeborenen Kindern Ikterus neonatorum	36
Haut wird wund bei einem Kind	17
Allgemeines Konvulsionen Krämpfe bei Kindern	83
Allgemeines Abmagerung Auszehrung bei Kindern Pädatrophie	73
Allgemeines bei Müttern durch Stillen der Kinder	61
Allgemeines Schwäche bei Kindern	22
Allgemeines Nägelkauen bei Kindern	28

ser schmalbrüstigen Jünglinge meist mit Liebeskummer endet, der sich bis in konsumierende Erkrankungen wie die Tuberkulose steigern kann. Eine andere Fährte in der Krankheitsentwicklung stellen Beschwerden im Urogenitalbereich wie Harnverhaltung bei Neugeborenen dar. Schon früh können Nieren- und Harnleitersteine entstehen, meist sind sie jedoch die Domäne des erwachsenen Patienten.
Hat der **Lycopodium**-Patient alle seine „Prüfungen" bestanden, so entsteht ähnlich wie bei **Calcarea**-

Nierengrieß und -steine

Mangelnde Anerkennung führt zu Zorn und Rachegelüsten, Dogmatismus und Rechthaberei.

Patienten, die (Über-)Kompensation der Schwachstellen. An die körperlichen Verdauungsstörungen gewöhnt, wird jetzt an Geringschätzung und Demütigung laboriert. Die Antwort ist Zorn, Machtmissbrauch und vielleicht auch Rache mit der „Härte des Gesetzes". Law-and-Order-Positionen verfangen leicht im Denken dieser Patienten. Diese Positionen sind aber umso differenzierter, je mehr sich der Patient selbst mit Gesetzen befasst. Solche Entwicklungen sind zwar nicht banal, aber auch nicht unüblich. Gerade hinter anscheinend sehr selbstsicheren Patienten kann sich **Lycopodium** verbergen. Vor allem bei der Arzthelferin können sie sich schnell mit ihrem rechthaberischen Gebaren Respekt bis hin zur Unbeliebtheit verschaffen, während sie im Sprechzimmer beim Arzt oft regelrecht „brav", bisweilen submissiv wirken. Dieses Verhalten entstammt dem ausgeprägten Hierarchiedenken dieser Patienten, ein weiterer Grund für die Zugehörigkeit zur Beamtenschaft. Im Bewusstsein ihrer Macht kraft Amtes oder eines Gesetzes dulden sie genau so wenig Widerspruch, wie sie selbst anscheinend mutig zum Widerspruch neigen. Das Führen von Prozessen im Namen des (vermeintlichen) Rechtes ist ihnen vertraut. Dieses Schicksal kann auch den behandelnden Arzt ereilen. Solange hinter dem Patienten das „Recht" steht, bleibt alles kontrollierbar. Dass das Recht dabei auch auf die Kleinigkeiten des Verfahrens abhebt, die einen ganzen Prozess zu Fall bringen können, kommt dem Charakterzug der Pedanterie beim **Lycopodium**-Patienten sehr entgegen. In der Pflege des Details ruht das Pflichtbewusstsein des Patienten. In diesem Umstand begründet sich auch die Idee einer Pflichtverletzung. Viele seiner Erfolge verdankt er schließlich seiner Detailkenntnis. Aber alle Detailkenntnis ist ohne Relevanz im ungeregelten, rechtsfreien Alltag.

Nach oben buckeln, nach unten treten.

Tendenz zum Querulantentum

Pflichtgefühl

Genaue Kenntnis von Regularien, unsicher im ungeregelten Raum.

Sind für den Mann die Frauen mit ihren Gefühlen schon ein Rätsel, so sind Kinder kaum noch in dieser Gedankenwelt unterzubringen. Und für die Frau mit einer traditionellen Hierarchievorstellung kommt die rechtliche Gleichstellung gerade recht. Nicht alles, was unter der Gürtellinie sich abspielt, ist justiziabel, aber es hinterlässt oft einen bleibenden Eindruck, auch wenn es zunächst in einer Deponie abgelagert wird.

Herzliche persönliche Beziehungen fallen schwer.

Das Pflichtgefühl ersetzt oft die mangelnde Bindungsfähigkeit.

Typische Organerscheinungen im Erwachsenenalter sind neben der altbekannten Verdauungsproblematik Nieren- und Gallenkolik, aber auch venöse Stase in anderen Organen, die sich Lycopodium-treu auf der rechten Seite zuerst entwickeln. Am Ende dieser Lebenszeit werden dann Störungen des Gedächtnisses deutlich. Gewisse intellektuelle Besonderheiten wie das Verwechseln von Worten oder Vertauschen von Buchstaben oder Silben können viel früher schon

Blähungen, Koliken, venöse Stauung.

Gedächtnisschwäche, Fehler beim Schreiben.

Systematisches Arzneimittelbild von Lycopodium

Tabelle 9-4

GEIST, GEMÜT und ZNS:
„Herrschsüchtiger Tyrann", kann keinen Widerspruch ertragen; Abneigung, Neues zu unternehmen; Neigung zum Streiten, toleriert keine andere Meinung; Höflichkeit gegenüber Unbekannten; gierig, geizig, boshaft. Angst, allein gelassen zu werden; reizbar und mürrisch morgens beim Erwachen; traurig und melancholisch, weint den ganzen Tag; Weinen, wenn ihm gedankt wird; leicht erzürnt, schlägt und schreit. Scharfer Intellekt; Defizite mit Wortfindungsstörungen, vertauscht Buchstaben, macht Fehler beim Sprechen: verwechselt rechts mit links, Birnen mit Pflaumen etc. Buchstabieren gelingt nicht.
LEIB:
Neigung zu dickem Bauch, voll von Gas; Kleiderdruck am Bauch unerträglich, muss den Gürtel lösen; sieht älter aus, als er ist (auch bei Säuglingen); ein Fuß heiß, der andere kalt; Körper wirkt schwächlich, Leiden entwickeln sich langsam, rechtsseitige Krankheitslokalisation an Hals, Brust, Bauch und Ovarien.
HERZ:
Herzklopfen nach dem Essen, auch nachts, kann nicht links liegen.
ATMUNG:
Schnupfen mit verstopfter Nase (Nasenpolypen), Schniefen, schon bei Säuglingen. Nasenflügelatmen bei Bronchitis und Pneumonie. Hochgradige Infektanfälligkeit (Ausfall der Heizung!), die Brust erscheint voller rasselndem Schleim. Husten, der sich bei Abwärtsbewegung verschlechtert. Auswurf grau, dick, blutig, eitrig, von salzigem Geschmack. Trockenheit des Halses, Halsschmerz besser durch warme Getränke.
VERDAUUNG:
Dyspepsie von allen Mehl- und Süßspeisen. Heißhunger, aber schnell satt. Chronischer Blähbauch mit Koliken, besonders rechts, die geringste Nahrungsaufnahme verursacht Völle. Rumpeln im Bauch. Erwacht hungrig. Hepatitis. Durchfall und Verstopfung kommen vor. Neigung zu Hernien, besonders Leistenhernien, ganz besonders rechts. Sichere Besserung durch warme Getränke und Nahrung.
UROGENITAL:
Nierengrieß. Rückenschmerz vor der Miktion. Muss pressen, bevor der Harnfluss in Gang kommt. Bei Männern: Impotenz, vorzeitiger Samenerguss und Prostatitis. Kondylome im Genitalbereich. Bei Frauen: trockene Vagina, schmerzhafter Koitus und besondere Anfälligkeit des rechten Ovars. Scharfer Fluor mit vaginalem Brennen. Menses eher verspätet und langwierig.
BEWEGUNG:
bessert grundsätzlich, obwohl sie nicht gern geübt wird. Ein Fuß ist kalt, der andere heiß. Schmerzhafte Schwielen an der Fußsohle. Ischias, besonders rechts. Waden- und Zehenkrämpfe nachts im Bett.

Systematisches Arzneimittelbild von Lycopodium (Fortsetzung)

Tabelle 9-4

HAUT:
Neigung zur Trockenheit. Ulzera. Rissige Ausschläge. Akne. Vorzeitige Degeneration. Vorzeitiges Ergrauen der Haare.
TEMPERATUR:
Kälteempfindlichkeit, dennoch Verschlechterung durch geheizte Zimmer.

bekannt sein. Die Rechtschreibung kann schon im Schulalter eine Konsultationsursache sein.

Modalitäten:

> durch Bewegung, Bettwärme, Frischluft, Lockern der Kleidung

Verlangen nach warmen Speisen und Getränken sowie Süßigkeiten

< 16–20 Uhr, Kälte, Heizungsluft, Essen, besonders auch von Süßigkeiten

Liegen nun, wie beschrieben, wesentliche Indikationen für die Verordnung von **Lycopodium** vor, so müssen noch einige **Modalitäten** überprüft werden. Allgemein **bessert** Bewegung, obwohl die Patienten darauf nicht erpicht sind, Bettwärme oder frische Luft, das Lockern der Kleider sowie das Entblößen des Kopfes. Außerdem ist diesen Patienten der Werbeslogan: „Etwas Warmes braucht der Mensch“ (zum Essen und Trinken) ein bekannter Erfahrungsschatz. Dagegen besteht neben der bereits erwähnten **Verschlechterung** am Nachmittag zwischen 16 und 20 Uhr auch Aggravation durch Kälte und Heizung, nach dem Essen, durch Urinieren und Einhüllen des Kopfes (Gegenteil: **Silicea**). Eine besondere Eigenart und Paradoxie stellt ein ausgeprägtes Verlangen nach Süßigkeiten dar, die aber nicht vertragen werden.

Impotenz in der Ehe

Falls es gelingt, die Sexualität in die Anamnese einzubeziehen, so finden wir Impotenz gegenüber der eigenen Ehefrau, die aber gegenüber einer Prostituierten oft verschwindet. Dieses eigentümliche Symptom hat mit der **Lycopodium**-typischen Abneigung gegen persönliche Verantwortung (VITHOULKAS: Feigheit) zu tun, die im sachlichen Bereich durch ein ausgeprägtes Pflichtgefühl kontrastiert wird. Oft scheint es, dass die Patienten in entscheidenden Fragen des Daseins überfordert sind, während sie mit den Kleinigkeiten des Lebens so gewissenhaft umgehen, als gäbe es nichts Wichtigeres.

In Kleinigkeiten gewissenhaft, in großen Bezügen überfordert.

1. Fallbeispiel: Die „drohende“ Geburt eines Kindes

46-jähriger Patient

zwiespältige Haltung zur Schwangerschaft der Partnerin

Der Patient ist Psychiater und Analytiker, Jahrgang 1948, lebt seit acht Jahren in einer, wie er es nennt, „konflikthaften“ Beziehung zu einer Kollegin, die er, nachdem diese 4/1994 von ihm schwanger wird,

7/1994 heiratet. Er kommt zu mir 11/1994, er beklagt Durchschlafstörungen mit spontanem Erwachen zwischen 2 und 3 Uhr nachts, Zukunftsängste, ja sogar Suizidgedanken, die ihm in der Höhe kämen. Seine Prinzipien seien verletzt, er grüble viel, versuche sich zu zerstreuen, was aber nicht gelinge. Eine Behandlung mit Psychopharmaka lehne er ab, er könne zwar alle Symptome einer analytischen Deutung zuführen, aber das helfe ihm wenig. Auch in die von ihm sehr geschätzte Zen-Meditation komme er nicht mehr rein.

Erwachen nach 2 Uhr
Angst vor der Zukunft
Selbstmordgedanken

In der Vorgeschichte steht nur eine Tonsillektomie mit Nasenseptumkorrektur 1975, was aber auf die seit der Kindheit im Frühjahr und Herbst auftretenden Bronchitiden ohne Auswirkung geblieben war. Außerdem sei seit Jahren eine unfallbedingte Arthrose im linken Großzeh bekannt.

rezidivierende Bronchitis im Frühjahr und Herbst

Da der Patient sich immer wieder unter Diät stellt, gibt es kaum Ernährungsbesonderheiten. Allerdings verträgt er Buttermilch nicht, die er umgehend erbricht, auch wenn sie im derzeitigen Diätregime einen hohen Stellenwert besäße. Auch eine gewisse Fettunverträglichkeit habe er bemerkt. Durstgefühl besteht höchstens abends.

Ø → Buttermilch, Fett

Feuchte Kälte verschlechtert sein Befinden und löst auch die Bronchitiden aus. Miktionsstörungen bestünden zwar nicht, aber die Zeugung des Kindes habe ihn impotent gemacht. Mit der Defäkation hatte er nur bei der Bundeswehr Probleme, dort sei er wegen dem erniedrigend empfundenen Umgang mit seiner Person dauernd verstopft gewesen. Er sei überhaupt sehr sensibel für alle sinnlichen Eindrücke.

< feuchte Kälte

Impotenz seit der Schwangerschaft der Partnerin

Beschwerden durch Geringschätzung

Während des Anamnesegespräches sucht er wenig Blickkontakt, er neigt den Kopf fast andauernd nach links, als befände sich auf der rechten Seite ein Hindernis. Meine Fragen und Antworten wiederholt er wörtlich. Am linken äußeren Augenwinkel ist ein braunes Muttermal sichtbar.

Linksseitneigung des Kopfes

Auf die Frage, wie er seine Frau kennengelernt habe, antwortet er: „Ich bin das Opfer einer Damenwahl, im Umgang mit Frauen bin ich eher unsicher, ich war immer kontaktscheu.“

Kontaktschwierigkeiten

Analyse

Die Repertorisation liefert die gewünschte Durchgängigkeit für ein einziges Arzneimittel. Für die Hauptwahl von **Lycopodium** sprechen aber auch noch weitere Symptome:

- Gemüt – diktatorisch: lyc. 2-wertig
- sexuelles Verlangen vermindert: lyc. 3-wertig
- sexuelles Verlangen fehlt: lyc. 2-wertig

Wahlanzeigende Symptome:
- diktatorisch
- verminderte Libido

Fall 1 – Symptome und ihre Rubriken – Konsultation am 5. 11. 1994

(kleinschreibung = 1. Grad; Erster Buchstabe Groß = 2. Grad; GROSSBUCHSTABEN = 3. Grad)

Tabelle 9-5

Nr.	Rubrik	Arzneimittel
Leit-symptom	**Gemüt – Entfremdet – flüchtet vor ihren eigenen Kindern**	(1:) lyc.
1	**Gemüt – Empfindlich gegen geistige Eindrücke**	(27:) Am-c. ars. ars-i. Aur. aur-ar. bar-c. calc. calc-ar. cast. chin. dig. Graph. hep. iod. Lyc. mag-c. nat-ar. Nat-c. Nit-ac. nux-v. Phos. Sep. sil. thuj. Zinc. zinc-ar. zinc-i.
2	**Gemüt – Theoretisieren**	(17:) ang. apis arg-n. ars. Aur. aur-ar. CANN-I. Chin. Coff. lach. lyc. op. puls. Sel. Sep. sil. Sulf.
3	**Schlaf – Erwachen – nachts 2h**	(20:) arist-cl. Bapt. Benz-ac. Caust. ferr. graph. KALI-C. lach. lyc. mez. nat-s. NIT-AC. phys. PTEL. Rat. rumx. sars. staph. stront. stront-n.
4	**Gemüt – Schüchternheit**	(116:) Acon. aloe. Alum. Alum-n. alum-p. alum-sil. ambr. am-c. am-caust. Am-m. anac. ang. arg-n. arn. Ars. ars-i. ars-s-f. Aur. aur-ar. aur-i. aur-m. aur-s. BAR-C. bar-i. bar-m. bell. Bor. bry. CALC. calc-ar. CALC-S. calc-sil. canth. carb-an. Carbn-s. Carb-v. carc. Caust. Chin. chin-ar. Coca cocc. coff. Con. cortico. croc. Crot-h. Cupr. cupr-ar. cupr-m. cupr-s. daph. dat-m. GELS. Graph. hyos. Ign. iod. ip. Kali-ar. kali-bi. kali-br. KALI-C. kali-n. Kali-p. Kali-s. Kali-sil. karl. laur. lil-t. LYC. mag-c. manc. meli. Merc. mur-ac. naja Nat-ar. NAT-C. Nat-m. nat-p. nat-s. nit-ac. Nux-v. op. PETR. PHOS. plat. plat-m. plat-m-n. PLB. plb-ar. plb-i. plb-n. PULS. ran-b. Rhus-t. sec. SEP. SIL. spig. Spong. staph. Stram. sul-ac. SULF. sul-i. tab. verat. verb. zinc. zinc-ar. zinc-i. zinc-m. zinc-p. zinc-s.
5	**Gemüt – Feigheit**	(91:) Acon. agar. agn. alco. alum. alum-sil. anac. ang. ant-t. arg-n. aur. aur-m. aur-s. BAR-C. bar-i. bar-m. bar-s. bell. Bry. calc. calc-s. Calc-sil. camph. canth. carb-an. carb-v. caust. cham. Chin. chin-b. cocc. coloc. con. cupr. cupr-m. cupr-s. dig. dros. GELS. graph. hydr-ac. ign. iod. ip. kali-c. kali-n. kali-p. kali-sil. laur. led. LYC. merc. mur-ac. nat-ace. nat-m. Nux-m. nux-v. olnd. OP. ph-ac. phos. plat. plat-m. plat-m-n. plb. plb-i. plb-p. Puls. Ran-b. rhus-t. ruta sabin. sec. sep. Sil. spig. stann. stann-i. stann-m. staph. Stram. sul-ac. sulf. sul-i. tab. ther. thuj. Verat. verb. viol-t. visc.
6	**Gemüt – Fantasien – lebhaft**	(32:) acon. alco. bell. Cann-i. cann-s. carb-an. cham. coff. croc. cycl. dig. hell. hyos. ign. kali-br. LACH. lact. Lyc. meph. morph. naja nat-m. nux-v. op. phos. pic-ac. puls. STRAM. valer. zinc. zinc-pic. zinc-val.

Fall 1 – Symptome und ihre Rubriken – Konsultation am 5. 11. 1994 (Fortsetzung)

Tabelle 9-5

Nr.	Rubrik	Arzneimittel
7	**Gemüt – Fantasien – lasziv**	(42:) Ambr. am-c. anac. arund. aur. aur-m-n. bell. Calad. Calc. camph. Canth. carb-v. Chin. cod. Con. cop. dig. Graph. hipp. ign. Kali-br. Lach. lil-t. Lyc. lyss. nat-c. Nat-m. Nuph. Op. Orig. sang. Sel. sep. Sil. sin-n. stram. tarent. thuj. Ust. verb. yuc. Zinc.
8	**Gemüt – Fantasien – übertrieben, hochfliegend**	(125:) Absin. Acon. Agar. agn. alum. alum-sil. Ambr. Am-c. Anac. Ang. ant-c. apoc. arg-n. arn. Ars. Asaf. aur. aur-ar. aur-m. aur-s. bar-c. BELL. Bry. bufo bufo-s. calc. calc-ar. calc-sil. camph. CANN-I. cann-s. Canth. Carbn-s. carb-v. caust. Cham. chel. Chin. chin-ar. Cic. coca cocc. Coff. coff-t. con. convo-d. croc. Crot-c. cupr. cupr-ar. cupr-m. cycl. dig. elaps euphr. fl-ac. Graph. hell. hep. HYOS. ign. iod. kali-ar. kali-c. kali-p. Lac-c. LACH. lact. led. lil-t. Lyc. mag-m. meph. Merc. merc-c. mosch. mur-ac. naja nit-ac. Nux-m. nux-v. olnd. Op. ox-ac. Petr. ph-ac. Phos. pic-ac. pip-m. plan. Plat. plat-m. Plb. plb-ar. plb-i. plb-n. plb-p. psor. puls. sabad. samb. Sec. seneg. sep. Sil. spong. stann. stann-i. stann-m. staph. STRAM. Sulf. thuj. valer. verat. verb. viol-o. Zinc. zinc-ar. zinc-i. zinc-m. zinc-p. zinc-pic. zinc-val. ziz.
9	**Gemüt – Wahnideen – Unrecht begangen, er habe**	(17:) Ars. Aur. aur-ar. cocc. cycl. dig. digin. Hell. hyos. Ign. lyc. merc. nat-ar. puls. sil. sulf. thuj.
10	**Gemüt – Weinen – um die Zukunft**	(1:) lyc.
11	**Gemüt – Wahnidee – er sei glücklos**	(9:) bry. caust. Chin. cub. hura ip. lyc. sep. verat.

Diese Verordnung war also durch eine überwältigende Datensammlung einfach und klassisch, es wurde **Lycopodium** XM, 5 Globuli einmalig, gegeben.

Katamnese

Es kam am 3. Tag zu Kopfschmerzen, danach zu einer „Besserung auf allen Ebenen“ bis zum 14. 12. 1994. Darauf Rückruf, dass er nicht erkrankt sei, obwohl die Heizung ausgefallen ist. Zitat: „Ich habe derzeit eine Ritterrüstung gegen alle Infekte, die irgendwelche Leute mit in die Analyse bringen.“ Auf das Kind könne er sich nun freuen, die Potenz sei wiedererlangt.
Was den Kollegen betrifft, klappte die Homöotherapie also schnell, sicher und angenehm, getreu der Vorgabe

geringe Erstreaktion, dann umfassende Besserung

Ergebnis der Computer-Repertorisation Fall 1

Tabelle 9-6

Symptom-Nr.	1	2	3	4	5	6	7	8	9	10	11	Summe der Grade / Summe der Symptome
aur	2	2		2	1		1	1	2			11/7
chin	1	2	2	2		2	2				2	13/7
dig	1				1	1	1	1	1			6/6
graph	2		1	2	1		2	2				10/6
lyc	**2**	**1**	**1**	**3**	**3**	**2**	**2**	**2**	**1**	**1**	**1**	**19/11**
puls		1		4	2	1		1	1			10/6
sep	2	2		3	1		1	1				11/7
sil	1	1		4	2		2	2	1			13/7

von Samuel Hahnemann in § 2 des *Organon*. Das Kind konnte nun also kommen. Es kam am 2. 1. 1995 tot auf die Welt, es war intrauterin seit Tagen tot gewesen. Dieses absolut tragische Geschehen nach einer gelungenen Therapie darf nicht unterschlagen werden, weil hierdurch ein beachtliches Rückfallrisiko entstand, das sich aber nicht realisierte.

Kommentar

wenige körperliche Symptome

Die körperliche Symptomatik kommt in diesem Fall etwas kurz, aber man darf in einen Fall nichts hinein interpretieren und muss sich an die Fakten halten. Sicher ist nur die Impotenz und die Neigung des Kopfes nach links. Das erfragte Verlangen nach süß war mir nicht deutlich genug, als dass ich es in die Repertorisation hätte einbeziehen wollen. Wir haben also eine psychoneurotisch definierte Impotenz. Die krankheitsauslösenden Faktoren finden sich in der Fantasie des Patienten (vgl. hierzu Org.6, §§ 5–7), also in seinen falschen Vorstellungen von der Wirklichkeit. Eine Geisteskrankheit, d. h. eine Identifikation mit den „Wahnideen", liegt aber nicht vor, so dass sich die dafür geltende besondere Behandlung (Org.6, §§ 214ff) erübrigt. Dem zufolge waren also die geistigen Symptome in der Repertorisation die wichtigen. Die Krankheit war die Impotenz, eine körperliche Funktionsstörung. Die Auslösung liegt im mentalen Bereich. Aber eine Rubrik, die nur ein Mittel enthält, kann nicht allein zur Verordnung führen, sondern allenfalls zur Bestätigung. Die körperlichen Beschwerden konnten als Begleitsymptome – so allgemein oder schwach, wie sie nun waren

verzerrte Wahrnehmung der Realität

„... bei homöopathischer Wahl eines Heilmittels [gibt] der Gemüthszustand des Kranken oft am meisten den Ausschlag ..." (Org.6, § 211)

– ebenfalls nur zur Bestätigung dienen. Wer diese Rubriken nachschaut, findet **Lycopodium**. Allerdings müsste für die Neigung des Kopfes der Begriff *Schiefhals* bemüht werden. Hier werden Begriffe schon bedenklich gedehnt.

Ich habe diesen Fall gewählt, weil die Psychodynamik der Pathologie nicht nur typisch, sondern **prototypisch** ist. Meist erfahren wir in den fortgeschrittenen Fällen (mit Organsymptomatik) nichts von diesen Zusammenhängen, haben dafür aber ein typisches somatisches Symptomenpanoptikum. Es ist für mich eine elementare Erfahrung, die ich hiermit auch weitergeben möchte, dass sich in diesem Fall lückenlos die Entwicklung der **Lycopodium**-Pathologie darstellt, ohne dass es schwerwiegende organische Komplikationen gibt. Dafür hat sich der Fall nicht lange genug entwickelt, auch Unterdrückungen mit ihren Folgen fehlen. Der Patient berichtet mit dem für einen Analytiker typischen Introspektionsvermögen. Das ist eine Rarität von unschätzbarem Wert; denn sie bestätigt, was bisher eher durch Abstraktion angenommen wurde. Die wahren Zusammenhänge der pathologischen Dynamik finden wir auch in der Homöopathie nur selten. Die Urteilskraft des Patienten reicht hierzu eher nicht aus. Meist sind wir beim Binden des geistigen Bandes auf unsere eigene Urteilskraft angewiesen.

Nimmt man wahllos Symptome zur Repertorisation, so erscheint wegen der guten Datenlage meist ein Polychrest an der Spitze. Deshalb steht bei mir **vor der Verordnung eines Polychrestes wie Lycopodium immer die Frage, was nicht zur Verordnung passt**. Hier ist jeder aufgefordert, sich eine Alternativlösung mit derselben Rückfrage vorzustellen. Nehmen Sie **Aurum** oder **Silicea**, die in der Repertorisation folgen! Der **Aurum**- oder **Silicea**-Patient wird nie formulieren, dass sein Nachwuchs ihn impotent macht. Beide stellen sich der Verantwortung, **Aurum** kontraphobisch, **Silicea** vielleicht auch mit Bangigkeit, aber unter Hinnahme des Faktischen.

Am Anfang einer pathologischen Entwicklung stehen psychische Besonderheiten und funktionelle Störungen.
Körperliche Symptome sind zunächst spärlich, Organveränderungen treten spät auf.

Das Erfassen der intrapsychischen Dynamik kann direkt auf das angezeigte Arzneimittel verweisen.

Gut bekannte homöopathische Arzneien (Polychreste) erscheinen bei der klassischen Repertorisation nach KENT überzufällig häufig in den vorderen Rängen. Ein Auszählen der Nennungen und Wertigkeiten ist daher nie ausreichend; die Mittel müssen differenzialdiagnostisch gegeneinander abgegrenzt werden.

- Schwindel - morgens nach dem Aufstehen, nach Diarrhoe
- Kopf nach rechts gezogen
- Haar ergraut früh
- Längsfalten zwischen den Augenbrauen, Stirnrunzeln
- wie Federn vor den Augen
- Geschwüre der Lider, Risse in den Canthi
- Ausschläge hinter den Ohren
- grauer Schnupfen, Schniefen
- Nasolabialfalten
- Mund offen
- Husten beim Einschlafen, Auswurf grau
- Schmerzen rechter Oberbauch
- Blubbern, Glucksen, aufgeblähter Bauch
- Lockern der Kleidung bessert
- Leistenbruch rechts
- m: Erektion fehlend, Ejakulation zu schnell
- w: Fluor in einem Schwall
- Gichtknoten der Fingergelenke
- rechter Fuß kalt
- linker Fuß warm
- Hühneraugen
- Schwellung der Fußsohlen
- Beschwerden der rechten Seite
- Verschlimmerung von 4-8 und 16-20 Uhr

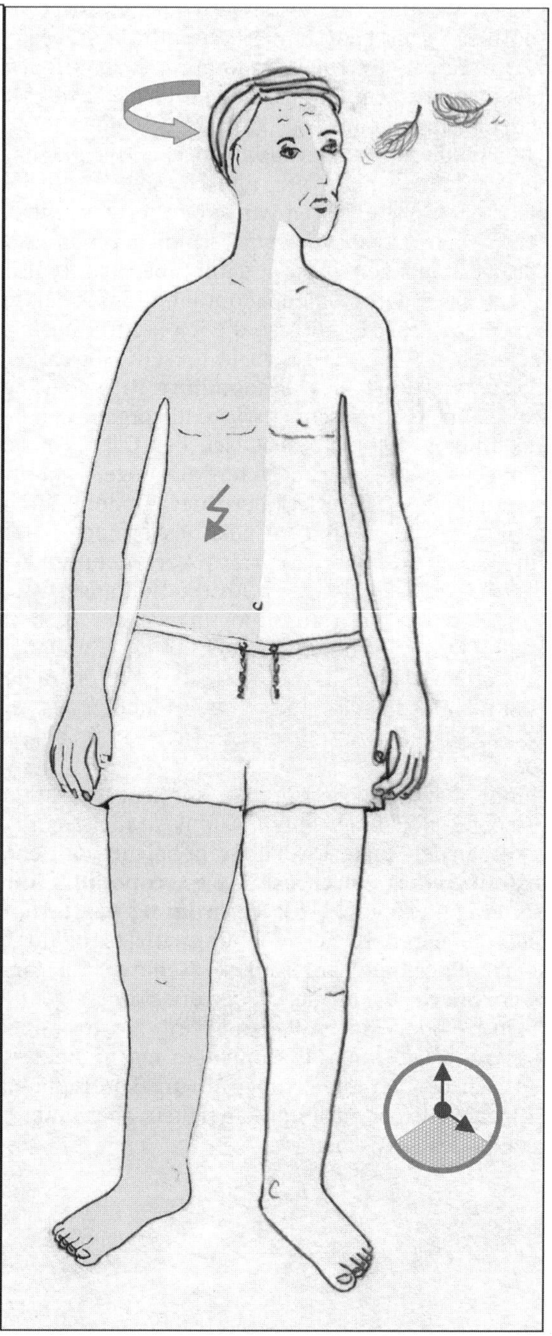

Abb. 9-3: Charakteristische Symptome von Lycopodium

Dass diese typische Krankengeschichte einen Arzt betrifft, der sich als Chefarzt bewirbt und dem sich Nachwuchs in den Weg stellt, bildet den geschilderten Spannungsbogen des Arzneimittelbildes von **Lycopodium** fast erschreckend genau ab. Noch typischer wäre es gewesen, wenn diese Krankengeschichte einen Anwalt, Richter, Lehrer oder Verwaltungsbeamten betroffen hätte, aber es wird nie einen Fall geben, in dem alle typischen Symptome von **Lycopodium** darstellbar wären. Meistens ist die Verordnung eines Arzneimittels in der Praxis nicht so klar und die Differenzialdiagnose, die hier völlig entfällt, wesentlich schwieriger.
Es kann für diesen Lehrbuchabschnitt über **Lycopodium** nicht in Anspruch genommen werden, ein vollständiges Arzneimittelbild darzulegen. Es sei darum die **nachfolgende Literatur zum Studium empfohlen**. Jeder Autor wird andere Facetten dieser großen homöopathischen Arznei darzustellen wissen. Der Leser wird bei jedem Autor zusätzliche Bereicherung finden. Weitere Falldarstellungen finden sich besonders bei GEUKENS, BEUCHELT und MÜLLER.

2. Fallbeispiel: Übelkeit seit 20 Jahren

Die 39-jährige Patientin ist Krankenschwester und **leidet seit 20 Jahren an Übelkeit**. Vor zwei Jahren habe sie sogar computertomografisch nachgewiesen **Aszites** gehabt, ohne dass man dafür eine organische Ursache habe finden können. Vor drei Jahren habe sie sich **sterilisieren** lassen, auch damals sei postoperativ ein Aszites beobachtet worden. Vor 10 Jahren sei ihr rechter Eileiter wegen einer Gravidität geborsten, sie habe einen Liter Blut in den Bauchraum verloren. Schon immer leide sie an Blähungen, **jeder Bissen verursache Blähungen**, selbst das Trinken von Wasser könne einen Blähbauch auslösen. Ganz **besonders übel reagiere sie auf Kohl**, obwohl sie ihn nicht ungern esse. Es besteht eine Abneigung gegen Milch und Eis, sowie ein **Verlangen nach Süßigkeiten**. Die Eltern hätten sich vor drei Jahren scheiden lassen. Aus der Vorgeschichte ist eine **Hepatitis Non-A-non-B** (2/1979) bekannt, Tonsillektomie 1974. Außerdem fanden zwei Impfserien gegen **Hepatitis B** 1982 und 1996 statt.

Hauptbeschwerden: Übelkeit und Blähungen

zweimalig Aszites unklarer Genese
Z. n. Hepatitis Non-A-non-B

∅→ Kohl

∅→ Milch, Eis
○→ Süßigkeiten

Analyse

Dieser Fall spiegelt die somatische Seite des Arzneimittels wider. Schon der Spontanbericht liefert eine eindeutige Symptomatik, die noch nicht einmal voll ausgeschöpft wurde (Verlangen nach Süßigkeiten,

Leitsymptom: Blähungen nach jedem Essen

Fall 2 – Symptome und ihre Rubriken – Konsultation am 8. 10. 1997

Tabelle 9-7

Nr.	Rubrik	Arzneimittel
Leitsymptom	**Magen – Übelkeit – anhaltend**	(34:) ant-ar. Ant-c. Ant-t. arg-n. ars. cadm-met. cahin. carb-v. coloc. Dig. graph. hep. Ip. iris jatr. Kreos. Lac-c. lach. lil-t. Lyc. mag-m. nat-ar. nat-c. nat-m. nat-s. NUX-V. petr. phos. plat. plat-m-n. sars. SIL. stront. verat.
1	**Magen – Übelkeit – nach dem Essen**	(136:) acon. aesc. Agar. agn. all-c. Alum. alum-p. alum-sil. ambr. AM-C. am-m. anac. ant-t. apis aran. Arg-n. ars. ars-i. ars-s-f. asar. aur-m. aur-s. Bism-met. Bor. Bov. Bry. bufo Calc. calc-ar. calc-i. calc-lac. calc-n. calc-ox. calc-p. calc-sil. cann-i. carb-an. carbn-s. carb-v. cast. Caust. Cham. chin. chin-ar. Chin-s. Cic. clem. COCC. Colch. coloc. Con. cur. cycl. dig. dios. dros. elaps euphr. Ferr. Ferr-ar. Ferr-i. Ferr-p. gent-l. graph. grat. gymno. ham. hell. hep. hyper. hypo. ign. ind. iod. ip. jatr. Kali-ar. kali-bi. Kali-c. kali-i. kali-n. kali-p. kali-s. kali-sil. lac-ac. Lach. Lyc. mag-c. mag-i. mag-n. mag-p. Med. merc. mosch. nat-ar. Nat-m. nat-s. Nit-ac. NUX-V. ol-an. Op. ox-ac. petr. ph-ac. Phos. phos-i. plb. plb-ar. plb-i. plb-n. plb-p. podo. Ptel. PULS. rheum. Rhus-t. rumx. Ruta sabin. sang. sars. SEP. Sil. Stann. stann-i. Sulf. sul-i. Tarent. ter. thea verat. Zinc. zinc-ar. zinc-i. zinc-n. zinc-p.
2	**Abdomen – Flatulenz – nach dem Essen**	(24:) ambr. ARG-N. aster. Aur. bor. bufo calc. carb-an. Carb-v. caust. coc-c. Dios. ferr-m. graph. kali-n. LYC. mag-c. Mag-m. nat-p. NUX-V. puls. rumx. thuj. Zinc.
3	**Allgemeines – Speisen – Gemüse verschlechtert**	(24:) ars. BRY. calc. calc-ar. carb-v. chin. cupr. cupr-ar. erig. hell. kali-ar. kali-c. LYC. MAG-C. nat-m. Nat-s. PETR. phos. podo. Puls. rob. sep. sil. verat.
4	**Magen – Völlegefühl – nach dem kleinsten Bissen**	(33:) agar. alet. alum. alum-sil. Apoc. bar-c. bar-s. Carb-an. CHIN. croc. crot-t. cycl. Dig. elaps FERR. Ferr-i. Kali-c. Kali-s. lil-t. LYC. Manc. nat-ar. Nat-m. Nux-v. petr. Ptel. rhod. rhus-t. sep. Sil. Sulf. thuj. verat.
5	**Abdomen – Entzündung – Leber**	(60:) ACON. anan. ant-c. apis arn. ARS. ars-i. aur. aur-ar. aur-m. bapt. BELL. Bry. Calc. calc-ar. calc-n. Camph. carc. Card-m. Cham. CHEL. Chin. cocc. cupr. cupr-ar. cupr-n. eup-per. Hep. Hippoz. ign. iod. kali-ar. Kali-c. kali-n. kali-p. Lach. LYC. Mag-m. mang. mang-i. Merc. nat-ar. nat-c. Nat-m. nat-n. NAT-S. Nit-ac. NUX-V. Phos. phos-i. phyt. Podo. Psor. Ptel. puls. sec. sep. staph. tab.

Fall 2 – Symptome und ihre Rubriken – Konsultation am 8. 10. 1997 (Fortsetzung)

Tabelle 9-7

Nr.	Rubrik	Arzneimittel
6	**Abdomen – Wassersucht – Aszites**	(76:) acet-ac. acon. adon. Agn. APIS APOC. Arg-n. ARS. ars-s-f. asaf. Aur. aur-ar. Aur-m. aur-m-n. aur-s. Bry. cahin. Calc. calc-a. calc-ar. calc-f. calc-sil. cann-s. Canth. carbn-s. Card-m. caust. Chel. Chim. Chin. Chin-ar. Colch. coloc. crot-h. cur. Dig. Dulc. ferr-ar. Fl-ac. Graph. Hell. helon. hep. iris kali-ace. kali-ar. kali-br. Kali-c. Kali-chl. kali-f. kali-m. kali-p. kali-s. kalm. lact. lap. Led. LYC. mag-m. med. Merc. mill. nat-m. nux-v. Phos. Prun. puls. sabin. sacch. scil. senec. sep. sil. spong. Sulf. TER.

Ergebnis der Computer-Repertorisation Fall 2

Tabelle 9-8

Symptom-Nr.	1	2	3	4	5	6	Leitsymptom	Summe der Grade / Summe der Symptome
ars.	1		1		3	3	1	9/6
calc.	2	1	1		2	2		8/5
chin.	1		1	3	2	2		9/5
kali-c.	2		1	2	2	2		9/5
lyc.	**2**	**3**	**3**	**3**	**3**	**3**	**2**	**19/7**
nat-m.	2		1	2	2	1	1	9/6
nux-v.	3	3		2	3	1	3	15/6
phos.	2		1		2	2	1	8/5
puls.	3	1	2		1	1		8/5
sep.	3		1	1	1	1		7/5
sil.	2		1	2		1	3	9/5

Eileiterschwangerschaft rechts). Es handelt sich um eine weit fortgeschrittene Krankengeschichte (Aszites). Die einzige erwägenswerte Differenzialdiagnose wäre **Nux vomica**, aber während dieser Patient aggressiv wird, wenn es ihm schlecht geht, finden wir ein sol-

Bestätigungssymptome: Übelkeit, ○ → Süßes, Rechtsseitigkeit

Abrenzung zu **Nux vomica** und **Sepia**

ches Verhalten bei **Lycopodium** eher in der Kompensation, wenn der Patient relatives Wohlbefinden genießt und sich stark fühlt. Die schwache Verdauungstätigkeit ist hier der Einstieg zur Verordnung, das Schlüsselsymptom ist der Blähbauch nach jedem Bissen, als Filtersymptom (nur Arzneien, die bei diesem Symptom aufgeführt sind, werden berücksichtigt) wurde die Hauptbeschwerde benutzt. Dieser Umgang mit dem Hauptsymptom wurde besonders von HERING praktiziert.

Katamnese

Die erste Wahl traf auf Sepia wegen der besonderen Bewertung einer Geruchsempfindlichkeit und des Weinens beim Erzählen der Beschwerden.

anfängliche Besserung, dann deutliche Verschlimmerung, daher neue Mittelwahl

Die Patientin war wegen des langen Leidensweges in deutlich reduziertem affektivem Zustand. Wegen der oben nicht angegebenen starken Geruchsempfindlichkeit auf Speisen und dem Weinen beim Erzählen der Symptome fiel die Entscheidung bei der Erstverordnung zunächst auf **Sepia** (Einbeziehung der mentalen Symptome nach KENT). Wegen der Unsicherheit des Therapeuten erfolgte zunächst die Verordnung von **Sepia** D12, das sich nach KENT auch zum „Klären eines Falles" eignet. Hierauf stellte sich bereits nach 10 Tagen diese Besserung ein: „Es geht besser. Übelkeit und Bauchschmerzen lassen nach." Diese hielt bis in den Dezember 1997 an. Ich änderte die Potenz wegen Stagnation auf Q6, um am 12. 1. 1998 vor einem subakuten Abdomen mit akuten Krämpfen im **rechten** Oberbauch zu stehen. Darauf musste der Fall revidiert werden (siehe die Repertorisation). Es erfolgte eine einmalige Injektion **Lycopodium** D30 mit rascher Besserung bis zum Morgen. Es ging der Patientin nach ihren Worten sehr gut bis 30. 3. 1998, als die erneute Vorstellung erfolgte mit der Angabe, dass sie seit 14 Tagen zunehmend wieder ihre Blähungen bemerke. Daher erfolgte die Gabe von **Lycopodium** D200. Am 1. 4. 1998 bemerkte sie zwar nur tagsüber Erleichterung, benötigte aber bis 26. 5. 1998 keine weitere Behandlung. Wegen eines interkurrenten Infektes mit Schwindel wurde **Lycopodium** D1000 gegeben. Darauf erfolgte durchgreifende Besserung, die anhielt. Die Patientin erklärte sich am 15. 9. 1998 für beschwerdefrei.

länger anhaltende Besserung, dann leichte Verschlimmerung, daher Beibehalten des Mittels

Interkurrente Erkrankungen werden, wenn die Symptomatik passt, ebenfalls mit dem „chronischen" Mittel behandelt.

Kommentar

Die Mittelwahl nach wenigen Leitsymptomen führt in die Irre, wenn die Gesamtheit der Symptome nicht beachtet wird.

Es ist wichtig, Fehler einzusehen und zu revidieren. Zwar brachte auch die Verordnung von **Sepia** als D12 eine Besserung, die aber durch eine Potenzsteigerung nicht weitergeführt werden konnte, sondern zu einer Krise führte. Ein solch nachlassendes Ansprechen auf Potenzsteigerung muss immer zur Revision führen. Die Methode von KENT, die psychischen Symptome (hier:

Die wichtigsten Geist- und Gemütssymptome von Lycopodium

(3. und 4. Grad, in der zweiten Spalte: Anzahl der Arzneimittel in der Rubrik)

Tabelle 9-9

Abneigung gegen ihre eigenen Kinder	4
achtlos unaufmerksam	84
Angst durch Blähungen	3
Angst in einer Menschenmenge	8
Angst in Gesellschaft	9
Angst nach Ärger	1
Angst nach Ärger	6
Angst nachmittags um 16 Uhr	2
Ärger über Kleinigkeiten	61
Beschwerden durch Geringschätzung	24
Beschwerden nach Demütigungen	43
Beschwerden nach Zorn Gereiztheit	103
Beschwerden nach Zorn mit Angst	35
Beschwerden nach Zorn mit Entrüstung	15
Beschwerden nach Zorn mit stillem Kummer	29
Eile beim Essen	24
Eile beim Trinken	10
empfindlich überempfindlich gegen bestimmte Personen	5
entfremdet flieht von ihren eigenen Kindern	1
erschrickt leicht durch Kleinigkeiten	29
Fehlen von Selbstvertrauen	95
Fehler benutzt falsche Worte	50
Feigheit	98
Furcht etwas werde passieren	81
Furcht in der Öffentlichkeit zu erscheinen	3
Furcht irgendetwas zu unternehmen	5
Furcht unfähig zu sein sein Ziel Bestimmung zu erreichen	1
Furcht vor dem Tod	176
Furcht vor Fremden	11
Furcht vor Kindern	2
Furcht vor Kleinigkeiten	11
Furcht vor Menschen	91
Gemüt Weinen wenn ihm ihr gedankt wird	1
Gereiztheit durch unterdrückten Zorn	11
Hass auf Männer	6
herausfordernd	22
Hirngespinste Verkennungen dass er ermordet würde	21
Hirngespinste Verkennungen dass er seine Pflicht versäumt vernachlässigt hat	11
Hirngespinste Verkennungen er werde eine Verletzung erleiden	14
hochmütig	55
hypochondrische Angst	67
ist intolerant gegen Widerspruch	87
leicht beleidigt	83
Menschenfeindlichkeit	54
Neigung zum Widersprechen	36
Pflichtbewusstsein bei Kleinigkeiten	57
Pflichtbewusstsein bei Kleinigkeiten von 16 bis 20 Uhr	1

Die wichtigsten Geist- und Gemütssymptome von Lycopodium

(3. und 4. Grad, in der zweiten Spalte: Anzahl der Arzneimittel in der Rubrik) (Fortsetzung)

Tabelle 9-9

religiöse Affektionen Abscheu vor dem anderen Geschlecht	5
Ruhelosigkeit Nervosität nachmittags von 16 bis 18 Uhr	2
Schreien bei Kindern	37
Sprache hastig	46
stellt Theorien auf	20
Unentschlossenheit bei Kleinigkeiten	4
unternimmt viele Dinge hält nichts durch	13
verlässt seine eigenen Kinder	1
verstimmt unzufrieden mit sich selbst	44
versucht zu entfliehen	72
Zorn Gereiztheit durch Widerspruch	37
Zorn Gereiztheit heftig und gewalttätig	88
Zorn Gereiztheit über frühere Verärgerungen	6
zweifelt an Genesung	34
zweifelt an Seelenheil	21

Weinen beim Erzählen der Symptome) voran zu stellen, welches auf HAHNEMANNS Aussagen in Org.6, § 213 beruht, führte hier, wie der Verlauf deutlich zeigt, in die Irre. Im Nachhinein werte ich dieses Symptom als ein Begleitphänomen einer mit Mühe larvierten Depression durch den langen Leidensweg. Ich habe mich zu früh auf dieses Symptom als phänomenologische Erscheinung am Patienten eingelassen und versäumt, nach den Gründen zu fragen. Die Besserung auf **Lycopodium** ereignet sich in einer somatischen Krise, sie erfolgte rasch, sicher und für die Patientin angenehm (Org.6, § 2). Die Besserung hielt jedesmal mehr als vier Wochen an, also ausreichend lang. Die Wiederholung in höherer Potenz verbesserte den Effekt. Daher kann über diese richtige Verordnung kein Zweifel bestehen.

Aktuelle Krankheitskrisen weisen in ihrer klaren Symptomatik oft auf das passendste Arzneimittel hin.

Dieser zweite Fall zeigt die somatische Ebene von **Lycopodium**. Im Zentrum steht eine wohl lebenslängliche Verdauungs- und Leberschwäche. Die mentale Ebene bleibt allerdings sehr blass, möglicherweise ist sie in der Sprachlosigkeit der präödipalen Zeit undefiniert geblieben. Aber die Sterilisierung lässt „zwischen den Zeilen" das Thema des ersten Falles, die drohende Geburt eines Kindes lesen. Es ist sicher noch nicht ausreichend in der Literatur beschrieben, welche Rolle dieser Hintergrund für die **Lycopodium**-Pathogenese spielt. Nicht unerheblich ist vielleicht auch der Hinweis auf die ungeschlechtliche Vermehrung der Pflanze.

körperlich: Verdauungsschwäche

Lebensthema: Erwartung einer zu hohen Verantwortung durch Mutter- oder Vaterschaft

Ausschließliche Lycopodium-Symptome

(429 Einträge im Repertorium)

Tabelle 9-10

Gemüt

- Angst nach Ärger
- verlässt seine eigenen Kinder
- Pflichtbewusstsein bei Kleinigkeiten von 16 bis 20 Uhr
- Hirngespinste Verkennungen hat kindische Phantasien
  - sieht Phantome Phantasiegebilde nachmittags
  - sieht Phantome Phantasiegebilde im Schlaf
  - hört abends die Musik die er am Tag gehört hat
  - sieht beim Eintreten Menschen Leute im Zimmer Raum
  - es scheint als ob alles verschwände
- entfremdet flieht von ihren eigenen Kindern
- erregbar Erregung nachts im Schlaf
- Furcht unfähig zu sein sein Ziel Bestimmung zu erreichen
- Knurren wie ein Hund im Schlaf
- Abneigung zu Hause gelassen zu werden
- Ungeduld beim Gehen
- Lachen bei Angst
- Lachen wenn er angesehen wird
- Gedächtnisschwäche für die Bezeichnungen der Buchstaben
- Fehler beim Schreiben verwechselt Buchstaben
- anmaßend
- Streitsucht streitet mit abwesenden Personen
- Streitsucht beim Erwachen
- Ruhelosigkeit Nervosität innerlich als wollte sie mit Händen und Füßen um sich schlagen
- Auffahren wie von den Füssen ausgehend
- Auffahren beim Liegen
- Benommenheit beim Lesen
- Abneigung gegen Denken abends
- Bewusstlosigkeit beim Sprechen
- des Lebens überdrüssig morgens im Bett
- Weinen tränenreiche Stimmung nachmittags 16 bis 20 Uhr
- Weinen tränenreiche Stimmung über die Zukunft
- Weinen wenn ihm/ihr gedankt wird

Schwindel

- beim Sehen sich drehender Dinge Gegenstände
- drehender Drehschwindel beim Anblick sich drehender Dinge Gegenstände

Kopf

- Bewegungen sie schüttelt unfreiwillig unwillkürlich den Kopf was Schwindel bewirkt
- Blutandrang Blutfülle beim Heben des Kopfes
- Gefühl Gehirn wäre locker lose beim Aufwärtsgehen einer Treppe
  - von Bewegungen beim Tragen eines Gewichts
- wackeliges Gefühl beim Aufrichten vom Bücken
  - beim Aufwärtsgehen einer Treppe
- Hautausschläge schuppig blutend nach Kratzen

Ausschließliche Lycopodium-Symptome (Fortsetzung)

Tabelle 9-10

Kopf
- Hitze Hitzegefühl beim Fahren Reiten
- Kälte Kältegefühl Frösteln Frieren nach Fahren Reiten
  - Stirn nachts
- Pulsieren Klopfen beim Lehnen des Kopfes nach hinten
  - im Gehirn bei Lehnen des Kopfes nach hinten
  - Stirn mittags
  - Stirn nachmittags um 15 Uhr
  - Stirn beim Lesen
  - Stirn Stirnhöcker abends um 18 Uhr
- Schläge Stöße Rucke nach dem Essen
  - beim Sitzen nach einer vollen Mahlzeit
  - Schläfen bei Husten
- wogendes Gefühl beim Aufrichten vom Bücken
- Zusammenschnüren Spannung morgens nach dem Aufstehen
  - Hinterkopf beim Schreiben

Kopfschmerzen
- Stirn Tag und Nacht
- Stirnmitte mit Hämmern
- abwechselnd mit rotem Sand im Urin
- durch Erwärmung Gehen verschlechtert die Kopfschmerzen aber bessert die Gliederschmerzen
- Klang durch den Kopf als ob eine Klaviersaite reißen würde
- Scheitel nachmittags 16 bis 20 Uhr
- schießende beim Aufsitzen
- Stirn beim Nachdenken Meditieren
- Stirnhöcker abends 18 Uhr
- Schläfen vormittags 11 Uhr
- Schläfen rheumatischer Genese
- reißende nachmittags bis abends
- reißende Stirn strahlen aus
- Stirn Seiten erstrecken sich zur Augenbraue
- Stirn Seiten erstrecken sich zur Nasenwurzel
- Scheitel abends 19 Uhr
- Scheitel beim Fahren im Wagen Auto

Auge
- Sehen mit Vibrieren wie durch erhitzte Luft
- Kälte Kältegefühl abends
- wie geblendet beim Sehen im Kerzenlicht
- Trockenheit nachts
- filmartiges Sehen
- Illusionen Flimmern Flackern nachmittags nach kurzem Schlaf
- – Flimmern Flackern beim Schlafengehen
- – zitternde Dinge Gegenstände im künstlichen Licht
- Reizung abends durch Kerzenlicht
- Blindheit Sehverlust nachmittags 16 Uhr
- Schmerzen nachmittags 16 bis 20 Uhr
- Pupillen erweitert vor Menses

Ausschließliche Lycopodium-Symptome (Fortsetzung)

abelle 9-10

Auge
- Schmerzen erstrecken sich zu den Wangen
- stechende Schmerzen beim Blick auf irgendetwas Weißes oder Rotes oder in die Sonne
- Schwellung rechts
- Tumoren Polypen im äußeren Augenwinkel
- schwach bei genauem Hinsehen

Ohr
- Gehör geschärft für Orgelmusik
  - verloren Gehörverlust während Menses
  - verloren Gehörverlust nach Scharlach
- Jucken Juckreiz im Schlaf
- Ohrgeräusche Tinnitus bei Stuhlgang
  - Lärm bei hartem Auftreten
  - Gurgeln im Ohr als ob Luft brodelt
  - Sausen Brausen beim Pressen beim Stuhlgang
- Schmerzen hinter dem Ohr muss gebeugt gehen
- drückende Schmerzen in der Ohrmuschel
- Pulsieren Klopfen vor dem Ohr morgens
- Pulsieren Klopfen vor dem Ohr abends

Nase
- Verklebung der Nasenlöcher morgens
- Katarrh rechts
- eingebildete und wirkliche Geruchsempfindungen Hummer bei Auswurf
- Jucken Juckreiz das Kind muss aus dem Schlaf auffahren und andauernd reiben
- Muskelkrampf
- verstopft mit Eiter nachts

Gesicht
- aufgedunsen zwischen den Augen
- Entzündung der Parotis rechts dann links bei Mumps
- faltig an der Stirn bei Brustbeschwerden
- Hautausschläge Ekzem stinkend
  - Karbunkel auf dem Kinn
  - Pickel an der Nasenspitze schmerzempfindlich
- Hitze vormittags um 9 Uhr bis 16 Uhr
- Kälte nachts
- Kälte schmerzhaft
- Schmerzen nachmittags von 16 bis 20 Uhr
  - brennend 9 bis 16 Uhr
  - drückend am Unterkiefer erstrecken sich nach hinten
  - ziehend in den Submaxillardrüsen nach dem Essen
- Anschwellen Schwellung zwischen den Augen
  - der Parotis zuerst rechts dann links
- Spannung der Haut wie lackiert
- Spannung der Haut am Unterkiefer morgens
- Verfärbung rot vormittags um 9 Uhr
- Zucken im Unterkiefer abends

Ausschließliche Lycopodium-Symptome (Fortsetzung)

Tabelle 9-10

Mund
- Speichel trocknet am Gaumen und an den Lippen und wird zäh
- Sprache undeutlich morgens
  - stammelnd bei den letzten Worten des Satzes
- Tumoren klein
- Zunge Bläschen roh
  - Bläschen wie verbrüht

Zähne
- Schmerzen wie zerdrückt zerquetscht
- Schmerzen stechend im warmen Bett gebessert

Hals
- Gefühl von Kälte bei kaltem Wind
- Ameisenlaufen während Übelkeit
- Trockenheit beim Schlucken
- Leeregefühl Leere beim Schlucken
- Gurgeln im Oesophagus beim Schlafen
- Schleim gelb vormittags
- Schmerzen beim Gehen

Magen
- empfindet Angst im Magen bei Annäherung von Menschen
- empfindet Angst im Magen nach Ärger
- Appetit vermehrt Essen verstärkt den Hunger
- Appetit Heißhunger Essen verstärkt den Hunger
- Abneigung gegen Speisen Nahrungsmittel bis er ein wenig gegessen hat danach Heißhunger
- Leeregefühl Leere Schwächegefühl Hinsein Hungergefühl Gehen im Zimmer verschlechtert
- Aufstoßen Gehen bessert
- Aufstoßen nach Wein
- Aufstoßen bei intermittierendem Fieber
- Aufstoßen Sodbrennen jeden zweiten Tag periodisch
- Sodbrennen morgens beim Rauchen
- Schwere Gewicht Beklemmung bei Übelkeit
- Übelkeit durch den Geruch von Hyazinthen
- Schmerzen Liegen Seite bessert
- Schmerzen Reiben bessert
- Schmerzen nagende bei Schmerzen im Magen
- Zittern Ausdehnung über den gesamten Körper

Bauch
- Kälte nach kalten Getränken im Wind
- Schmerzen schneidende inguinale Region rechts Ausdehnung nach links
- Auftreibung Blähbauch nachmittags 16 Uhr
- Flatulenz Blähung nachmittags 16 Uhr
- Flatulenz Blähung beim Gehen
- Gurgeln abends
- Gurgeln beim Gehen
- Schwere Schweregefühl wie von einem Gewicht Seite links
- als ob etwas Schweres auf der linken Seite des Bauches liegt

Ausschließliche Lycopodium-Symptome (Fortsetzung)

Tabelle 9-10

Bauch
- Entzündung Leber Hepatitis nach Demütigung Kränkung
- Bewegungen im Bauch auf und nieder bewegt sich etwas
- Schmerzen Hypochondrien Zwerchfell beim Drehen des Körpers
- Schmerzen Leiste inguinale Region rechts beim Anziehen des Oberschenkels
- Schmerzen Leber beim Essen bis zur Sättigung
- Schmerzen Leber nach Demütigung Kränkung
- Schmerzen Nabel Region beim Biegen nach hinten
- Pulsieren Klopfen Leiste inguinale Region abends
- Rumoren Rumpeln beim Gehen
- Gefühl von einem harten Fremdkörper im Bauch beim Umdrehen zur rechten Seite
- Spannung nach geröstetem Lammfleisch

Bauchschmerzen
- allgemein nach Mitternacht 2 bis 3 Uhr
- allgemein kühle Luft bessert
- allgemein Hypochondrien Zwerchfell sich Strecken verschlechtert
- allgemein Hypogastrium ist gezwungen gebeugt zu gehen

Rektum Mastdarm
- Frösteln im Rektum Mastdarm vor dem Stuhlgang
- Schwere Schweregefühl Gewicht morgens

After Anus
- Schmerzen Ausdehnung zum Perineum morgens

Stuhl
- kalt
- zuerst knotig knötchenartig klumpig dann weich

Blase
- Kriebeln Kriechen nach dem Urinieren
- Tenesmus nachts Hinlegen verschlechtert
- Harndrang abends beim Liegen
- anhaltender dauernder Harndrang abends beim Liegen
- Harndrang Reiten bessert
- tröpfelnder Urinabgang nachmittags 16 Uhr
- tröpfelnder Urinabgang abends beim Liegen
- Entleerung selten tagsüber

Blasenschmerzen
- Reiten bessert
- im Blasenhals und After/Anus

Nieren
- Schmerzen nachmittags 16 bis 20 Uhr

Harnröhre
- Absonderung gelb abends
- Blutung Hämorrhagie bei Verstopfung
- Blutung Hämorrhagie mit Lähmung der Beine
- Zucken nach dem Urinieren
- brennende Schmerzen und Zusammenschnüren nach dem Urinieren erstrecken sich zur Blase
- zerrende Schmerzen erstrecken sich in die Blase nach dem Urinieren

Ausschließliche Lycopodium-Symptome (Fortsetzung)

Tabelle 9-10

Urin
- wolkig graue Wolken

männliches Genitale
- chronische Impotenz Erektionen fehlen
- brennende Schmerzen Penis abends nach dem Koitus
- brennende Schmerzen Vorhaut des Penis nach Koitus
- Geschwüre Schleimhautseite der Vorhaut des Penis

weibliches Genitale
- Condylome trocken
- Condylome gestielt
- Schmerzen Ovarien beim Hochhalten der Beine
- Schmerzen Ovarien beim Umdrehen im Bett
- Schmerzen Uterus nach dem Stuhlgang
- Schmerzen Uterus beim Bücken
- nagende Schmerzen Vagina
- Schmerzen wie Wehen erstrecken sich von rechts nach links
- Schmerzen Vagina beim Bücken

Kehlkopf Larynx
- Kriebeln Kriechen nachts
- Kratzen erwacht nachts 2 Uhr

Husten
- morgens beim Einschlafen
- nachmittags 16 bis 18 Uhr
- abends um 21 Uhr mit Fieber gefolgt von brennender Hitze des Kopfes Krämpfen in den Beinen und Füßen Händen und Armen und raschem schnellem Puls
- beim Abwärtsgehen
- quälend tagsüber
- chronischer trockener Husten bei Jungen vor der Pubertät
- trocken bei abgemagerten Jungen
- anstrengend erschöpfend tagsüber
- anstrengend erschöpfend morgens beim Einschlafen
- anstrengend erschöpfend abends beim Einschlafen
- überwältigend als ob der Kehlkopf/Larynx von einer Feder gekitzelt würde abends vor dem Schlaf
- durch Herausstrecken der Zunge
- beim Ausstrecken der Arme
- Kitzeln abends beim Einschlafen

Atmung
- angehalten unterbrochen morgens
- plötzlich angehalten im Schlaf
- Atemnot morgens durch Anstrengung
- Atemnot abends gebessert
- Atemnot beim Fahren Reiten
- Giemen tagsüber
- Pfeifen bei Husten

Ausschließliche Lycopodium-Symptome (Fortsetzung)

Tabelle 9-10

Auswurf
- bräunlich gelb
- körnig granuliert morgens 3 bis 4 Uhr oder abends 16 bis 23 Uhr
- dick morgens nach dem Erwachen

Brustraum
- Angstempfindung in der Herzregion mit Epilepsie
- nach Anstrengung
- beim Strecken des Körpers nach körperlicher Anstrengung
- nach Ärger
- Verfärbung stellenweise Leberflecke
- Hautausschläge in der Achselhöhle Furunkel wiederkehrend
- Hautausschläge an den Brustwarzen schuppig
- Völle Völlegefühl im Freien
- Rucke Zuckungen beim Atmen
- Schmerzen im mittleren Bereich beim Gehen im Freien
  - in den Seiten nachmittags um 16 Uhr
  - drückend anhaltend dauernd
  - tief stechend unter dem Schlüsselbein bei Bewegung
    - mit Pulsieren Klopfen
    - tief stechend am Brustbein nachmittags um 16 Uhr
    - am Brustbein durch Bewegung gebessert
    - im Herzen erstrecken sich zum Magen
- Herzklopfen nachts wacht jede halbe Stunde auf
- Herzklopfen nachts von 4 bis 5 Uhr
- Pulsieren abends nach Liegen
- Spannung unter dem Schlüsselbein

Rücken
- Kälte abends 18 Uhr im warmen geheizten Zimmer
- Kälte erstreckt sich über den ganzen Körper abends 18.30 Uhr
- Hautausschläge Pickel Lumbalregion mit Brennen
- Hitzewellen die Wirbelsäule empor
- Steifheit nachts
- Steifheit nach Anstrengung
- Spannung Cervicalregion beim Gehen im Freien in frischer Luft
- Spannung Cervicalregion beim Schreiben
- Spannung Lumbalregion im Freien in frischer Luft
- Schwäche Schwächegefühl beim Schreiben

Rückenschmerzen
- beim Sitzen mit Dyspnoe
- in der Cervicalregion nach dem Hinlegen
- in der Lumbalregion im Freien
- in der Lumbalregion erstrecken sich zum Epigastrium
- an der Lendenwirbelsäule bei Bewegung
- in der Sacralregion muss vorgebeugt sitzen
- bohrend wie mit einem Bohrer
- Dorsalregion zwischen den Schulterblättern im Sommer
- brennend an der Wirbelsäule beim Liegen

Ausschließliche Lycopodium-Symptome (Fortsetzung)

Tabelle 9-10

Rückenschmerzen
- in der Lumbalregion erstrecken sich unter die Rippen 11 und 12
- am unteren Teil der Wirbelsäule wie durch eine Faust
- in der Cervicalregion im Bett
- am Kreuzbein bei aufrechtem Sitzen

Extremitäten
- arthritische Knötchen über Ellenbogen Steifheit
- Kälte Hand beim Lesen
- Kälte kleiner Finger
- Kälte Beine mittags beim Heben der Bettdecke
- Kälte Oberschenkel nachmittags
- Kälte Unterschenkel vor Menses
- Kälte Fuß nach dem Abendessen
- Kälte Fuß nach Wein
- rissige Haut Füße Ferse
- Muskelkrämpfe Arme 21 Uhr abends
  - Unterarm nachmittags
  - Hand abends 21 Uhr
  - Unterschenkel abends 21 Uhr
  - Unterschenkel bei Druck auf die Beugemuskeln
  - Unterschenkel Wade tagsüber beim gebeugt Sitzen
  - Fuß nachts 21 Uhr
- Verfärbung kleiner Finger
- Hautausschlag Unterarm Urtikaria abends
- Hautausschläge Beine kaltes Baden bessert
- Arme abwechselnd gestreckt und gebeugt alle sieben Tage
- Arme am Ellenbogen gebeugt
- Gefühl von Hitze Wärme Unterarm Vorderseite
- Hitze Wärme Hand nachmittags 14 Uhr
  - Handfläche nach dem Gehen im Freien
  - Fußsohle im Sitzen nachmittags
- müde Glieder Schwere Schweregefühl nachts 4 Uhr
  - Schweregefühl Unterarm vormittags
    - und abends
    - Unterschenkel vor Menses
    - Fuß nachmittags im Sitzen
    - Fuß nachmittags beim Gehen
    - Fuß abends beim Gehen
- Jucken Juckreiz Gesäß abends im Bett
- Lahmheit Beine abends
- Taubheit Pelzigsein tagsüber
  - Unterarm beim Aufliegen auf dem Tisch beim Schreiben
  - Hand in kalter Luft
    - Hand nach dem Essen
    - Hand beim Sprechen
    - Ringfinger morgens
    - Ringfinger morgens beim Erwachen
    - kleiner Finger morgens beim Erwachen
    - Fuß nachmittags 16 bis 20 Uhr bei fieberhafter Erkältung
    - Zehen morgens

Ausschließliche Lycopodium-Symptome (Fortsetzung)

Tabelle 9-10

Extremitäten
- Schweiß Beine morgens
- Schweiß Knie mit Schwellung
- Erschlaffung morgens beim Erwachen
  - nach dem Aufstehen besser
- Unruhe Ruhelosigkeit Knie nachts im Bett
- Schläge beim Erwachen
- Schaudern Oberschenkel mit Frösteln nachmittags
- Schaudern Knöchel
- Steifheit Schulter Gehen im Freien bessert
- Steifheit Finger beim Halten eines Buches
- Steifheit Knie nachts
- Anschwellen Schwellung Unterarm nahe dem Ellenbogen
- Anschwellen Schwellung Hand bei Malaria
- Anschwellen Schwellung Mittelfinger Gelenke
- Spannung Schulter beim Gehen im Freien
- Spannung Handgelenk morgens im Bett
- Spannung Hüfte im Stehen
- Spannung Oberschenkel Knochen
- Spannung Fußsohle nachmittags
- Spannung Fußsohle im Sitzen
- Prickeln Kribbeln wie eingeschlafen Fußsohle beim Aufstehen vom Bett
- Zucken Oberschenkel nachmittags
- Zucken Knie abends
- Zucken Knie konvulsivisch
- Zucken Unterschenkel erstreckt sich zum Magen
- Geschwüre Beine schmerzhaft bei Nacht
- Geschwüre Beine reißend

Extremitäten
- Schwäche Schwächegefühl Oberschenkel nach dem Stuhlgang
  - Achillessehne morgens
  - Fuß nachmittags beim Gehen
  - Fuß nachmittags 16 Uhr
- Gefühl eines Windes der auf die Schulter weht

Gliederschmerzen
- rheumatisch erst rechts dann links
- Gelenke mit Taubheit Taubheitsgefühl
- Arme beim Mittagsschlaf
- Schulter vormittags 9 Uhr bis zum Abend
- Handgelenk abends 19 Uhr
- Beine Ischias periodisch alle 4 Tage
- Hüfte mit Rucken der Beine
- brennend Hand oder kalt und taub
- brennend Innenseite des Oberschenkels bei Berührung
- ziehend erstrecken sich nach unten
- ziehend Knie abends 19 Uhr
- ziehend Kniekehle bei übereinandergeschlagenen Beinen
- ziehend Unterschenkel beim Reiten
- drückend Oberschenkel nach dem Stuhlgang

Ausschließliche Lycopodium-Symptome (Fortsetzung)

Tabelle 9-10

Gliederschmerzen
- wie wund zerschlagen morgens 4 Uhr
- wie wund zerschlagen Zehen mit Brennen
- wie verrenkt verstaucht Hüfte erstrecken sich zum Kreuzbein
- wie verrenkt verstaucht Knie plötzlich
- wie verrenkt verstaucht großer Zeh plötzlich
- tief stechend Knie plötzlich
  - Kniebeuge bei Fieberfrost
  - Fuß wie eingeschlafen
  - Zehen bei fieberhafter Erkältung
  - großer Zeh anfallartig plötzlich
- reißend Wärme bessert
  - Hand unter Federdecke
  - Hand zwischen Handgelenk und Daumenknöchel
  - Hand Ulnarseite erstrecken sich zum Handgelenk
  - Finger abends 18 Uhr
  - Gelenke des Zeigefingers nachmittags
  - Mittelfinger unter einer Federbettdecke
  - Daumen Gelenke anfallsweise
  - Oberschenkel wenn die Knie gebeugt sind
  - Unterschenkel um Mitternacht
  - Unterschenkel krampfartig
  - Knöchel nachmittags um 17 Uhr

Schlaf
- unruhig beim Liegen auf der linken Seite
- Schläfrigkeit beim Reiten
- Gähnen abends nach Lesen
- Gähnen häufig abends nach Lesen
- erfolglose Anstrengungen Versuche zu gähnen
- Gähnen unterbrochen

Fieber
- abwechselnd mit Fieberfrost nach Schreck
- brennende Hitze nachmittags mehrere Stunden
- ohne Fieberfrost nachmittags 16 bis 20 Uhr
- typhöser Typ Continua abends 16 bis 20 Uhr
- Anfälle nachmittags 15 Uhr
- Anfälle abends 19 Uhr
- Stadien Fieberfrost gefolgt von Hitze danach saurer Schweiß
- nachts um Mitternacht vor Menses

Frieren Frösteln
- nachmittags andauernd zunehmender Fieberfrost ohne nachfolgendes Fieber oder Schweiß
- nachmittags 16 bis 20 Uhr mit tauben Händen und eiskalten Füßen 19 Uhr
- abends mit Schlaf wie betäubt
- als ob man auf Eis liegt

Schweiß
- verschwindet und Hitze Fieber entsteht bei jeder Bewegung
- Geruch wie Blut

Ausschließliche Lycopodium-Symptome (Fortsetzung)

Tabelle 9-10

Haut
- Gänsehaut beim Gehen

Hautausschläge
- Ekzem mit Störungen der Harnwege des Magens der Leber

Allgemeinsymptom
- nachts nach Mitternacht gebessert
- Puls beschleunigt schnell unzählbar jagend nachmittags
- Schwäche nachmittags 13.30 Uhr
- Schwäche abends im Bett

Die zur **Sepia**-Fehlverordnung führenden „Leitsymptome“ sind sicher nicht in der **Lycopodium**-Litanei enthalten. Der Fehler lag hier in der Bewertung des Kontextes. Für Geruchsempfindlichkeit gegenüber Speisen gibt es immerhin einen Nachtrag von **Lycopodium** durch KLUNKER in der Rubrik „Magen – Abneigung gegen den Geruch von Speisen“, der sich aber in ähnlichen Rubriken („Nase – Geruch überempfindlich gegen Speisen“) nicht findet. Die korrekte Interpretation eines Falles entzieht sich bislang allen regelorientierten wissenschaftlichen Ansätzen.

Der Irrtum in der Arzneimittelwahl bleibt in der Homöopathie bislang ein Berufsrisiko. Aber **es ist weniger schlimm, ein falsches Arzneimittel zu wählen, als darauf zu beharren**. Bei einer guten Arzt-Patient-Beziehung bleibt meist genügend Raum für eine (bessere) zweite Wahl.

Lernziele

- sich eingehend mit dem Arzneimittelbild **Lycopodium** beschäftigen
- wichtige psychische und körperliche Arzneisymptome und die wesentlichen Modalitäten von **Lycopodium** kennen
- **Lycopodium** gegen ähnliche Arzneimittel, z. B. Nux vomica, Silicea, Argentum nitricum, Sulfur, Sepia abgrenzen können

Weiterführende Literatur zu Lycopodium

Allen, Henry C.: Leitsymptome der Homöopathischen Materia Medica; 1995, Göttingen: p258–262

Allen, Timothy Field: Encyclopedia of Pure Materia Medica VI; 1995, New Delhi, pl-69

Allen, Timothy Field: Encyclopedia of Pure Materia Medica X; 1995, New Delhi, p577

Allen, Timothy Field: Hand Bock of Materia Medica and Homeopathic Therapy; 1983, New Delhi, p657–674
Beuchelt, Hellmuth: Konstitutions- und Reaktionstypen in der Medizin mit Berücksichtigung ihrer therapeutischen Auswertbarkeit; 1956, Ulm: p176–180
Bönninghausen, Clemens von: Characteristics (and Repertory); 1991, New Delhi: p94–96
Boericke, William: Homöopathische Mittel und ihre Wirkungen; 1972, Leer: p353–356
Boger, Cyrus M.: Vorlesungen über Materia Medica; 1989, Heidelberg: p92–96
Borland, Douglas: Kindertypen; 1961 ,Ulm, pl5
Clarke, John H.: Enzyklopädie für den homöopathischen Praktiker; 1990–1996, Bielefeld l0 Bände: p3063–3111
Currim, Achmed: The Collected Works of Arthur Hill Grimmer; 1996, St. Ottilien, p70–75
Degrotee, Filip: Physical Examination and Observations in Homoeopathy; 1992, Gent, p276–383
Geukens, Alfons: Homöopathische Praxis II, 1989 Göttingen; p9–32
Geukens, Alfons: Homöopathische Praxis V, 1991 Göttingen; p405–420 + 462–495
Geukens, Alfons: Homöopathische Praxis VII, 1993 Göttingen; p280–29l
Hahnemann, Samuel: Die chronischen Krankheiten IV; 1835, Leipzig, p69–134
Harms, Margarete: Grippemittel der Homöopathie; 1992, Leer, pll0–113
Hering, Constantin: Leitsymptome unserer Materia Medica VII; 1996, Aachen, p83–1 48
Hering, Constantin: The Guiding Symptoms of our Materia Medica VII; 1995, New Delhi: p88–149
Kent, James Tyler: Kents Arzneimittelbilder; 1958, Ulm, p511–519
Lippe, Adolph von: Grundzüge und charakteristische Symptome der Materia Medica; 1983, Göttingen: p450–457
Lippe, Adolph von: Key Notes and Red Line Symptoms of the Materia Medica; 1921, New Delhi: p456–463
Mezger, Julius: Gesichtete Homöopathische Arzneimittellehre, 2 Bände; 1964–66, Ulm, p911–925
Morrison, Roger: Desktop Guide to Keynotes and Confirmatory Symptoms; 1993, Albany (USA), p228–232
Müller, Hugbald V.: Die Farbe als Mittel zur Simillimumfindung in der Homöopathie Bd. 1; 1990, Heidelberg, p158–168
Müller, Hugbald V.: Die Psychoanamnese; 1981, Heidelberg, p284–289
Nash, E. B.: Leitsymptome in der Homöopathischen Therapie; 1972, Heidelberg, p33–38
Phatak, S.R.: Materia Medica of Homoeopathic Medicines; 1977, New Delhi, p363–368
Seideneder, Armin: Mitteldetails der homöopathischen Arzneimittel, 3 Bände; 1997–1998, Ruppichteroth, p2683–2726
Stauffer, Karl: Klinische Homöopathische Arzneimittellehre; 1978, Regensburg, p415ff
Vermeulen, Frans: Concordance Materia Medica; 1994 Haarlem, p606–614
Vermeulen, Frans: Synoptic Materia Medica 1; 1993, Haarlem, p238–240
Vithoulkas. Georgos: Essenzen homöopathischer Arzneimittel; 1998, Höhr-Grenzhausen, p167–171
Voisin, Henry: Matière Médicale; 1946, Annecy, p756–765
Vonarburg, Bruno: Homöotanik Bd. 3; 1997, Heidelberg, p137–152

10 Nux vomica

Doris Weidemann

Mind Map von Nux vomica

Gedächtnisstütze: Mind Map

An Hand der Darstellung des Arzneimittelbildes von **Nux vomica** (Nux-v.) möchte ich gleichzeitig ein neues mnemotechnisches Verfahren vorstellen, mit dem man sich die Erarbeitung von Materia Medica erleichtern kann. Es geht um die Darstellung mit Hilfe eines Mind Map.

Der Mensch denkt radiär, ausgehend von einem zentralen Begriff.

Die Mind Maps basieren auf der lernpsychologischen Erkenntnis, dass alles Denken radiär erfolgt: Wenn man mehreren Menschen, die sich mit der gleichen Thematik befassen, ein Stichwort aus diesem Themenbereich angibt, zu dem sie inhaltlich verwandte Begriffe auflisten sollen, dann werden sich unter diesen selten welche überschneiden bzw. doppelt vorkommen. Stattdessen stellt für jeden das Ausgangsstichwort das Zentrum **seines** Denkens und Erlebens dar, um das herum er **seine** inhaltsbezogenen Begriffe gruppiert.

Dem zentralen Begriff *Nux vomica* sind die „Zweige" seiner Symptomgruppen und Modalitäten grafisch zugeordnet.

In der Darstellung von Materia Medica mit Hilfe von Mind Maps bildet das jeweilige Arzneimittel das Zentrum, in unserem Fall **Nux-v.** Dies wird in der grafischen Gestaltung augenfällig gemacht. Alle diesem Arzneimittelbild zugeordneten Aspekte sind radiär mit dem Zentrum verbunden. Zu jedem der Aspekte sind Verästelungen möglich, wobei sich in der Praxis bis zu vier Unterverzweigungen (entspricht beim Computer der Struktur Laufwerk → Ordner → Unterordner → Datei) als praktikabel herausgestellt haben. Über diese können die Aspekte miteinander in Verbindung gebracht werden.

Wirkbereiche von **Nux-v.**: Muskulatur von Skelett und Hohlorganen, ZNS, Vegetativum.

Bezogen auf **Nux-v.** habe ich mich entschieden, als darzustellende Aspekte die Körperregionen bzw. die Gewebestrukturen zu wählen, an denen **Nux-v.** eine hauptsächliche Wirkung entfaltet, nämlich an der quergestreiften sowie an der glatten Muskulatur, d. h. am Skelettsystem sowie im Bereich des gesamten Gastrointestinaltraktes, sowie im zentralen und vegetativen Nervensystem.

Wer eine Mind Map selbst erstellt, setzt sich intensiv mit einer Thematik auseinander.

Durch die Verknüpfungen, die man – hier zwischen den einzelnen Körperbereichen – herstellen kann, wird beim Erstellen einer Mind Map häufig die innere Dynamik einer Thematik neu verständlich. Aber eine Mind Map ist nichts Statisches. Während man sich mit einem Thema auseinandersetzt, können verschiedene Mind Maps entstehen, welche unterschiedliche

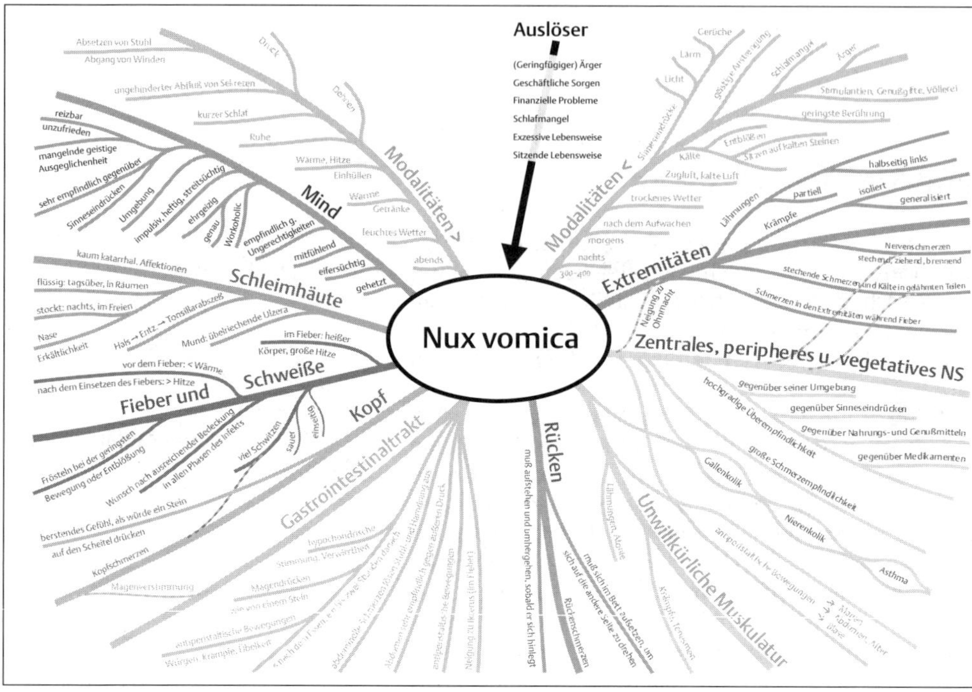

Abb. 10–1: Mind Map von Nux vomica s. Faltblatt am Ende des Buches.

Mind Maps verschiedener Arzneimittel erleichtern deren Vergleich.

Statt Symptomgruppen können auch thematische Aspekte der Arznei die Zweige bilden.

Mind Maps zeigen den roten Faden und geben ein rundes Bild.

Aspekte widerspiegeln. Die Verknüpfung und Durchdringung der Thematik wird sehr unterstützt, wenn man den einzelnen Aspekten, hier den Körperregionen, eine bestimmte Farbe zuordnet und ggf. mit grafischen Symbolen illustriert. Das gilt auch für die Unterverzweigungen der Körperregionen. Diese Vorgehensweise erleichtert auch den Vergleich zwischen verschiedenen Arzneimitteln und macht ihn augenfällig, wenn man für deren Darstellung die gleiche Zuordnung und Farbgebung der Körperregionen wählt.
Eine andere Möglichkeit der Darstellung könnte darin bestehen, die dem Mittel zugeordneten Wesenszüge etwa im Sinne der Geniussymptome von BÖNNINGHAUSEN als die 'Aspekte' herauszugreifen, an Hand derer man sich die Materia Medica entwickelt.
An dieser Stelle können Sie bereits einen Vorteil dieser Art der Darstellung darin sehen, dass anstatt einer Auflistung zahlloser, scheinbar untereinander unverbundener Symptome eine Verbindung zwischen den Symptomen erkennbar wird, und dass bestimmte Strukturen deutlich werden, die sich wie ein roter Faden durch das Arzneimittelbild ziehen.
Vorab möchte ich betonen, dass ich mit dieser Darstellung nicht den Anspruch verfolge, eine lückenlose Darstellung der Materia Medica von **Nux-v.** im Sinne des

Kopf-zu-Fuß-Schemas zu liefern. Vielmehr geht es mir darum, den roten Faden bzw. die roten Fäden aufzuzeigen und dies mit Hilfe des Lernmittels *Mind Map* anschaulich zu machen.

Der Ausgangsstoff

Das homöopathische Heilmittel **Nux-v.** wird aus „feinpülverisierten Krähenaug-Samen" (HAHNEMANN, RAL) hergestellt. „Krähenaugen" (Abb. 10–2) heißen die Samen dieser Pflanze, weil ihr Aussehen offensichtlich zu dieser Namensgebung angeregt hat. Sie gehören zu der im Gebiet des tropischen Indien bis Nordaustralien beheimateten Pflanze **Strychnos nux vomica** oder **Brechnuss**, die zur Familie der Loganiaceae gehört. Dabei handelt es sich um einen immergrünen Baum, der zwischen 10 bis 13 Meter hoch wird. Die wichtigsten wirksamen Bestandteile sind die Alkaloide **Strychnin** und **Brucin**.

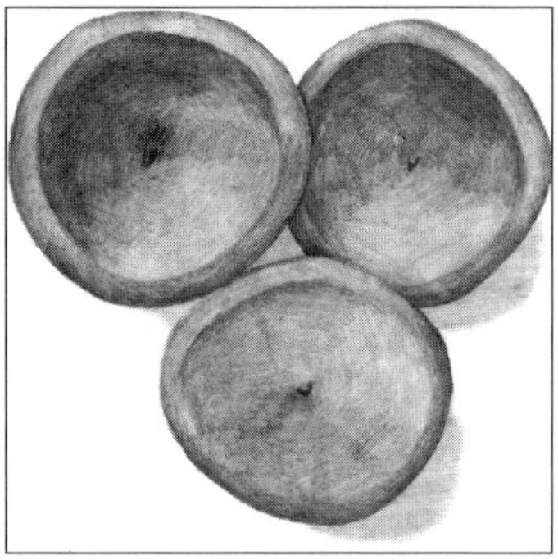

Abb. 10–2: Krähenaugen (Nux vomica) RAL

Die Brechnuss, „**Strychnos nux vomica**", ist ein tropischer Baum aus Südostasien. Seine Früchte enthalten Strychnin und Brucin.

Symptome der Hohlorgane

Aufgrund seines Strychningehaltes kann **Nux-v.** sowohl an der quergestreiften wie an der glatten Muskulatur (in der Mind Map hellblau) Krämpfe entfalten (vgl. Vergiftungsbild von **Strychnin**). An der **glatten Muskulatur** (blau) geschieht dies unter Vermittlung des **vegetativen Nervensystems** (dunkelblau). Die Organe, in welchen beide Gewebestrukturen enthalten sind und an denen solche Krampfzustände auftreten können, sind alle Hohlorgane des Bauchraumes und der Lunge. Klinisch kann sich das manifestieren als **Koliken**, nämlich als Gallenkolik, als Nierenkolik und im Bereich der Lunge als **Asthma**. Im Darm als weiterem Hohlorgan des Abdominalbereiches können sich ebenfalls Krämpfe zeigen, aber auf der Ebene des Zusammenspiels von glatter Muskulatur und vegetativem Nervensystem ist eine andere Besonderheit kennzeichnend für **Nux-v.**: die **antiperistaltische Bewegung**. Dieses Phänomen ist in verschiedenen Bereichen – Magen, Rektum, After, Blase – anzutreffen und manifestiert sich klinisch jeweils anders: Im Falle eines verdorbenen Magens kann es sein, dass der Patient würgt, dass sich der Magen zusammenkrampft und anspannt, als wolle er seinen Inhalt nicht in den Dünndarm abgeben, was schließlich doch geschieht. Bei der Stuhlentleerung presst der Patient, aber es entleert sich wenig Stuhl, oder der Stuhl schlüpft zurück, statt auszutreten. Die Obstipation bei **Nux-v.** kann als Resultat der gestörten Peristaltik interpretiert werden.

Strychnin erzeugt Krämpfe der Muskulatur.

Typische **Nux-v.**-Symptome: Koliken, Asthma.

Umgekehrte Peristaltik

Würgen

Obstipation
Zurückschlüpfen des Stuhls

vergeblicher Stuhldrang oder ungewollte Entleerung

Harnverhaltung oder Enuresis

Ebenso findet sich eventuell ein konstanter frustraner Stuhldrang oder das Gefühl einer inkompletten Stuhlentleerung. Wenn ein **Nux-v**.-Patient Durchfall hat, kann er auf der Toilette sitzen und trotz Stuhldranges nichts entleeren, oder aber ein derartiger Krampf zieht durch seinen Leib, dass er die daraufhin einsetzende Entleerung nicht einhalten kann. Das gleiche Phänomen kann man an der Blase beobachten: Bei einer vollen Blase hat er Mühe, das Wasser zu halten, und wenn er bei voller Blase und Harndrang urinieren will, entleeren sich nur wenige Tropfen.

Symptome an Rücken und Extremitäten

Verspannungen, Krämpfe, Muskelzuckungen

Krampfanfälle mit Überstreckung und Atemnot

fehlender Stuhl- oder Harndrang

lokalisierte oder generalisierte Lähmungen, besonders linksseitig, mit stechenden Schmerzen und Kältegefühl

Die krampfartigen Zustände können sich aber auch an der **Skelettmuskulatur** (grün) abspielen und sich in milderen Fällen in Verspannungen und in stärker ausgeprägten Fällen in lokalisierten oder generalisierten Krämpfen manifestieren. Die **lokalisierten Krämpfe** können durch Schmerzen, insbesondere ziehende Schmerzen in der betreffenden Region ausgelöst werden, und betreffen dann Gliedmaßen, Teile von ihnen oder einzelne Muskeln einer Gliedmaße, bei geringerem Ausmaß der Störung handelt es sich um Muskelzuckungen. Analog zum Vergiftungsbild von **Strychninum** sind die Krämpfe tetanischer Natur, wobei zwischen den einzelnen Krampfepisoden wenige Minuten liegen, während derer die betroffenen Muskeln völlig entspannt sind. **Generalisierte Krämpfe** können ausgelöst werden durch leiseste Berührung oder durch Zugluft und gehen u.U. mit Opisthotonus, livider Gesichtsverfärbung und Atemnot einher. Dabei kann der Patient bei Bewusstsein bleiben und heftige Schmerzen, die mit den Krampfzuständen verbunden sind, erleiden.

Das Vergiftungsbild des Hauptbestandteils von **Nux-v.**, **Strychninum**, enthält aber nicht nur die Krampf- und Spannungszustände, sondern auch **Lähmungen**. Das Gleiche gilt für das Arzneimittelbild von **Nux-v.**: Im Einflussbereich des vegetativen Nervensystems kann sich das bei voller Ampulle in Obstipation äußern, weil der Patient trotzdem keinen Stuhldrang verspürt. Gleichermaßen kann die Blase gefüllt sein, ohne dass der Patient Harndrang verspürt. Im Bereich der Skelettmuskulatur können sich lokalisierte Lähmungen zeigen, die das Gesicht (Fazialisparese), einzelne Gliedmaßen oder ihre Teile oder einzelne Muskeln betreffen. Es sind aber in der Literatur auch generalisierte Lähmungen beschrieben, wie z.B. nach Apoplex. Sie betreffen dann offenbar häufiger die linke Körperhälfte. Als Besonderheit ist **hervorzuheben**: In gelähmten Teilen können die Patienten stechende Schmerzen und ein Kälteempfinden haben.

Schmerzempfindung

Große Schmerzempfindlichkeit

Neuralgien

Koliken mit Stuhldrang

Diese **große Empfindlichkeit des gesamten Nervensystems** (dunkelblau) äußert sich auf der körperlichen Ebene in einer niedrigen Schmerzschwelle. Die Schmerzen sind meist stechend und ziehend, insbesondere, aber nicht ausschließlich, in gelähmten Teilen. Somit können **Nux-v.**-Patienten von Neuralgien geplagt sein. Zum Stichwort „Schmerzen" sei an dieser Stelle ergänzt, dass abdominelle Schmerzen eher eine schneidende Qualität haben und den Patienten zwingen, sich zusammenzukrümmen. Alle Schmerzen im Bauchraum, d. h. auch Schmerzen in der Blase, Schmerzen einer Nierenkolik und abdominelle Schmerzen im Zusammenhang mit den Menses oder Wehen, können beim **Nux-v.**-Patienten Stuhldrang auslösen. Hinsichtlich der Rückenschmerzen gibt es **zwei Besonderheiten** zu beachten:

Rückenschmerz < im Liegen, muss sich zum Umdrehen aufrichten

1. Die Rückenschmerzen nehmen zu, wenn sich der Patient hinlegt. Er muss also aufstehen und herumgehen.
2. Wenn der Patient Rückenschmerzen hat und im Bett liegt, kann er sich nur auf die andere Seite umdrehen, wenn er sich vorher aufgerichtet hat.
   - Back, pain, turning, bed, sit up to turn over, must (Rücken, Schmerzen, drehen, Bett, muss sich aufsetzen, um sich auf die andere Seite zu drehen) *Synthesis-Repertorium*, Seite 1078
   - Back, pain, lumbar, turning, bed, impossible (Rücken, Schmerzen, Lumbalbereich, drehen, Bett, beinahe unmöglich) *S. 1087*
   - Back, pain, lumbar, turning, body, when turning (Rücken, Schmerzen, Lumbalbereich, drehen, Körper, wenn er den Körper dreht.) *S. 1087*

Reizbarkeit

Ohnmacht durch starke Sinnesreize

Die große Empfindlichkeit bzw. Überempfindlichkeit des Nervensystems zeigt sich auch in der Neigung zu Ohnmacht auf Gerüche, auf Licht, sowie nach dem Essen, nach jeder Wehe und generell morgens.

Krampf und Lähmung

Reizbarkeit, Stimulation und Bedürfnis nach Ruhe

Der **Polarität von Krampf und Lähmung** auf der körperlichen Ebene, der eine große Empfindlichkeit des gesamten Nervensystems zu Grunde liegt, entspricht auf der geistigen Ebene die **Polarität von Reizbarkeit**

und Verlangen nach Reizen und Stimulation einerseits und dem Verlangen nach Ruhe andererseits. Auf der **geistigen Ebene** (rot) ist ebenfalls eine große Empfindlichkeit des Nervensystems auffallend, die sich u. a. in einer Überempfindlichkeit äußert gegenüber allen Sinneseindrücken (d. h. Geräuschen, Gerüchen, optischen Reizen, Berührung), Nahrungs- und Genussmitteln, Medikamenten, aber auch gegenüber seiner Umgebung. (Das kann Kritik sein wie auch private oder berufliche Anforderungen.).

Überempfindlichkeit

Im Zentrum der Aufmerksamkeit eines **Nux-v.**-*Patienten steht die Erfüllung seiner Aufgabe, d. h. die Erreichung des Zieles bzw. die Bewältigung der Arbeit*

Der **Nux-v.**-Patient will sein Ziel bedingungslos erreichen.

und zwar laut SANKARAN um jeden Preis. So wird verständlich, dass Hindernisse jedweder Art (ein Reißverschluss, der seine Schließung verweigert, ein Kunde, der sich beschwert usw.), die sich ihm in den Weg stellen, seine an sich vorhandene Reizbarkeit stimulieren können. Ein **Nux-v.**-Patient lässt ihr in seiner Impulsivität eher freien Lauf, indem er ärgerlich schreit, schimpft und flucht. Der Blick auf seine noch zu bewältigende Aufgabe bringt ihn schnell in ein inneres Gefühl von Ungeduld und Getriebenheit, zumal er fleißig, gewissenhaft und gründlich ist. Der Patient ist geschäftig und ständig in Aktion. Wenn sein Körper in diesem Prozess Anzeichen einer Erschöpfung zeigt, verlangt und greift er zu Stimulanzien wie Kaffee und Tabak, um seine Leistungsfähigkeit zu steigern. Abends und nachts, wenn ihn dies in einen Zustand der Übererregbarkeit versetzt hat und ihn am Schlaf hindert, trinkt er Alkohol, um damit gegenzusteuern. Eine gewisse Zeit lässt sich dieses Wechselspiel durchführen, aber langfristig führt es in eine geistige Erschöpfung, die gekennzeichnet ist durch Leistungseinbuße und Schlafstörungen.

Neigung zu Zorn und Fluchen

Ungeduld

Verlangen nach Genussgiften zur Stimulation und Beruhigung

Vermehrt in solchen Situationen kann sich die Impulsivität von **Nux-v.** Bahn brechen und für andere und schließlich den Patienten selbst destruktiv werden: Er geht nicht nur unwirsch mit ihn störenden Gegenständen um, d. h. er zieht oder stößt sie roh, sondern er kann verbal ausfallend und verletzend bzw. schließlich auch tätlich aggressiv werden. In solch einem Zustand neigt er dazu, andere heftig zu kritisieren. Zwei Rubriken (*KENT-Repertorium*, Seite 136) spiegeln dies wider:

Beleidigungen
Aggressivität
Destruktivität
Gewalttätigkeit

- Mind, kill, husband, impulse to kill her beloved (Gemüt, töten, Ehemann, Impuls ihren geliebten Ehemann zu töten)
- Mind, kill, throw child, into fire (Gemüt, töten, werfen Kind, plötzlicher Impuls, sein Kind ins Feuer zu werfen).

Aber die Aggression kann ein **Nux-v.**-Patient auch gegen sich selbst richten:

- Mind, suicidal tendency, drowning, by (Gemüt, Gedanken an Suizid durch Ertränken) *(S. 189)*

Sensibilität

Depression durch Überarbeitung und durch Tod nahestehender Menschen

Solch ein Zustand kann umschlagen in Melancholie und Traurigkeit, die für **Nux-v.** ebenfalls bekannt ist. In einen derartigen Zustand kann ein entsprechender Patient aber nicht nur im Verlauf einer Verausgabung in seiner Arbeit, sondern auch durch Schicksalsschläge wie Verlust von Angehörigen und Freunden kommen.

- Mind, ailments from death of a child, of parents or friends (Gemüt, Folgen des Verlustes eines Kindes, Elternteiles oder Freundes) (*Kent-Repertorium, S. 4)*

Denn zu **Nux-v.** gehört auch eine empfindsame und mitfühlende Seite.

- Mind, sympathetic (Gemüt, mitfühlend) *(S. 191)*

Ruhebedürfnis

Den Gegenpol zur Reizbarkeit und Geschäftigkeit stellt das Verlangen nach Ruhe dar:

- Mind, quiet, wants to be (Gemüt, Ruhe, sucht die Ruhe) *(S. 159)*
- Mind, fishing, likes (Gemüt, fischen, fischt gerne) (**Nux-v.** als einziges Mittel, *S. 110*)

Es gibt auch Patienten, die hervorragend auf **Nux-v.** reagieren, die dem vorher skizzierten Typ überhaupt nicht entsprechen, sondern eher durch ihr stilles und ruhiges Wesen auffallen. Dies ist repräsentiert in der Rubrik:

- Mind, quiet, disposition (Gemüt, ruhiges Wesen) *(S. 159)*

Eifersucht, Gerechtigkeitssinn

Außerdem ist **Nux-v.** bekannt für Eifersucht und Empfindlichkeit gegenüber Ungerechtigkeit.

Schlafstörungen

spätes Einschlafen, häufiges Erwachen, Tiefschlaf am frühen Morgen

Die bereits angesprochenen **Schlaf**störungen von **Nux-v.** sind durch folgende Aspekte charakterisiert: Auf Grund seiner Überreizung hat der Patient Schwierigkeiten einzuschlafen. Daher setzt er häufig Alkohol ein, um dieser Überreizung entgegenzuwirken. Wenn er dann eingeschlafen ist, schläft er mit Unterbrechungen. Eine Zeit, zu der ein **Nux-v.**-Patient typischerweise aufwacht, ist nachts um 3 Uhr. Dann holen ihn oft seine Gedanken an seine Arbeit wieder ein und halten ihn bis in die frühen Morgenstunden wach, bis er schließlich in einen tiefen Schlaf verfällt. Wenn dann der Wecker klingelt, wacht der Patient zerschlagen und unausgeschlafen auf. – Ein kurzer Nachmittagsschlaf kann ihn tagsüber erfrischen.

Mittagsschlaf tut gut

Magen-Darm-Beschwerden

Eine weitere Körperregion, die häufig in Mitleidenschaft gezogen ist und von der weitere Störungen ausgehen können, ist der **Magen** (braun): Einerseits hat der Patient ein gesteigertes Verlangen nach Stimulanzien – Kaffee, Alkohol, Tabak, gewürzte bzw. bittere Speisen –, andererseits verträgt er Kaffee und Alkohol nicht. Käseverzehr kann zum Auftreten von Akne führen.

Beschwerden durch Kaffee und Alkohol

Akne durch Käse

- Face, acne, cheese, from (Gesicht, Akne, Käse, von) *(S. 497)*

Beschwerden treten häufig ein bis zwei Stunden nach dem Essen auf, so z. B. Magenschmerzen, Sodbrennen, Übelkeit oder ein Steingefühl. Eine Besonderheit besteht laut KENT darin, dass Magenverstimmung sowohl Husten, als auch – bei entsprechend disponierten Menschen – Asthma auslösen kann. Zum Bereich **Abdomen** (braun) ist der deutliche Bezug zur Leber zu ergänzen, worauf bereits die geistige Symptomatik deutet. Im Bereich des Pfortaderkreislaufs kann es zur Stauung kommen, die sich retrograd in Hämorrhoiden manifestieren kann, die durch Jucken oder Bluten erhebliche Beschwerden machen können. Andererseits sind krankhafte Zustände im Bereich des Abdomens häufig mit Ikterus vergesellschaftet. Eine gewisse bindegewebige Schwäche zeigt sich auch in der Neigung zu Hernien, insbesondere linksseitigen Leistenhernien, die bereits bei Babys beschrieben sind.

nach dem Essen: Übelkeit und Magenschmerzen, Husten und Asthma

juckende und blutende Hämorrhoiden

Ikterus

Leistenhernien

Grippaler Infekt

Auch ohne konstitutionellen Bezug zum Patienten kann das Mittel sehr wirkungsvoll bei fieberhaften oder grippalen Infekten angewandt werden – d. h. **Nux-v.** ist auch als **Grippemittel** bekannt –, wenn folgende charakteristische Symptome dieser Zustände anzutreffen sind: Ein typischer Auslöser ist Zugluft, insbesondere im Zusammenhang mit vorausgegangenem Schwitzen. Darauf kann der Körper als erstes mit Kopfschmerzen und begleitendem Schnupfen reagieren. Dabei ist der Schnupfen anfangs wässrig. Entgegengesetzt zu den Modalitäten von **Pulsatilla** wird die Nase im Freien oder an frischer Luft verstopft. Dem gegenüber bleibt der Schnupfen flüssig und wässrig,

Auslöser: Zugluft

zunächst Kopfschmerzen

wässriger Schnupfen
im Freien Nase verstopft

solange sich der Patient in Räumen aufhält. Diese Modalitäten gelten auch für Rhinitis allergica, die bei **Nux-v.** häufig angetroffen werden kann, sowie bei chronisch-rezidivierender Sinusitis. Kennzeichnend ist ferner, dass der Patient während aller Stadien – Frösteln wie **Fieber** (orange) – zugedeckt sein will, und selbst die geringste Bewegung unter der Decke löst erneute Frostschauer aus, und trotz des Einhüllens nimmt das Frösteln nicht ab. Der Patient schwitzt viel, und der **Schweiß** (orange) ist heiß. Während des Fiebers hat der Patient nicht besonders viel Durst. Während eines Fieberzustandes kann es zum Ikterus kommen. Eine Besonderheit besteht darin, dass Schwitzen Kopfschmerzen auslösen kann. Allgemein sind die Schweiße sauer, und sie können auch halbseitig, nur auf einer Körperhälfte auftreten.

will auch bei Fieber zugedeckt sein, friert bei geringster Bewegung

heißer Schweiß, sauer, oft einseitig, kann Kopfschmerzen auslösen

Wenngleich **Nux-v.** kein Medikament ist, das seine Hauptwirkungen im Bereich der **Schleimhäute** (gelb) und in Form von katarrhalischen Erscheinungen zeigt, so können dennoch Eiterungen und Abszessbildungen z. B. in Form von Sinusitiden und eitrigen Tonsillitiden bis hin zum Tonsillarabszess auftreten. Im Bereich des Mundes und des Rachens können eine Vielzahl fauliger Ulzera angetroffen werden. Auch die **Haut** ist kein Organ, an dem sich viele Symptome von **Nux-v.** zeigen, sie weist aber die für das Mittel typische Überempfindlichkeit gegen Berührung und Zugluft auf.

Eiterung, Abszess

empfindlich gegen Berührung und Zugluft

Causa/Auslöser

Aus dem bisher Gesagten lassen sich wesentliche Aspekte der Causa ableiten. Statt Causa verwende ich allerdings lieber die Formulierung 'Auslöser', weil die entsprechenden Situationen die als Potenz in der Konstitution angelegte Krankheitsdynamik lediglich zur Manifestation bringen. Zu den Auslösern beim **Nux-v.**-Patient, der die Verwirklichung seiner beruflichen Ziele und Aufgaben im Blick hat, zählen geschäftliche Sorgen, finanzielle Probleme, Schlafmangel und Ärger, aber auch Kummer. Andere Auslöser sind ein in jedweder Hinsicht exzessives Leben, der ausgiebige Konsum von sogenannten Genussgiften sowie sitzende Lebensweise. Ferner ist Zugluft ein Auslöser.

Folgen von Schlafmangel, Ärger, Kummer, finanziellen und geschäftlichen Sorgen

Genussgifte, Exzesse
sitzende Lebensweise
Zugluft

Modalitäten

Dem fröstеligen **Nux-v.**-Patient geht es im allgemeinen **besser** in der Wärme und durch Einhüllen. Außerdem wirken heiße Getränke förderlich. Insgesamt kommt es zur Besserung des Befindens, wenn gebildete

besser durch: Wärme, Einhüllen

Absonderungen und Ausscheidungen >

Ruhe, Mittagsschlaf >

abends >

schlimmer durch: Kälte, Zugluft, Entblößen

Kaffee, Alkohol, Völlerei <

Ärger <
Sinnesreize <
Schlafmangel <

nach dem Erwachen, 10–11 Uhr, 3 Uhr <

Sekrete ablaufen können, bzw. nach Absetzen von Stuhl und nach Abgang von Winden. Ferner bessert Ruhe die meisten Beschwerden ebenso wie kurzer Schlaf. Als Klimabedingung wirkt sich warmes, feuchtes Wetter günstig aus. Hinsichtlich der Tageszeit geht es dem Patienten abends besser.
Ungünstig und **verschlimmernd** wirken demgegenüber Kälte, kaltes Wetter und Zugluft, aber auch wenn einzelne Körperteile kalt werden, etwa durch Sitzen auf kalten Steinen. In gleicher Weise wirkt jedes Entblößen ungünstig. Der Konsum von Kaffee, Alkohol, insbesondere in großen Mengen, sowie Völlerei führen zu Beschwerden oder können diese verstärken. Im Rahmen der Überempfindlichkeit gegenüber Sinneseindrücken können Ärger, geistige Anstrengung, Lärm, Licht, Sonne, Gerüche und Berührung sowie Druck (der Kleidung) verschlimmern. Schlafmangel wirkt sich ungünstig aus. Hinsichtlich der Tageszeit sind als typische Verschlimmerungszeiten zu nennen: früh bald nach dem Erwachen, morgens, nachts um 3 Uhr sowie vormittags zwischen 10 und 11 Uhr.

Unterschiede zu anderen Arzneimitteln

Differenzialtherapeutisch ist bei **Nux-v.** u. a. an folgende Mittel zu denken:

Lycopodium

Lyc.:
ähnlich: Ehrgeiz, Eifersucht, Versagensangst
Magen-Darm-Beschwerden

verschieden: kein Krampf, keine Lähmung, kaum Gebrauch von Stimulanzien, andere Zeitmodalität

Patienten, die dieses Mittel benötigen, können ebenfalls ehrgeizig und eifersüchtig sein und auch Versagensängste haben, vor allem aber in dem Sinn, ihre Bestimmung nicht zu erreichen. Den körperlichen Beschwerden von **Lycopodium** fehlt im Regelfall sowohl die krampfhafte als auch die paralytische Komponente. Bei beiden Mitteln ist das wesentliche Manifestations-Organ der Gastrointestinaltrakt. **Lycopodium** verlangt nicht so ausgeprägt nach Stimulanzien und ist durch ihren Genuss auch nicht so störbar. Unterschiede bestehen hinsichtlich der Manifestationszeiten. **Lycopodium**: 16 – 20 Uhr sowie nachts.

Pulsatilla

Puls.:
ähnlich: Milde, Ehrgeiz, Eifersucht; Erkrankungen der Nebenhöhlen

Gemeinsame Eigenschaften – jedoch mit unterschiedlichen Akzenten – auf der Gemütsebene sind Sanftheit, Milde, Ehrgeiz, Eifersucht. Der Kern der **Pulsatilla**-Problematik spiegelt sich in der Wahnidee, er/sie sei allein auf der Welt. Beide Mittel sind dafür bekannt, dass sie bei entsprechender Symptomenähnlichkeit Sinusitis heilen können. **Pulsatilla**: Nasensekret: rahmig, dick, gelb bzw. gelbgrün und ggf. übelriechend, nicht wundmachend, Schnupfen > in der frischen, kalten Luft, < in warmen Räumen; **Nux-v.**: Nasensekret eher wässrig, Fließschnupfen, Schnupfen < im Freien, > in der Wärme, nachts Nase verstopft.

verschieden: Absonderungen, Einfluss von Kälte und Wärme

Ignatia

Zur Herstellung des homöopathischen Heilmittels **Ignatia amara** werden ebenfalls die getrockneten Samen der Pflanze verwendet, die wie **Nux-v.** zu den Loganiaceae gehört und als Wirksubstanzen auch die Alkaloide **Strychnin** und **Brucin** enthält. So wird die Ähnlichkeit der Wirkungen bzw. Symptomatologie beider Mittel verständlich. Seine Hauptwirkungen entfaltet **Ignatia** ebenfalls am Nervensystem, bei dem es eine Übererregbarkeit erzeugt sowie Zuckungen und Krämpfe an der quergestreiften, und Spasmen an der glatten Muskulatur. Wesentliche Auslöser für ein **Ignatia**-Bild ist seelische Erregung in jeder Form: Erwartungsspannung, Ärger, Angst, Furcht, (stiller) Kummer, schlechte Nachrichten und Sorgen. Häufig klagen diese Patienten über ein Globusgefühl, das subjektiv mit dem Auslöser nicht in Zusammenhang gebracht wird, zumal er oft nicht geäußert wird (stiller Kummer), und man kann häufig während der Schilderung der Beschwerden ein ausgeprägtes Seufzen beobachten. Frösteln wird durch Aufdecken gebessert. Für **Ignatia** ist ebenso wie für **Sepia** (s. u.) bekannt, dass sich Beschwerden durch Beschäftigung und Ablenkung als auch durch heftige körperliche Anstrengung bessern können. Für **Nux-v.** trifft nur der erste Teil zu.

Ign.:
ähnlich: botanische Familie, Inhaltsstoffe
Übererregbarkeit, Krämpfe, Folgen von Ärger und Sorgen

verschieden: Umgang mit Kummer, Ausdruck der Depression, Einfluss körperlicher Anstrengung

Bryonia

ist ein anderes Mittel, das bei fieberhaften Infekten sowie bei abdominellen Beschwerden mit Ikterus in differenzialtherapeutische Erwägung gezogen werden sollte: Besserung durch jegliche, auch die geringste Bewegung, nicht besser durch Wärme und Hitze, schlechter durch Druck. **Nux-v.**: > Wärme, gut Einhüllen, < leichtester Druck.

Bry.:
ähnlich: Reaktion bei Fieber, Neigung zu Ikterus

Verschieden: Reaktion auf Wärme und Druck

Sepia

Gemeinsam sind beiden Mitteln die Reizbarkeit und eine leichte Verletzlichkeit, Ärger ist ein typischer Auslöser für Beschwerden. Beschäftigung und Geschäftigkeit bzw. Ablenkung bessert bei beiden Mitteln häufig körperliche Beschwerden. Im Unterschied zu **Nux-v.** können **Sepia**-Patienten eine ganz wesentliche Besserung ihrer Beschwerden durch starke körperliche Anstrengungen, bei denen sie heftig schwitzen, sowie

Sep.:
ähnlich: reizbar, verletzlich, Besserung durch Ablenkung, innerer Frost, äußere Hitze, Verlangen nach Gewürzen

verschieden: Reaktion auf körperliche Anstrengung, Affinität zu Schokolade und Saurem

durch Tanzen erfahren. Gemeinsam sind beiden Mitteln bei fieberhaften Infekten die Empfindung von innerem Frösteln bei äußerer Hitze. Bei **Sepia** findet sich wie bei **Nux-v.** ein Verlangen nach scharf gewürzten Speisen, die bei beiden auch verschlimmern können. Ein ausgeprägtes Verlangen nach Schokolade und sauren Nahrungsmitteln ist nur bei **Sepia** bekannt.

Sulfur

Sulf.:
ähnlich: Hämorrhoiden, Affinität zu Alkohol und Fleisch, notorisches Nörgeln

verschieden: Zeitmodalitäten, Reaktion auf Wärme, Ausprägung der Hautsymptomatik

Gemeinsamkeiten bestehen hinsichtlich der abdominellen Symptomatik: Hämorrhoiden nach Genuss von Bier, Verlangen nach alkoholischen Getränken, insbesondere short drinks, sowie ein Verlangen nach und eine Abneigung gegenüber Fleisch. Verstopfung und Durchfall können sich abwechseln. Bei beiden Mitteln ist ein Verhalten als notorischer Nörgler bekannt. Typische Verschlimmerungszeiten von **Sulfur** sind vormittags 11 Uhr, sowie abends und nachts gegen 5–6 Uhr. Während Bettwärme bei **Nux-v.** bessert, erfahren **Sulfur**-Patienten darunter eine Verschlimmerung. **Nux-v.** kann auch Hautsymptome haben, gegenüber **Sulfur** jedoch mit vergleichsweise untergeordnetem Stellenwert im Rahmen des gesamtem Arzneimittelbildes. Demgegenüber wird es eher selten sein, dass man auf einen **Sulfur**-Patienten trifft, der nicht irgendwelche Hautsymptome hat oder im Laufe seines Lebens einmal hatte.

Fallbeispiel

Abschließend möchte ich die mögliche Symptomatologie von **Nux-v.** sowie seine Heilkraft an einem Beispiel demonstrieren:

Fallbeispiel: anhaltende Sinusitis

Ein 42-jähriger Patient stellt sich im Notdienst vor, weil er seit zwei Wochen trotz schulmedizinischer Behandlung mit Sekretolytika und Antibiotika seine Sinusitis nicht los wird.

Auslöser: Luftzug

Er habe oft Erkältungen, die er durch viel Durchzug bekommt.

Niesen mit Blutung, Nase nachts verstopft

Jetzt niest er bis zu 16-mal hintereinander, ausgelöst durch Jucken in der Nase. Manchmal kommt beim Niesen auch etwas Blut. Tagsüber ist die Nase frei, nachts ist sie verstopft.

Druck hinter dem Auge verhindert den Schlaf

Schnäuzen <

Vorgestern Nacht hatte er einen Druck hinter dem linken Auge verspürt, der das Auge nach außen zu pressen schien. Gestern Nacht hat er wegen der gleichen drückenden Schmerzen nicht geschlafen. Er hat beim Schnäuzen Schmerzen im linken Auge und Stirnkopfschmerzen, wenn er den Kopf nach vorne beugt. Der Schnupfen aus der linken Nasenöffnung ist gelb.

Der Patient kommt gegen 23.00 Uhr, nachdem er sein Lokal geschlossen hat und sagt: „Jetzt, wo es ruhiger wird, werden meine Beschwerden schlimmer." Darüber hinaus hat er seit 30 Jahren keine Kopfschmerzen mehr gehabt.

Ruhe < (Ablenkung >)

Das Zahnfleisch der linken Seite tut ihm weh.

Zahnfleischschmerz links

Er hat ein verstopftes Gefühl in seinen Ohren. Heute morgen ist er mit verschwollenen Augen aufgewacht.

Ohren verstopft, Augen verschwollen

Gestern hatte er ein Kältezittern und damit vergesellschaftet Rückenschmerzen.

„Schüttelfrost" mit Rückenschmerz

Über sich selber erzählt er, dass er schnell explodiert. Es ärgert ihn, wenn man ihn anlügt.

reizbar, schnell verärgert

Früher ist er leidenschaftlich gerne Motocross gefahren, und zwar mit Rennmaschinen. Im Alter von 15–19 Jahren war er in dieser Disziplin Regionalmeister. In Italien ist er während seiner Bundeswehrzeit Leopard gefahren. Ihn reizt das Neue. Er schätzt sich als vielseitigen Menschen ein. Er sagt von sich: „Ich kann gut Befehle kriegen, aber ich kann jetzt auch gut Befehle austeilen." Nach seiner Bundeswehrzeit hat er eine Zeit als LKW-Fahrer gearbeitet. Dann wollte er mal etwas Neues machen und er hat ein Pizzeria eröffnet. Alle Bekannten, Freunde und seine Familie haben ihm prophezeit, dass er keine zwei Wochen überleben würde. Jetzt hat er sein Lokal schon beinahe zwei Jahre.

Neigung zu Motorsport und anderen Herausforderungen

Aber er spürt einen starken Druck von Seiten seiner Familie auf sich lasten. Er ist der Älteste und fühlt sich sehr eingespannt, zumal auch einige seiner Familienangehörigen bei ihm arbeiten. Er hat zwar genug zu tun, aber seine Verpflichtungen gegenüber der Bank belasten ihn und bestimmte Situationen, die sich in letzter Zeit häufen: dass nämlich manche seiner Angestellten auch an Abenden mit hoher Gästezahl ihn einfach kurzfristig im Stich lassen und anrufen, dass sie nicht kommen.

Gefühl von Überforderung, geschäftliche Sorgen

Er sei kein Alkoholiker, aber in letzter Zeit habe er wegen der ständig gewachsenen Belastungen – Urlaub habe er auch noch nicht machen können – öfter mal abends ein Bierchen oder mehr getrunken, was sonst gar nicht seine Art sei. Eigentlich tue ihm das nicht gut.

Verlangen nach Bier, was er schlecht verträgt

Er schlafe in letzter Zeit auch zunehmend schlechter ein und durch.

Schlafstörung

Während der Patient über sich erzählt, spricht er sehr schnell.

Schnelles Sprechen

Der Patient sagt über sich: „Ich bin nicht geizig, aber das bringt mir in letzter Zeit viel Nachteile ein. Ich bin sehr eifersüchtig auf meine Sachen: Wenn ich jemandem mein Auto leihe, und er bringt es mir dreckig zurück, dann bin ich sauer. – Meine Mutter hat über mich in jungen Jahren gesagt, dass ich immer etwas kaufen musste."

Verlangen nach materiellem Besitz

Sonne verträgt er gut.

Verlauf: Schnelle Heilung der Sinusitis und der Schlafstörungen

Nach einer Dosis **Nux-v.** 10 MK (C 10.000 nach der Einglas-Methode nach KORSAKOFF), die der Patient nüchtern unter die Zunge und anschließend noch einige Male verkleppert aus wässriger Lösung genommen hat, war seine Sinusitis innerhalb weniger Tage ausgeheilt, und er schlief auch wieder gut.

Lernziele

- sich eingehend mit dem Arzneimittelbild **Nux vomica** beschäftigen
- wichtige psychische und körperliche Arzneisymptome und die wesentlichen Modalitäten von **Nux vomica** kennen
- **Nux vomica** gegen ähnliche Arzneimittel, z. B. Ignatia, Bryonia, Lycopodium, Sulfur, Sepia, Pulsatilla abgrenzen können

Literatur

Hahnemann, Samuel: Reine Arzneimittellehre, Bd. 1, 5. Nachdruck, Karl F. Haug Verlag, Heidelberg, 1991, S. 192

Sankaran, Rajan: Das geistige Prinzip der Homöopathie. Bombay 1991

Schroyens, Frederik (Editor): Synthesis, Repertorium Homoeopathicum Syntheticum, Ed. 5, Homeopathic Book Publishers, London, 1993. (Die Seitenzahlen aller zitierten Rubriken beziehen sich auf diese englische Ausgabe.)

11 Pulsatilla

Michael M. Hadulla und Olaf Richter
(gekürzter Auszug aus: *Die homöopathischen Arzneien*, Band I)

Pulsatilla pratensis nigricans:
„Sie schwankt hin und her, aber sie bricht nicht" –
„Fleur de vent" – „Werden und Vergehen"

Zusammenfassung

Die Verfasser berichten über **Pulsatilla**, einem der häufigst gebrauchten Arzneimittel, besonders über die Aspekte Wechselhaftigkeit, Unentschlossenheit, Sicherheitsbedürfnis, Stärke und emotionales Einfühlungsvermögen. Den Prüfsymptomen von SAMUEL HAHNEMANN (*Reine Arzneimittellehre*) werden **Pulsatilla**-Typologien aus dem öffentlichen Leben, der Kunst und der Weltliteratur gegenübergestellt. **Pulsatilla**-Fälle aus der täglichen Praxis schließen das Kapitel ab.

Die Arzneisymptome aus HAHNEMANNS Prüfung werden aus didaktischen Gründen mit bekannten Personen (Prinzessin DIANA) und Kunstwerken (BOTTICELLIS Venus, MARGARET MITCHELS Melanie Wilkes) dargestellt.

Etymologie

Der Name **Pulsatilla** leitet sich von dem lateinischen Wort „*pulsare*" ab, was wörtlich übersetzt „schlagen" (vom Wind hin und her geschlagen werden; keine festen Stiele haben) bedeutet. *Prater* (Genitiv: *pratensis*) heißt „Wiese" und deutet auf den Ort des Wachstums der Pflanze hin. **Pulsatilla** gehört zu der Gattung der Anemonen und „*anemos*" heißt im Griechischen „Wind".

Wie der „Puls" schlägt, wird **Pulsatilla** hin und her geweht.

Anemone = die Windblume

Der deutsche Name „Küchenschelle" stammt von „Kuh- Schelle", dem Volksnamen, und bezieht sich auf die Glockenform der schönen Blüte, nicht auf Küche, wie man eventuell denken könnte.

Kuhglöckchen, Schelle des Kühchens

Nach alter griechischer Sage soll die Küchenschelle aus den Tränen der Venus entstanden sein, als sie den Jüngling Adonis beweinte, der auf der Jagd von einem Eber getötet wurde. Folgendes hat sich nach der Sage zugetragen: Adonis, ein schöner Königssohn, wurde von Aphrodite, der Göttin der Liebe und Schönheit, begehrt und geliebt. Nach seinem gewaltsamen Tod ließ sie aus seinem Blut eine Blume aufsprießen und erreichte von Persephone, der Göttin der Unterwelt, dass Adonis nur einen Teil des Jahres im Schattenreich zu weilen brauchte, die übrige Zeit durfte er mit Aphrodite in der Oberwelt verbringen, und sich an ihrer Liebe und Schönheit erfreuen.

Mythologie:
Aphrodite (= Venus) liebt Adonis, Ares (= Mars) lässt ihn aus Eifersucht von einem Eber töten. Aphrodites Tränen oder das vergossene Blut von Adonis lassen Blumen wachsen, Pulsatillen, Anemonen, die in alle Richtungen verweht werden.

Der Altmeister der philologischen Betrachtungsweise in der Homöopathie, WILLIBALD GAWLIK, schildert das in seiner typischen blumigen Sprache wie folgt:

„In den antiken Mythen ist die Anemone nur äußerlich dargestellt. Die Pflanze ist eines Tages, so erzählt man, aus dem Blute des schönen Jünglings Adonis gewachsen. In OVIDS *Metamorphosen* ist nachzulesen, dass Aphrodite, die Göttin der Liebe, sich in den Jüngling Adonis verliebte. Dieser war Symbol für die Schönheit des jugendlichen Mannes. Der Kriegsgott Ares, der Aphrodite begehrt, brennt nur vor Eifersucht auf seinen Rivalen Adonis und lässt ihn umbringen: Adonis ist auf der Jagd, als ihm Ares einen ganz besonders wilden Eber sendet, der ihn tödlich verletzt. Aphrodite lässt weiße Vögel zu Adonis fliegen und verspricht in ohnmächtigem Trauergebet, dass sich zu seines Todes Gedächtnis das vergossene Blut zu lieblichen Blumen entwickeln wird. Sie besprengt das Blut mit Nektar. Es entstehen verschiedenfarbige Blumen, die nach allen Seiten vom Wind verweht werden. (Anemone – Windröschen)."

Adonis, der sein Leben halb auf der Erde, halb in der Unterwelt verbringt, ist wie die **Pulsatilla** ein Symbol für Werden und Vergehen.

Dieser Mythos wurde schon zu früheren Zeiten als Sinnbild des Absterbens und Wiedererwachens der Natur gedeutet. Adonis ist einer der zahlreichen Götter, die sterben und wieder auferstehen, ein Symbol für Werden und Vergehen, Wiedergeburt und Unsterblichkeit. Die Adonisgärtchen sind noch manch einem ein Begriff. Gemeint sind Blumentöpfe oder -körbe, in die man vor dem Adonisfest schnell wachsende und dann schnell welkende Pflanzen säte. Jedes Jahr im Frühling erinnert **Pulsatilla** an den Tod von Adonis, an die Unterwelt, symbolisiert durch die dunkle Jahreszeit, die durch die Oberwelt, das Frühjahr mit seinem Wachstum, erlöst wird.

Pulsatilla pratensis nigricans heißt wörtlich: schwarz werdende Wiesen-Küchenschelle

Die Bezeichnung der Pflanze bei SAMUEL HAHNEMANN lautet „Pulsatilla pratensis nigricans", und auch bei einigen seiner Schüler wie z. B. bei G.H.G. JAHR lässt sich dieser Zusatz (lat.: niger = schwarz) finden, ein Hinweis auf die Polarität von Licht und Dunkelheit, Himmel und Hölle, Gut und Böse – Begriffspaare, um die seit Urzeiten die Gedanken der Menschen kreisen, Hauptthemen von Mythen, Religionen und Philosophien.

ANTON VON STÖRCK (1731–1803) prüfte die Wirkung verschiedener Pflanzen auf den Menschen. **Pulsatilla** fand er unter anderem hilfreich bei bestimmten Sehstörungen.

Die Blütezeit von **Pulsatilla** ist unmittelbar nach der dunklen (schwarzen) Jahreszeit. Das Schwarze, Dunkle, Blinde finden wir auch bei STÖRCK wieder, der Ende des 17. Jahrhunderts großes Aufsehen erregte, als er mit **Pulsatilla** Blinde erfolgreich behandelte. STÖRCK war einer der Lehrer von SAMUEL HAHNEMANN in Wien. Die Affinität von **Pulsatilla** für die Augen ist seit dem Altertum bekannt.

Botanik

Hahnenfußgewächs (wie **Aconitum**, **Ranunculus** u.v.a.), frühe Blütezeit

Die Küchenschelle blüht im Übergang von Winter zum Frühjahr nach der Schneeschmelze und wächst auf kalk- und kieselsäurereichem Boden (**Silicea** und **Cal-**

carea sind Ergänzungsmittel) in Zentral- und Mitteleuropa auf Hochflächen.

Heimat: Bergwiesen in der Mitte Europas, Wachstum auf Böden mit hohem Kalk- und Kieselsäuregehalt, Verwandtschaft zu **Calcium carbonicum** und **Silicea**.

BRUNO VONARBURG schreibt:
„Die Wiesenküchenschelle ist ein ausdauerndes Hahnenfußgewächs (Ranunculacea) mit vielköpfigem Wurzelstock und Blättern, die vierteilige, fiederschnittige Abschnitte und lineale Lappen vorweisen. Der 20–40 cm hohe Schaft trägt gewöhnlich nur eine seidig behaarte, wunderschöne Blüte mit drei sitzenden Hüllblättern. Die nickenden Blumen sind glockig und dunkelviolett oder hellviolett gefärbt. Blütezeit April bis Mai. Aus den zahlreichen Fruchtknoten mit langen, fadenförmigen Griffeln entstehen Früchte, die zu einem kugeligen Köpfchen angehäuft sind. Sie verlängern sich zu geschwänzten Nußfrüchten und werden durch den Wind verbreitet. Diese Federschweifflieger vermögen nicht nur beachtliche Strecken zurückzulegen; ihre scharfen Spitzen, an denen die Früchtchen hängen, sind sogar in der Lage, sich durch ihre hygroskopischen Bewegungen tief in die Erde zu bohren."

Glockenförmige behaarte Blüten, Früchte mit Federschwänzen, die vom Wind weit getragen werden.

Es gibt an die 100 Unterarten der Spezies **Pulsatilla** und sehr viele, nach Farbe, Form und Behaarung zu differenzierende Variationen. Die Farbe kann von hellzarten Tönen bis ins kräftige Violett reichen. Im folgenden seien nur einige Arten aufgeführt:

viele durch Farben, Formen und Wuchsregion unterscheidbare Unterarten

- Pulsatilla alpina = Alpenanemone
- Anemone sulphurea = Schwefelanemone
- Pulsatilla vernalis = Frühlingsanemone
- Pulsatilla vulgaris = gewöhnliche Küchenschelle
- Pulsatilla montana = Bergküchenschelle

Verschiedene Arten werden auch in Ziergärten gezogen.

(Anmerkung: Siehe hierzu auch die nachfolgenden Ausführungen zum Arzneimittelbild von **Pulsatilla** mit den verschiedenen Ausprägungen und häufig schwierigen Differenzialdiagnosen, die wiederum die Variabilität der Pflanze widerspiegeln).

Für die Patientinnen (**Pulsatilla** finden wir vorwiegend bei Frauen und Kindern) ist die Wechselhaftigkeit in allen Bereichen ein typisches Zeichen. Franzosen nennen sie „*fleur de vent*", übersetzt „Blume des Windes". Die Symptome sind so unbeständig, flüchtig und wechselhaft sind wie der Wind, den die Pflanze so liebt. Vergessen darf man jedoch nicht, dass die Pflanze fest im Boden verwurzelt ist und so manchen Sturm gut überleben kann, bei dem ein großer Baum zu Fall gebracht werden könnte.

Wechselhaft, unbeständig, geschmeidig, anpassungsfähig

Typisch für **Pulsatilla** ist der feine Daunenschleier, der an das Fell eines Tieres oder an die Daunen eines Küken erinnert. Dieses samtige Haarkleid weist auch schon auf die Modalitäten hin, nämlich, dass die Küchenschelle ein geringes Wärmebedürfnis hat.

Die Blüte trägt feine Haare, der Arzneitypus braucht wenig äußere Wärme.

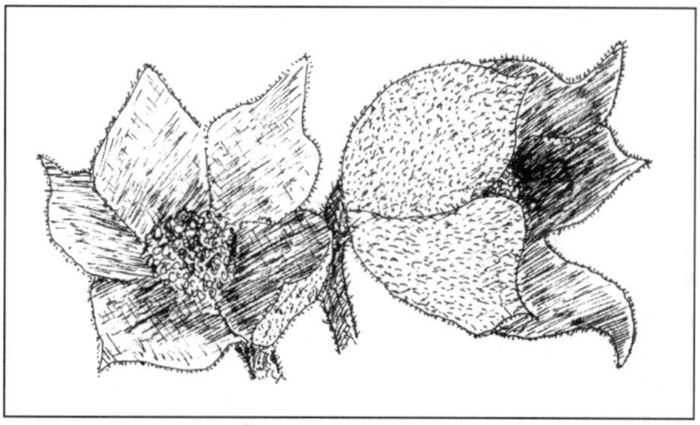

Abb. 11–1: Pulsatilla-Blüte mit feinem Daunenschleier

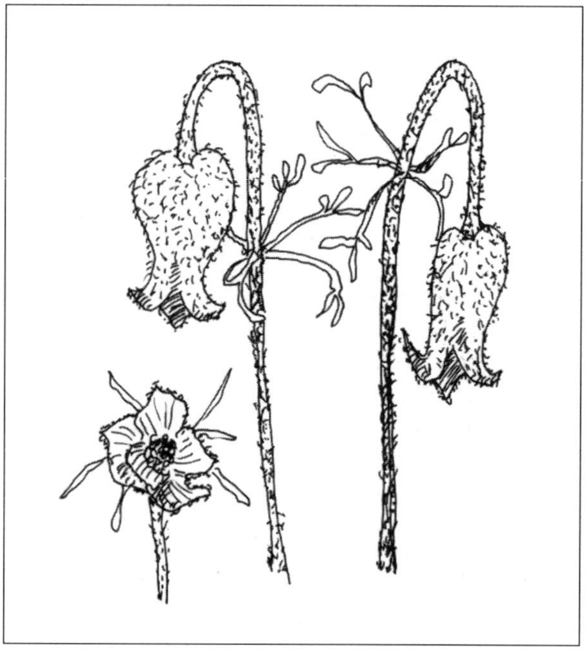

Abb. 11–2: Gruppe dunkelviolett blühender Windblümchen

Kein Durst

Verlangen nach Gesellschaft

So durstlos wie die Pflanze, die auf trockenem sandigem Boden gedeiht, sind auch die **Pulsatilla**-Patienten. **Pulsatilla** gedeiht gerne in kleinen Grüppchen und man findet sie nur selten alleine. Auch hier sehen wir im Spiegel der Natur, gleichsam wesenhaft, was das Arzneimittelbild zeigt.

Die Urtinktur wird hauptsächlich aus der ganzen Pflanze hergestellt, die zur Blütezeit gesammelt wird.

Toxikologie

Giftige Inhaltsstoffe von **Pulsatilla** sind Protoanemonin und Pulsatillakampfer. Dieser Anemonenkampfer enthält einen Hautreizstoff, der auch in anderen Ranunculus-Arten vorkommt. Samuel Hahnemann schreibt in seinem *Apothekerlexikon* folgendes:

Das Kraut enthält die Haut reizende Stoffe (Kampfer).

„Beim Zerschneiden des frischen Krautes steigt schon ein scharfer Dunst auf, welcher in der Nase, auf der Zunge und den Lippen beißt, der bei Bereitung des Extraktes in der Hitze entweichende Dunst aber greift auch die Augenlider an und erregt Dunkelheit des Gesichts."

Die Blätter der frischen Pflanze schmecken scharf, sind Übelkeit erregend und brennen. Ihr Saft liefert ein wundfressendes Öl, das sogar, wenn es längere Zeit in Kontakt mit einer Stelle bleibt, Gangrän verursachen kann.

Der Saft kann Wunden und Geschwüre erzeugen und alle Schleimhäute reizen.

Ihre Giftigkeit verliert die Pflanze bei der Trocknung, da sich die Toxine dabei zersetzen. Bei innerer Vergiftung kommt es zu Durchfall, kolikartigen Bauchschmerzen, Schwindel, die Haut und Nasenschleimhaut entzünden sich und letztendlich kann es zum Kollaps kommen.

Bei Trocknung verliert sich die Giftigkeit.

Charakteristische Züge im Arzneimittelbild

Pulsatilla ist primär ein Mittel für Frauen und Kinder. Braucht ein Mann **Pulsatilla**, so ist er in der Regel ein weicher, sanfter Männertyp. **Pulsatilla**-Frauen sind oft, aber keineswegs ausschließlich hübsche, blauäugige, blonde, eher mollige Frauen mit zartem Teint, die attraktiv auf Männer wirken. Instinktiv will man sie halten und beschützen.

Stark vereinfacht ist der **Pulsatilla**-Typ weiblich, blauäugig, schutzbedürftig.

Gemäß der in der Einleitung erwähnten Bipolarität wollen wir darauf hinweisen, dass es auch bei **Pulsatilla** viele dunkle Eigenschaften gibt. Es muss nicht immer solch eine Frau sein wie die von Botticelli gemalte Primavera. Eine dicke, derbe Bauersfrau, die nach der dritten Geburt körperliche oder seelische Symptome entwickelt, kann durchaus auch **Pulsatilla** benötigen. Oft ist es in den hormonellen Umstellungsphasen angezeigt, wie z. B. in Pubertät, Schwangerschaft, Klimakterium, aber auch bei Ödemneigung, Varizen etc.

Aber jedes starre Bild ist falsch.

Indiziert in Phasen hormonellen Wechsels.

Eines der Hauptmerkmale dieses Konstitutionstyps ist die Wechselhaftigkeit und Veränderlichkeit, wie die kleine Blume, die vom Wind hin- und her bewegt wird.

Veränderliche, wechselnde Zustände.
Wandernde Schmerzen, Launenhaftigkeit.

So wandern z. B. die Schmerzen von einem Körperteil zum anderen, Schmerzen treten plötzlich auf und können auch plötzlich verschwinden, die Absonderungen variieren, die Stimmung kann plötzlich wechseln. Daher ist es sehr schwierig, von einer **Pulsatilla**-Patientin Modalitäten zu erfahren.

Bewegung bessert, frische Luft bessert, Raumluft verschlechtert.

Genau so wie der Pflanze geht es der **Pulsatilla**-Patientin durch leichte Bewegung besser, wie z. B. durch langsames Spazierengehen an frischer Luft. Und auch das ist typisch für **Pulsatilla**: stickige, warme Räume schwächen sie, so wie die zarte, kleine Blume bei Sonne und warmem Wetter welkt.

Nachgiebig, aber widerstandsfähig.

Obwohl sie lieb aussieht, sich sanft und nachgiebig verhält, hat sie doch eine enorme Stärke, analog zur elastischen Widerstandsfähigkeit der Pflanze. Sie besitzt eine Beharrlichkeit, mit der sie nicht selten ihr Ziel erreicht. Wer sich unter Schnee hervor arbeitet, in Frost, Felsen und Gebirge besteht, kann nicht nur sanft sein.

Milde, Mitgefühl, großes Verständnis für die Sorgen Anderer.

Sie ist sehr einfühlsam, rücksichtsvoll und offen für die Bedürfnisse Anderer und trägt durch ihre entgegenkommende Art zu einem harmonischen Zusammensein bei, sowohl im Berufsleben, als auch in einer Zweierbeziehung. Auch wenn sie reizbar ist, ist sie nie aggressiv, verletzend oder verbittert, aber leicht beleidigt.

Leicht beleidigt, nie nachtragend.

Pulsatilla-Kinder suchen die Nähe der Mutter und sind durch Zuwendung leicht zufrieden zu stellen.

Pulsatilla-Kinder fühlen sich auf dem Schoß der Mutter am wohlsten oder sie hängen an deren Rockzipfel. Sie sind liebe, brave, freundliche, leicht erziehbare Kinder, die viel körperliche Zuwendung brauchen. Sie sind friedliebend, stellen deshalb ihre eigenen Bedürfnisse schon mal zurück, können aber auch gereizt sein und schmollen, dabei sind sie aber keinesfalls aggressiv.

Sie mögen Märchen, besonders solche mit Hexen, und gruseln sich in der Nacht.

Auch nächtliche Ängste können charakteristisch sein. Bei GAWLIK finden wir hierzu ergänzend:

„**Pulsatilla**-Kinder haben es sehr gern, wenn man ihnen Geschichten erzählt und sind besonders zu beeindrucken durch Märchen, in denen der schwarze Mann, die Hexe oder irgendwelche anderen Figuren auftreten, die geeignet sind, in der Dunkelheit Furcht und in der Nacht Alpträume auszulösen."

Verlangen nach Trost und Bestätigung der Zuneigung.

Aber auch Erwachsene sind in gewisser Art abhängig und brauchen immer ein Gefühl der Sicherheit. **Pulsatilla**-Frauen fragen öfter als andere ihren Ehepartner: „Liebst du mich noch?" Immer wieder brauchen sie Bestätigung, Versicherung und tröstende Zuwendung der Liebe des Anderen und so überrascht es dann nicht, dass wir im *Synthetischen Repertorium* unter der Rubrik „Trost verbessert" **Pulsatilla** unter nur zwei Mitteln 3-wertig finden.

Bei Verlassenheit:
Misstrauen
Neid
Verhärtung

Fühlt sich eine **Pulsatilla**-Patientin verlassen und leidet unter dem Gefühl der Einsamkeit, kann sie auch sehr misstrauisch, neidisch, geizig, habgierig werden und auch eine gewisse Härte entwickeln. Durch dieses ausgeprägte Sicherheitsbedürfnis unterwirft sie sich leicht dem Einfluss eines anderen. Das können die Eltern, der Ehepartner oder ein Guru sein, der es übernimmt, Entscheidungen für sie zu treffen und für sie zu sorgen. Diese Abhängigkeit kann sich zu Dogmatismus bis hin zu Fanatismus entwickeln. Dann zeigt sich **Pulsatilla** engstirnig mit fixen Ideen, oft wird auch ein rigides religiöses Denken an den Tag gelegt. Ihre Meinung wird dann als der einzig richtige Weg verteidigt. Sie kann dabei so unflexibel werden, dass sie sich selbst im Weg steht und sich z. B. total an eine Sekte bindet oder ein bestimmtes Diät- oder Essverhalten konsequent praktiziert.

Leicht zu beeinflussen

Fanatismus

Rigidität

Pulsatilla lebt gerne in Großfamilien oder Gruppen zusammen (s. o.), denen sie sich harmonisch anpasst. Sie wendet sich gerne mit ihren Problemen an Außenstehende, ist mitteilsam und empfänglich für Ratschläge und Tips von anderen. Es tut ihr auch gut, wenn sie sich ausweinen kann. **Pulsatilla** ist von Natur aus freundlich und umgänglich. Sie errötet leicht, wird leicht verlegen, ist anfangs scheu und schüchtern, findet jedoch sehr schnell Kontakt zu anderen Menschen, gegenüber Männern oft mit einer Spur Koketterie. Sie hat einen großen Bekanntenkreis, auf den sie, auch wegen ihres Sicherheitsbedürfnisses, bei Problemen zurückgreift. In Gesellschaft ist sie gesprächig, mitteilsam und ungezwungen.

Offenherzig, viele Freunde. Zweiwertig in der Rubrik „Weinen bessert" (neben weiteren Mitteln).

Freundlich, schüchtern, kokett.

Eine weitere typische Charaktereigenschaft von **Pulsatilla** ist ihre Unentschlossenheit. Wie die Pflanze, die sich im Wind hin- und her bewegt, ist auch der **Pulsatilla**-Konstitutionstyp nicht fähig, Entscheidungen zu treffen, schwankt hin und her, ist wechselhaft und unbeständig. Bei ihrer Unentschlossenheit spielt natürlich auch ihr Harmoniebedürfnis eine große Rolle, sie möchte es allen recht machen und möchte niemanden verletzen oder zurückstoßen. C. COULTER schreibt:

Wankelmütig, unentschlossen,

sucht die Harmonie.

„**Pulsatilla** hört zu, spricht nicht dagegen, lächelt und scheint überzeugt zu sein, um dann nicht einen Millimeter von ihrem Standpunkt abzurücken."

Aber auch im Alltagsleben ist das **Pulsatilla**-Verhalten geprägt von einem Mangel an Entschlusskraft. Dazu noch einmal W. GAWLIK:

Kann sich nicht entscheiden,

"**Pulsatilla** ist immer verzögert. Kinder kommen zu spät in die Schule, bei Frauen kommt die Regel zu spät. Als Patient kommt **Pulsatilla** trotz mehrfacher Aufforderung immer zu spät in die Sprechstunde. Er ist auch oft unzufrieden und möchte mehr als er hat, immer etwas Neues. Auf der einen Seite will er mit seinem Weinen die Aufmerksamkeit auf sich ziehen und Mit-

kommt oft zu spät,

hat immer wieder neue Symptome,

sucht Zuwendung,

beeindruckend, vereinnahmend, anspruchsvoll, geizig.

Kann nicht Nein sagen.

Anpassungsfähig, begeisterungsfähig, mitfühlend,

launisch, empfindlich.

Grundlegende Schrift: HAHNEMANNS Prüfung (in der *Reinen Arzneimittellehre, Band 2*). Weiterführende Literatur: G.H.G. JAHR und J.T. KENT.

A. TESTE in *The Homoeopathic Materia Medica:* „Von den zahlreichen Prüfungen, die Hahnemann uns hinterlassen hat, scheint die von Pulsatilla diejenige zu sein, zu der er selbst mehr beigetragen hat als zu irgendeiner anderen; es ist eine der interessantesten und charakteristischsten Prüfungen seiner Arzneimittellehre."

Gemüt: schüchtern, weinerlich, nachgiebig, unbestimmt.

Frostig, durstlos.

Verspätet (Menses, Einschlafen u. a.)

leid erregen, vor allen Dingen braucht er Liebe. Gibt man ihm jedoch nur ein wenig Zuneigung, ein wenig Liebe, wird man voll ergriffen von der Persönlichkeit, die einen absolut in Anspruch nimmt, von der man – wie von einer Klette – nicht mehr loskommt. Ein Wesenszug von **Pulsatilla** ist auch der Geiz. **Pulsatilla** ist eine gute Hausfrau, vielleicht gerade, weil sie so geizig ist. Sie ist sehr sparsam und verwendet alles, auch die Reste."

Dabei handelt es sich auch um die Menschen, die es nicht fertigbringen, ein klares „Nein" auszusprechen. Das würde ja bedeuten, sie hätten eine Entscheidung getroffen. Positiv gesehen besitzt **Pulsatilla** eine Fähigkeit, sich auf Gegebenes einzustellen und das Beste daraus zu machen. Sie ist offen für alles Schöne und kann sich gut auf die Stimmungen ihres Gegenübers einstellen. Auf der emotionalen Ebene ist **Pulsatilla** „der Wetterhahn unter den Arzneien" (BOERICKE), dessen Launen und Stimmungen geprägt sind von der bereits beschriebenen Wechselhaftigkeit, Sensibilität und Veränderlichkeit.
Die frühesten Quellen, in denen **Pulsatilla** meisterhaft beschrieben wurde, kann der Leser direkt bei G.H.G. JAHR, in seinem 1848 erschienenen Werk *Homöopathische Heilmittel in der Gesamtheit ihrer bekannten Erstwirkungen und Heilanzeigen* nachlesen. Auch auf den Altmeister J. KENT verweisen wir, der wichtige besondere Beobachtungen zu **Pulsatilla** beigetragen hat. Neben den Geist- und Gemütssymptomen hat KENT auch die körperlichen Symptome herausgearbeitet. „A good summary of this beautiful remedy."
HAHNEMANN beschreibt uns in seiner schönen Art das Bild von der Disposition und dem Temperament von **Pulsatilla** folgendermaßen:

„Es wird daher auch der arzneiliche Gebrauch der **Pulsatilla** um desto hilfreicher sein, wenn in Übeln, zu denen in Rücksicht der Körperzufälle dieses Kraut paßt, zugleich ein schüchternes, weinerliches, zu innerlicher Kränkung und stiller Ärgernis geneigtes, wenigstens mildes und nachgiebiges Gemüt im Kranken zugegen ist, zumal wenn er in gesunden Tagen gutmütig und mild war. Vorzüglich passen dazu langsame, phlegmatische Temperamente, dagegen am wenigsten Menschen von schneller Entschließung und rascher Beweglichkeit, wenn sie auch gutmütig zu sein scheinen. Am besten ist es, wenn auch untermischte Frostigkeit nicht fehlt und Durstlosigkeit zugegen ist. Bei Frauenzimmern paßt sie vorzüglich dann, wenn ihre Monatszeit einige Tage über die rechte Zeit einzutreten pflegt; so auch besonders, wenn der Kranke abends lange liegen muß, ehe er in Schlaf geraten kann, und wo der Kranke sich abends am schlimmsten befindet. Sie dient in den Nachteilen von Genuß des Schweinefleisches."

An dieser Stelle möchten wir auch G. VITHOULKAS zitieren, der folgenden Vergleich heranzieht: „**Pulsatilla** ist wie ein Fluss, der durch seine Umgebung geformt wird." Im *Repertorium* finden wir **Pulsatilla** in den Rubriken „Weinen" sehr oft:

Leicht zu beeindrucken und zu formen.

- heult grundlos (3-wertig)
- weint bei Freudigem oder Traurigem (3-w.),
- lacht oder weint bei jeder Gelegenheit (3-w.)
- weint, wenn sie von ihrer Krankheit erzählt (3-w.)
- weint unwillkürlich (3-w.)
- weint im Schlaf (2-w.)
- weint beim Stillen (2-w.)
- bricht wegen Kleinigkeiten in Tränen aus (1-w.)

Weinen: ohne Grund, ungewollt, bei kleinen Anlässen, im Schlaf.

Typisch ist auch, daß Trost Besserung verschafft. Auch eine gewisse Portion Selbstmitleid gehört zu **Pulsatilla**.

Körperliche Symptome

Schlaf

Schläft auf dem Bauch oder auf dem Rücken mit den Armen über dem Kopf,
Schlaf wird durch ein bestimmtes Lied gestört, das ihnen nicht mehr aus dem Kopf geht.

Schlaflage: auf Rücken oder Bauch, mit den Armen über dem Kopf.

Schlaflos, weil sie dauernd ein Lied im Kopf haben.

Augen

Absonderungen dick, reichlich, gelbgrün und mild wie alle **Pulsatilla**-Absonderungen,
entzündete, verklebte Lider, bluten leicht,
Sehen von Nebel oder Schleier vor den Menses.

Alle Absonderungen sind rahmig und gelb bis grün. Konjunktivitis, prämenstruelle Sehstörung.

Ohren

Akute und chronische Otitis media,
typischer rahmiger Ausfluss.

Gesicht

Neuralgische Schmerzen,
marmorierter Teint,
aufgedunsen auf Grund venöser Plethora.

Blass, ödematös, Neuralgien.

Mund

Trocken, ohne Durst,
morgens schlechter Geschmack,
alle Speisen schmecken bitter.

Kein Durst, bitterer Geschmack.

Innerer und äußerer Hals

Trockenheit, venöse Stauung, Parotitis.

Trockene Kehle,
dunkle, bläuliche Rötung der Rachenschleimhaut mit Varizen, Entzündung der Parotiden, Mumps.

Magen

Fett verschlimmert, Appetit wechselhaft, Meteorismus.

Abneigung und Unverträglichkeit von fetten Speisen,
Heißhunger im Wechsel mit Inappetenz,
Auftreibungsgefühl, Gasbildung, saures Aufstoßen nach dem Essen.

Abdomen

Darmtätigkeit wechselhaft

Durchfall mit wechselnden Stühlen,
Blähungen und Koliken,
schwierige, träge Verdauung, chronische Verstopfung,
schmerzhafte Hämorrhoiden.

Harnorgane

Enuresis bei Druckerhöhung im Bauchraum

Unwillkürlicher Harnabgang beim Husten, Niesen, Lachen etc.,
Blasenschmerz, schlimmer gegen Ende der Entleerung,
schlimmer beim Versuch, den Harn zurückzuhalten,

Enuresis nocturna

Einnässen im ersten Schlaf bei Kindern,
chronischer Blasenkatarrh.

Atmungsorgane

nächtliche Atemnot und Reizhusten

Asthma, häufig allergisch,
Atemnot, besonders nachts,
trockener Reizhusten die ganze Nacht,
Bronchitis mit trockenem Husten abends und lockerem Husten morgens,
morgens hört der Husten nach Schleimauswurf auf.

Rücken

Als-ob-Symptom: kaltes Wasser über den Rücken

Empfindung, als würde kaltes Wasser über den Rücken gegossen.

Extremitäten

wandernde Gelenkschmerzen

Wandernde Arthritis,
rheumatische Gliederschmerzen, die schnell den Ort wechseln,

Varikosis, Venenstauung, heiße Füße.

bohrende, nagende Schmerzen in den Fersen, abends,
schmerzhafte Varizen,
venöse Stase, bläuliche Beine mit geschwollenen Knöcheln,

Hitze in den Füßen, muss sie unter der Decke herausstrecken.

Fieber

Sehr fröstelig, durstlos, reichlich Schweiß zwischen 2 und 5 Uhr nachts, teils nur einseitig.

Auch im Fieber durstlos.

Geschlechtsorgane

männlich: Übersteigerung des Sexualtriebes,
Orchitis, Prostatitis, Gonorrhoe mit dem typischen Ausfluss.

Entzündungen von Hoden, Prostata und Harnröhre

weiblich: Verschlechterung bei allen hormonellen Umstellungsphasen, wie Pubertät, Menses, Schwangerschaft, Klimakterium,
leicht unterdrückbare Menses,
Folge von unterdrückten Menses (z. B. Rückenschmerzen, Kopfschmerz, Epilepsie),
Menses intermittierend, Menstruationsfluss veränderlich,
Fehllagen bei Schwangerschaft, unregelmäßige Wehen, Entzündung der Ovarien,
Leukorrhoe, Dysmenorrhoe.

Zeiten hormonellen Wechsels

Wehenschwäche, Adnexitis, Fluor.

Modalitäten

Verbesserung: im Freien bei frischer Luft,
durch kalte Anwendungen, trotz der Frostigkeit,
durch langsame Bewegung, z. B. Gehen im Freien, besonders in frischer, klarer Luft,
Liegen auf der schmerzhaften Seite.

> im Freien, Frischluft, Abkühlung

Verschlimmerung: durch Wärme, im warmen Zimmer bei schlechter Luft,
durch Ruhe,
bei steigendem Luftdruck, wenn ein Sturm aufzieht,
nach dem Essen,
durch fette, schwere Speisen.

< im stickigen Raum, Wärme, Ruhe, vor Gewitter, durch Essen, besonders durch Fett.

Differenzialdiagnose

Wie wir schon gehört haben, handelt es sich bei der **Pulsatilla**-Persönlichkeit um eine milde, liebe Person mit dem Hang zu Melancholie, Traurigkeit, Tränen und Verzweiflung (oft religiöse Verzweiflung). Im *Synthesis* (Seite 176) finden wir **Pulsatilla** 4-wertig bezüglich Traurigkeit und Schwermütigkeit. Wir müssen differenzialdiagnostisch unter vielen anderen Mitteln unterscheiden. Hier die dreiwertigen Arzneien:
Causticum: traurig, weint schnell, extremes Mitgefühl, pessimistisch

Sanftmut, Depression

Unterscheidung von anderen Mitteln bei Depression: **Caust.** ist verschlossener und eher resignativ,

Graph. noch schwermütiger und phlegmatischer,
Ign. widersprüchlicher in seinen Symptomen,
Nat-m. zurückgezogen von der Gesellschaft,
Sep. selbständig, eigensinnig, streng mit sich und anderen.

Graphites: weint oft und ohne Grund, auch aufgrund von Musik, traurig, mutlos, schwermütig
Ignatia: extrem schneller Stimmungswechsel, traurig, schweigsam, seufzt, Trost verschlechtert
Natrium muriaticum: hält an altem Kummer fest, traurig, Trost verschlechtert
Sepia: deprimiert, traurig, weint ununterbrochen, Sturheit, die leicht von **Pulsatilla** zu unterscheiden ist.

Unterscheidung von anderen Mitteln bei Launenhaftigkeit:
Nux-v. ist unbeherrscht und streitsüchtig,
Ign. hat besonders schnelle Stimmungsschwankungen und widersprüchliche Symptome,
Lyc. reizbarer und feiger,
Zinc. verspannter, zittriger, schneller aus dem Gleichgewicht zu bringen.

Der Gemütszustand von **Pulsatilla** ist sehr veränderlich und wechselhaft. Im Repertorium finden wir es 3-wertig unter „Stimmung veränderlich, unbeständig, wankelmütig", ebenso wie:
Nux vomica: außerordentlich reizbar, ungeduldig, nie mit etwas zufrieden, gerät durch Nichtigkeiten in Wut
Ignatia: lacht ebenso schnell wie sie weint, „himmelhoch jauchzend und zu Tode betrübt" im schnellen Wechsel, traurig, melancholisch, weinerlich
Lycopodium: leicht reizbar, empfindlich, erregbar, ängstlich, traurig, mutlos, depressiv
Zincum: Wechsel von Fröhlichkeit und Trauer, von Zorn und Zaghaftigkeit, von Verzweiflung und Ruhe; geräuschempfindlich, melancholisch.

Unterscheidung von anderen Mitteln bei Unentschlossenheit:
Bar-c. ist jedem fremden Kontakt abgeneigt,
Hell. ist wie betäubt, von der Welt zurückgezogen,
Ign. aus sich heraus wechselhaft,
Lyc. entschlusslos mangels Mut,
Op. schläfrig, berauscht, eventuell auch geschockt,
Petr. schneller wütend.

Unentschlossenheit ist ebenfalls typisch für **Pulsatilla**. Blättern wir im Repertorium, finden wir es unter „Unentschlossenheit" 2-wertig. Wir müssen folgende Mittel u. a. unterscheiden:
Barium carbonicum (4-w.): kindische Geisteshaltung, schüchtern, Gedächtnisschwäche
Helleborus niger (3-w.): verschlossen, verzweifelt, melancholisch, traurig, abgestumpft
Ignatia (3-w.): unbeständig, streitsüchtig, unentschlossen, periodisch wiederkehrend
Lycopodium (2-w.): unentschlossen und mangelndes Selbstvertrauen
Opium (3-w.): will seine Ruhe, verlangt nach nichts, ausgeprägte Schläfrigkeit
Petroleum (3-w.): extrem unentschlossen, reizbar, heftig, leicht zornig.

Unterscheidung von anderen Mitteln bei Nachgiebigkeit:
Ars. ist aus Angst nachgiebig,
Cocc. ist eher verträumt und durch äußere Einflüsse ins Wanken geraten,
Nat-m. ist nachgiebig aus Souveränität,
Sil. könnte mehr leisten und traut sich weniger zu.

Ein weiteres wichtiges und typisches Merkmal für **Pulsatilla** ist ihre Milde (Nachgiebigkeit). Hier finden wir es 3-wertig und müssen u. a. folgende Mittel abgrenzen:
Arsenicum album: Überraschenderweise finden wir bei diesem pedantischen, rigiden Arzneityp auch die Nachgiebigkeit hochwertig
Cocculus: zu HAHNEMANNS Zeiten ein Mittel für jene, die Kranke zu pflegen haben (nicht berufsmäßig!)
Natrium muriaticum: Güte, innere Ausgeglichenheit, großes Einfühlungsvermögen, „meint es wohl"
Silicea: als „chronische Pulsatilla" mit einer großen

Ähnlichkeit besonders in chronischen Fällen finden wir auch **Silicea** 3-wertig.

Unter Schüchternheit bzw. Zaghaftigkeit finden wir **Pulsatilla** 4-wertig. Außerdem (3-wertig):
Calcium carbonicum: leicht ablenkbar, zögernd, schüchtern, bescheiden, lethargisch, phlegmatisch, hält sich mit Kleinigkeiten auf
Gelsemium: liebt Ruhe und Frieden, Trägheit in Reden und Denken
Phosphorus: Unsicherheit über die eigene Identität, Mangel an Stabilität, Verlangen nach Gesellschaft
Sepia: überlegene Zurückhaltung, Gesellschaft verschlechtert, leicht gekränkt, aufrichtig.
Silicea (4-wertig): Mangel an Entschlossenheit, niedergeschlagen, verzagt, vermeidet Veränderungen, scheut sich vor Nähe und Intimität

Unterscheidung von anderen Mitteln bei Schüchternheit:
Calc. hat weniger Überblick und weniger Temperament,
Gels. ist eher gelähmt,
Phos. über sich selbst im Unklaren,
Sep. ist eher distanziert als schüchtern,
Sil. hat Angst vor Bewährungsproben.

Da **Pulsatilla** ein ausgeprägtes Sicherheitsbedürfnis hat, kann sie auch nicht alleine sein. Wir finden sie im Repertorium unter „Furcht, alleine zu sein" 2-wertig, neben u. a. folgenden Vergleichsmitteln:
Arsenicum album (3-w.): Furcht zu sterben, Furcht, ihm könnte etwas zustoßen
Hyoscyamus niger (3-w.): Furcht vor dem Alleinsein, Furcht vor Wasser, heftig, will schlagen, beißt, will nackt sein
Kalium carbonicum (3-w.): ängstlich, voller Vorahnung, schreckhaft, kann es nicht ertragen, alleine zu sein
Lycopodium (3-w.): fürchtet die Einsamkeit, ist aber gerne allein im Zimmer, wenn nebenan jemand ist, schweigsam
Phosphorus (3-w.): hat, wenn alleine, ein Gefühl der Hilflosigkeit. Daher begibt er sich sofort wieder in die Gesellschaft anderer Menschen.

Unterscheidung von anderen Mitteln bei Angst vorm Alleinsein:
Ars. fürchtet schweres Leiden oder den Tod,
Hyos. fürchtet Angriffe aus der Fantasiewelt,
Kali-c. braucht einen äußeren Halt,
Lyc. will distanzierte Gesellschaft,
Phos. wird nur durch die Gegenwart anderer geerdet.

Da **Pulsatilla** auf Grund egoistischer Verlassenheitsängste fürchtet, die geliebten Menschen könnten ihr/ihm verloren gehen, müssen wir auch Beschwerden durch Eifersucht in Betracht ziehen. **Pulsatilla** finden wir hier als 3-wertiges Mittel neben:
Hyoscyamus niger (3-w.): tobt, reizbar, heftig, nervös, misstrauisch, redet unzusammenhängend, lacht hysterisch
Lachesis (2-w.): sehr ungewöhnliche, unsinnige, beinahe verrückte Eifersucht gegen Abend
Nux vomica (3-w.): vorwurfsvoll, schimpft, beleidigt, weint lautstark.

Unterscheidung von anderen Mitteln bei Eifersucht:
Hyos. ist liebestoll,
Lach. ist in seiner Liebe Besitz ergreifend,
Nux-v. duldet niemanden neben sich.

Ein weiterer wichtiger Charakterzug von **Pulsatilla** ist ihre Treue. Als positive Eigenschaft erscheint sie in dieser Weise nicht in den Repertorien.

1. Lehrbeispiel: Diana, Prinzessin von Wales

Biografie von Prinzessin Diana zur Illustration einer **Pulsatilla**-Symptomatik

Kaum war Diana tot, quollen die Regale der verschiedenen Anbieter mit Biographien, Videos und Alben über ihr Leben über. Die Boulevard-Presse überschlug sich fast täglich mit Berichten, Vermutungen, Spekulationen über Dianas Leben und ihren Tod. Wir wollen uns diesem Trend nicht anschließen, sondern versuchen, Diana als Individuum zu beschreiben und dabei die uns typisch erscheinende **Pulsatilla**-Konstitution herauszuarbeiten. Und da Diana als Person des öffentlichen Lebens bekannt ist, lässt sich dies gut überprüfen. Als Grundlage diente uns Dianas Autobiographie von Andrew Morton, das am sorgfältigsten recherchierte und maßgebende Buch, wie *Sunday Times* bewertete.

Diana Spencer wurde am 1. Juli 1961 als dritte Tochter der privilegierten Familie Spencer geboren. Die Eltern waren enttäuscht, denn sie hatten auf einen „Stammhalter" gehofft.

Verlassenheit

Verlangen nach Zuwendung

Furcht vor Dunkelheit

Angst am Abend und in der Nacht

Als Diana sechs Jahre alt war, trennten sich ihre Eltern nach hitzigen Auseinandersetzungen und verletzenden Worten, die sie vor ihren Kindern nicht immer verbergen konnten. Zur damaligen Zeit und in diesen Kreisen war eine Scheidung eher eine Seltenheit. Diana fühlte sich verlassen und einsam und litt sehr unter dem folgenden Hinundhergeschiebe zwischen den Eltern. In materieller Hinsicht fehlte es ihr an nichts, doch sie sehnte sich nach Zuwendung. Ihre Kindheit, die sie bei ihrem Vater verbrachte, war von Förmlichkeit, Zurückhaltung und Distanziertheit geprägt, und ganz sicher fehlte hierbei die Muttergestalt. Diana hatte die Dunkelheit gehasst, sie hatte, wie sie später berichtete, wahnsinnige Angst vor ihr, es musste immer ein Licht vor ihrer Schlafzimmertür brennen.

Hahnemann hat folgende Symptome in seinem 1833 erschienenen Buch „*Reine Arzneimittellehre*" beschrieben:

- Er konnte Abends nicht einschlafen. (963)
- Schlaflosigkeit mit höchster Unruhe. (964)
- Er konnte die Nacht vor zwei Uhr nicht einschlafen. (965)
- Ganz unruhiger Schlaf, mit Herumwerfen im Bette, wie von großer Wärme. (966)
- Kann abends nicht einschlafen, wegen ängstlichen Hitzgefühls. (971)
- Abends, nach dem Schlafengehen, Angst, mit einer Übermenge von Ideen und einem Andrang des Blutes nach dem Kopfe, welcher ihn nöthigt, aufzustehen. (984)
- Schreckhafte Träume: er fährt im Schlafe wie erschrocken auf. (990)
- Nachts wacht er wie erschrocken und verdutzt auf, weiß nicht, wo er ist, und ist seiner nicht recht bewußt. (996)
- Er träumt furchtbare Sachen, z. B. daß er geschlagen werden sollte, und Unglücksfälle; er seufzet und weinet laut im Schlafe, und der Traum schwebte ihm wachend noch so lebhaft vor, daß er tief Atem holen mußte, wie seufzend. (1001)

Schon in ganz jungen Jahren ist DIANA mit allen gut ausgekommen, egal wer es war. Auch war sie überall beliebt. Auf den flüchtigen Besucher wirkte DIANA durchaus glücklich, ein eifriges, ordentliches kleines Mädchen. Mit neun Jahren kam sie in ein Mädcheninternat und litt anfangs sehr unter dem Abschied von ihrem Vater. Sie war sehr schüchtern, errötete leicht und war eine mittelmäßige Schülerin. Ihre Zensuren ließen immer zu wünschen übrig.

Umgänglich und gesellig

Schüchternheit
Erröten

SAMUEL HAHNEMANN schreibt hierzu:

- Im Gesichte, Röthe und brennende Hitze (sogleich) und darauf Gesichtsblässe. (1067)
- Jählinge Gesichtsröthe, mit Schauder an den Füßen und ängstlichem Zittern. (1078)

Die Erfolge, die sie im Unterricht nicht hatte, erreichte DIANA schon damals im sozialen Bereich. Das Internat legte großen Wert darauf, dass die Mädchen sich um Alte, Kranke und geistig Behinderte kümmerten. Instinktiv stellte DIANA eine Beziehung zu vielen Kranken her und sie erkannte, dass sie eine natürliche Begabung für diese Arbeit hatte, was für ihr Selbstwertgefühl Wunder wirkte. Auch als Sportlerin war sie erfolgreich. Sie gewann jede Menge Preise im Schwimmen und Tauchen, war Mannschaftskapitän beim Schlagball und spielte ganz gut Tennis. Sie begeisterte sich auch fürs Ballett-Tanzen.

Großes Mitgefühl

Verlangen nach Bewegung an frischer Luft

Prüfsymptome bei HAHNEMANN:

- Die Symptome vermindern sich an der freien Luft. (893)
- Er verlangt nach freier Luft, und doch vermehren sich im Freien vorzüglich Leibweh und Brecherlichkeit. (895)
- Beschwerden von freier Luft, er scheuet sich vor ihr. (896)
  (Drei Wechselsymptome der Pulsatille, deren ersteres den Vorrang behauptet, d.i. das häufigste und stärkste ist.)

Nach ihrem Abgang vom Internat besuchte sie eine Privatschule in der Schweiz, wo sie Kurse in Haushaltsführung, Nähen und Kochen belegte. Die Schule verließ sie ohne Abschluss und verdiente ihr Geld vorübergehend mit Gelegenheitsjobs. Sie arbeitete als Kellnerin, Putzfrau, Babysitter, gab Ballettunterricht für Kinder. Zu ihrem 18. Geburtstag bekam DIANA von ihren Eltern eine 3-Zimmer-Wohnung geschenkt, in der sie mit drei Freundinnen ihre wohl glücklichste und unbeschwerteste Zeit verbrachte. Auch Freunde gab es eine Menge, doch es blieben gute Freunde, keiner wurde ihr Geliebter. Kurze Zeit nach ihrem Einzug in die neue Wohnung fand die damals 19-jährige einen Job in einem Kindergarten, der ihr sehr viel Spaß machte.

Anpassungsfähig, dienstbereit

Die schicksalhafte Begegnung zwischen Lady DIANA SPENCER und Prinz CHARLES fand im Juli 1980 bei einem Jagdwochenende statt. DIANA fühlte sich zu ihm hingezogen, weil er, wie sie später äußerte, so ein trauriges Gesicht hatte, dass ihr fast das Herz blutete. Es entwickelte sich eine Beziehung zwischen den beiden, sie unternahmen viel zusammen und CHARLES überschüttete DIANA mit Aufmerksamkeiten. Sie war geschmeichelt, verwirrt und auch erschrocken über den Verlauf der Beziehung. Unter den Freunden von CHARLES, die wesentlich älter als sie selbst waren, fühlte sie sich unwohl. Außerdem war sie von der neuen Atmosphäre eingeschüchtert.

Mitleid

Schüchternheit, inneres Zittern

Prüfsymptome bei HAHNEMANN:

- Eine zittrige Aengstlichkeit, welche sich in der Ruhe, im Sitzen und Liegen vermehrt, bei Bewegung aber vermindert. (926)
- In den Gliedern eine ängstlich zitternde Empfindung. (927)
- Ein höchst widriges Gefühl im ganzen Körper, welches zur Verzweiflung bringt, daß er sich nicht zu lassen weiß, und welches ihn weder schlafen, noch sonst auf irgend eine Weise Ruhe finden läßt. (928)

Freundlich, höflich

Es dauerte nicht lange, da wurden die Journalisten auf DIANA aufmerksam und mit ihrem Privatleben war es praktisch vorbei. Reporter lagen Tag und Nacht auf der Lauer, verfolgten jeden Schritt, den sie tat. Trotz der enormen Belastung, unter der DIANA von nun an lebte, verlor sie niemals die Beherrschung, war freundlich und höflich zu den Journalisten und gab nichtssagende Antworten auf endlose Fragen. Durch ihr gewinnendes Lächeln, ihre nette, höfliche Art und ihr makelloses Benehmen gewann sie schnell die Zuneigung der Öffentlichkeit. Doch der ständige Stress belastete sie enorm. Von Prinz CHARLES erhielt sie keine Unterstützung, sie war auf sich alleine gestellt, was sie sehr enttäuschte. Als er sie jedoch bat, seine Frau zu werden, willigte sie ein.

Nach Bekanntgabe der Verlobung im Februar 1981 verließ DIANA ihre Wohnung und ihre Freundinnen und zog zur Königinmutter. Dort sah sie sich einem Druck ausgesetzt, der ein Albtraum für sie war. Sie weinte sehr viel und war unglücklich. Von allen Seiten wurde sie bombardiert. Das Schlimmste jedoch war, dass sie von niemandem, auch nicht von ihrem zukünftigen Ehemann, auf ihre neue Aufgabe vorbereitet wurde.

Ängstlichkeit
Herzklopfen
Angst wird in der Herzgegend empfunden

An dieser Stelle möchten wir folgende passenden Prüfsymptome von HAHNEMANN (7) einfügen:

- Von Sprechen, Herzklopfen. (1105)
- Angst, glaubt zu Grunde zu gehen. (1111)
- Angst in der Gegend des Herzens, bis zur Selbstentleibung, mit Empfindung von Brecherlichkeit in der Herzgrube. (1112)

Zwei Tage vor der geplanten Hochzeit überlegte DIANA ernsthaft, ob sie nicht alles absagen sollte, da sie merkte, dass CHARLES sein intimes Verhältnis zu CAMILLA PARKER-BOWLES weiter aufrecht hielt und nicht bereit war, es aufzugeben. Da sie CHARLES liebte, war sie jedoch voll Hoffnung für die Zukunft und war überzeugt, dass auch er sie lieben und achten würde.

Am 29. Juli 1981 heiratete das Paar. DIANA war glücklich, doch sie sollte bitter enttäuscht werden. Die Dreiecksgeschichte rief zehn Jahre hindurch bei DIANA Angst, Seelenqualen und Zorn hervor.

Bulimie
Appetit gesteigert
Übelkeit

Versagensängste
geringes Selbstwertgefühl

DIANA litt seit ihrer Verlobungszeit unter „Bulimia nervosa“ und wir wissen, dass die unter Bulimie Leidenden eine Abneigung gegen ihren Körper haben, unter Versagensängsten leiden, ein niedriges Selbstwertgefühl haben und schnell die Selbstbeherrschung verlieren. Sie haben starke Bedürfnisse, empfinden jedoch Schuldgefühle für ihre Sehnsüchte. Für DIANA waren die letzten Monate ein Wechselbad der Gefühle gewesen. Ihre Eifersucht war genau so groß wie ihre Liebe zu CHARLES. Auch blieben ihre Ängste, in der Öffentlichkeit aufzutreten. Und all dieses förderte ihre Bulimie. Ihr war dauernd übel.

In der *Reinen Arzneimittellehre* von SAMUEL HAHNEMANN finden wir allein 134 Oberbauch-Symptome, u. a. Übelkeit, Koliken, Erbrechen, Blähungen, Magenschmerzen, Kollern, Poltern.
Wir haben einige für DIANA passende ausgewählt:

- Mangel an Appetit wegen Geschmacklosigkeit der Speisen und Vollheit des Magens. (310)
- Durstlosigkeit (311)
- Abends verstärkter Appetit. (312)
- Eine nagende Empfindung im Magen, wie Heißhunger. (316)
- Heißhunger (sogleich, aber bald vorübergehend) (317)
- Empfindung im Magen, als wenn man sich übergessen hätte; die Speisen kommen wieder in den Mund herauf, als wenn man sie ausbrechen sollte. (327)
- Nach dem Essen Aufstoßen nach dem Geschmacke des Genossenen, und dann Brecherlichkeit. (329)
- Brechübel steigt in den Mund herauf. (330)
- Brecherliche Übelkeit steigt bis in den Hals herauf. (331)
- Unerträgliche Brechübel, ohne Erbrechen. (337)
- Im Schlummer (oder im Schlafe) entsteht Brechübelkeit bei bestehendem Appetite, selbst zu schwarzem Brode. (345)
- Empfindung von Brechübelkeit in der Oberbauchgegend, besonders nach Essen und Trinken. (350)

Weil sie so allein und hilflos war, kreisten ihre Gedanken sogar um Selbstmord, nicht weil sie sterben wollte, sondern weil sie so verzweifelt war und Hilfe brauchte. Bei ihrem Mann stieß ihr Flehen jedoch nur auf Gleichgültigkeit. Das führte zu mehreren Selbstmordversuchen. Nach außen musste sie allerdings weiter ihre Pflichten und Aufgaben erfüllen. Und dann wurde DIANA schwanger. Während dieser neun Monate litt sie sehr unter Schwangerschaftserbrechen. Zusätzliche Belastung war der Druck, der von den Medien ausgeübt wurde. Dazu kam ihre Bulimie, ihre Schwierigkeiten mit CHARLES und ihre Eifersucht auf CAMILLA. Sie hatte lange Zeit sehr starke, in kurzen Abständen kommende Wehen mit Temperaturerhöhung und musste sich ständig übergeben. Ein Kaiserschnitt wurde in Erwägung gezogen. Aber letzten Endes konnte das Baby auf normalem Wege zur Welt gebracht werden. Nach WILLIAMS Geburt litt DIANA unter schweren Depressionen, zusätzlich zu ihrer Bulimie. Sie war nervös, weinte ständig und hatte Angst um ihr Baby. Ihren Freunden gestand sie, dass sie auch in den Streitgesprächen mit CHARLES mehr weinte als redete.

Verzweiflung
Selbstmordversuche

Erbrechen während der Schwangerschaft

Häufige starke Wehen

Depression nach Entbindung

Während eines sechswöchigen Australienbesuches des Thronfolgerehepaares kam es zum Wendepunkt in DIANAS königlichem Leben. Ihr wurde bewusst, dass die Leute auf der Straße **sie** sehen wollten und nicht den Prinzen. So erlangte sie Stück für Stück mehr Selbstsicherheit und Erfahrung, um ihren Pflichten zu genügen und in der Öffentlichkeit zu agieren. Im September 1984 kam der zweite Sohn, Prinz HARRY, auf die Welt. Auch in dieser Schwangerschaft litt DIANA sehr unter Übelkeit und Erbrechen.

Nach der Geburt des zweiten Kindes ging es mit der Ehe nur noch bergab. DIANA erkannte, dass sie die Richtung in ihrem Leben verändern musste. Da sie es jedoch bisher meist zugelassen hatte, dass Andere über sie bestimmten und ihr wahres Wesen unterdrückt wurde, brauchte es einige Zeit für ihre Selbsterkenntnis. Dieser Weg verlief keineswegs geradlinig, sondern führte sie zur alternativen Medizin, Hypnotherapie, Aromatherapie, Akupunktur, stillen Meditation und zu vielem mehr.

Hilfsbereitschaft
Helferrolle

DIANA, nach wie vor sehr schüchtern und zurückhaltend, widmete sich nun so anspruchsvollen und schwierigen Aufgaben wie der AIDS-Hilfe, sie kümmerte sich um Obdachlose und verbrachte sehr viel Zeit auf Intensivstationen. Sie hatte ein tief sitzendes und immer stärker wachsendes Bedürfnis, den Kranken und Sterbenden zu helfen. Sie war glücklich, wenn sie etwas für andere tun konnte. Sie engagierte sich für Lepra-Stiftungen, Drogenabhängige, Kinderkrankenhäuser und sexuell missbrauchte Kinder. Von Patienten wie von Angehörigen wurde sie wegen ihres Einfühlungsvermögens und Taktgefühls als wahrer Engel beschrieben.

Durch ihre Spontaneität, ihr großes Mitgefühl und ihr Eintreten für die Vergessenen unserer Gesellschaft hatte sie allerdings kaum noch Zeit für ihre anderen gesellschaftlichen Pflichten. DIANA wurde in der Öffentlichkeit gefeiert, doch innerhalb der königlichen Familie galt sie als Außenseiter und Problemfall. DIANA hielt sich so gut es ging auf Distanz und vermied Konfrontationen, auch ihren Söhnen zuliebe, die für sie immer an erster Stelle standen. Sie kam immer mehr zu der Überzeugung, dass sie ihr wahres Potenzial nicht innerhalb der Beschränkungen des königlichen Systems ausschöpfen konnte. Und obwohl die Prinzessin wankelmütig und ungeduldig sein konnte, ihre Launen ständig zwischen Optimismus und Verzweiflung schwankten, wurde sie immer selbstbewusster und redegewandter durch die vielen Auslandsbesuche und ihre Ansprachen, die sie dort hielt. Sobald sie jedoch Kritik erfuhr, lebte sie ihre Neigung zum Selbstquälerischen und fühlte sich dann von allen verlassen und ausgesperrt.

vermeidet Konfrontationen

empfindlich auf Kritik

HAHNEMANN hat folgende Prüfsymptome dokumentiert:

- Ängstliche Sorge um die Gesundheit. (1115)
- Sorgenvollheit über seine häuslichen Angelegenheiten, früh. (1116)
- Unruhiger Gemüthszustand, als wenn man seiner Pflicht nicht Genüge thäte. (1118)
- Höchste Unentschlüssigkeit. (1119)
- Grämlichkeit (1126)
- Den ganzen Tag üble Laune und Unzufriedenheit, ohne Ursache. (1128)
- Von einer unangenehmen Nachricht verfällt er in tiefe Traurigkeit und Verzagtheit. (1129)
- Mürrisch, weinerlich, ängstlich. (1133)

Launenhaft, wankelmütig

ANDREW MORTON beschreibt folgendes wörtlich:
„Wie bei einer frischen Brise, die über ein Kornfeld wehte, ändert sich auch ihre Laune ständig. Während sie entwaffnend offen und fröhlich, fast ein wenig kauzig, über ihre Eßstörungen und ihre halbherzigen Selbstmordversuche berichtet, war ihre Stimmung auf dem absoluten Tiefpunkt, wenn sie über die Tage sprach, die sie innerhalb der königlichen Familie verbrachte – das „dunkle Zeitalter“ wie sie es nannte. Manchmal war sie

lustig und lebhaft, besonders, wenn sie über ihr kurzes Leben als Junggesellin erzählte. Wehmütig sprach sie über ihre Romanze mit Prinz Charles, traurig über ihre unglückliche Kindheit und mit einer gewissen Leidenschaft über die Auswirkungen, die Camilla Parker-Bowles auf ihr Leben gehabt hatte. In der Regel war sie morgens am beredtesten und voller Energie. Diese Interviewsitzungen waren die produktivsten. War die Sitzung nachmittags oder abends, war das Gespräch wenig fruchtbar."

Bei HAHNEMANN finden wir hierzu folgende Prüfsymptome:

- Abends (gegen Sonnenuntergang), außerordentlich mürrisch, will nicht antworten und nimmt alles übel. (1138)
- Er stockt mit der Sprache; es verdrießt ihn, zu antworten. (1139)
- Unaufmerksamkeit, verfährt voreilig, thut etwas anderes, als er selbst will. (1145)
- Kann nur mit großer Anstrengung sich im Reden richtig ausdrücken. (1146)
- Im Schreiben läßt er einzelne Buchstaben aus. (1147)
- Kopfarbeiten greifen ihn am meisten an. (1148)

In der Zeit, da sie mit ansehen musste, wie ihre Ehe immer mehr zerbrach, hatte DIANA die meiste Angst davor, dass der Kreis ihres Mannes versuchen würde, sie als Mutter oder als Repräsentantin der Monarchie für ungeeignet darzustellen. Sie wurde immer einsamer und ihr Gefühl, ungerecht behandelt zu werden, war tief verwurzelt. Auch nach der offiziellen Trennung von ihrem Mann lebte DIANA ihr zurückgezogenes Leben weiter.

Furcht vor Demütigung

melancholisch
missmutig
zurückgezogen

In der *Reinen Arzneimittellehre* von HAHNEMANN finden wir Passendes:

- Sehr unzufrieden, weint lange, früh nach dem Erwachen vom Schlafe. (1127)
- Düster, verdrießlich, sehr frostig. (1130)
- Er ist sehr stille. (1134)
- Es tritt eine düstre, melancholische Stimmung ein. (1135)
- Höchst mißmuthig und verdrießlich. (1136)

Sie war eine Frau voll Trauer, die ihre gescheiterte Beziehung und die verlorenen Jahre ihres Lebens beklagte. In der Öffentlichkeit machte sie gute Miene zum bösen Spiel. Auffällig war nur, dass sie dazu überging, nur noch dunkle Farben, besonders Schwarz zu tragen. Sie plante immer mehr den Rückzug aus dem öffentlichen Leben, den sie 1993 offiziell bekannt gab.
Das Unglück, das sie in ihrem eigenen Leben erfahren hatte, verlieh ihr ein echtes Mitgefühl für Menschen in Schwierigkeiten. DIANA selbst sprach von ihrem eigenen instinktiven Geschick. Vielleicht war dies auch der Grund, warum sie MUTTER THERESA so verehrte.
1994 stimmte die Queen der Ehescheidung zu, die am 28. August 1996 verkündet wurde. DIANA beschränkte ihre Tätigkeiten von nun an nur noch auf wenige Organisationen. Ihr Ziel und ihr Wunsch war es, Botschafterin für humanitäre Zwecke zu werden. Im Dezember 1996 verlieh ihr HENRY KISSINGER in New York den Titel „Wohltäterin des Jahres". Dabei rühmte er

MUTTER THERESA:
„Um anderen Menschen zu helfen, muss man selbst leiden."

die Art und Weise, wie sie sich mit den Kranken, den Leidenden und den Unterdrückten identifiziert hatte. Den letzten Wochen ihres Lebens galt der Kampf, das Verbot des Einsatzes von Landminen zu erreichen.
Im Sommer 1997 lernte DIANA, die trotz allem eine schlichte, naive junge Frau geblieben war, DODI FAYED kennen und lieben. Sie genoss das Zusammensein mit einem Mann, der sich um sie kümmerte. Ganz kurze Zeit schien es, als hätte sie alles erreicht: Erfolg in ihrer humanitären Mission, Glück und Liebe in ihrem Privatleben. Doch dann ereignete sich am 31. August 1997 in Paris der tragische Autounfall, bei dem DIANA und DODI FAYED ums Leben kamen. Ihr Tod stürzte die Welt in tiefe Trauer, Verzweiflung und Bedauern – eine Massentrauer, die in unserer Zeit ohne Beispiel ist. In gewisser Hinsicht hatte DIANAS Leben, ihre Verletzlichkeit, ihre Stärke, ihre Zerbrechlichkeit, ihre Schönheit und ihre Suche nach Erfüllung sehr viele Menschen berührt und inspiriert.
Anmerkung: Es gibt einige Gemeinsamkeiten zwischen Lady DIANA, Prinzessin von Wales, und Kaiserin ELISABETH, „Sisi" (1837–1898), die mit 16 Jahren den österreichischen Kaiser FRANZ JOSEF I. heiratete. Die Lebensgeschichten der beiden umschwärmten Frauen weisen verblüffende Parallelen auf – Beide waren unglücklich und starben sehr jung. Und, beide werden bis heute geliebt.

2. Lehrbeispiel: „Der Frühling" von SANDRO BOTTICELLI

„Al regno ove ogni grazia si diletta
Ove beltà di fiori al crin fa brolo
Ove tutto lascivo drieto a flora
Zephiro vola e la verde erba infiora….
Letizia balla in mezzo della via
Voluttà con bellezza si gavazza…."

„Im Reich, wo alle Anmut sich erfreut,
wo Schönheit Haar mit bunten Blumen schmückt,
wo Zephir voll Verlangen Flora folgt
und fliegend Blumen streut auf grüne Flur….
Die Freude tanzet mitten auf den Wegen,
Wonne und Schönheit jubeln voller Lust."

AGNOLO POLIZIANO, Stanze, I

Florenz im 15. Jahrhundert

LORENZO IL MAGNIFICO (1449–1492) war einer der bedeutendsten Regenten, Kunstmäzene und Dichter der Frührenaissance. Unter seiner Regierung entstand in Florenz eine Atmosphäre, wo die Kunst sich entfalten konnte. Bekannte Maler zu seiner Zeit waren u. a. DOMENICO GHIRLANDAIO (1449–1494), FILIPPINO LIPPI (1457–1504), PIERO DI COSIMO (1462–1527), der überragende LEONARDO DA VINCI (1452–1519) und SANDRO BOTTICELLI (1445–1510).
Zu den beiden Hauptwerken von BOTTICELLI zählen *„Die Geburt der Venus"* und *„Der Frühling"*. Erst eine sorgsame Reinigung des „Frühlings" durch Florentiner

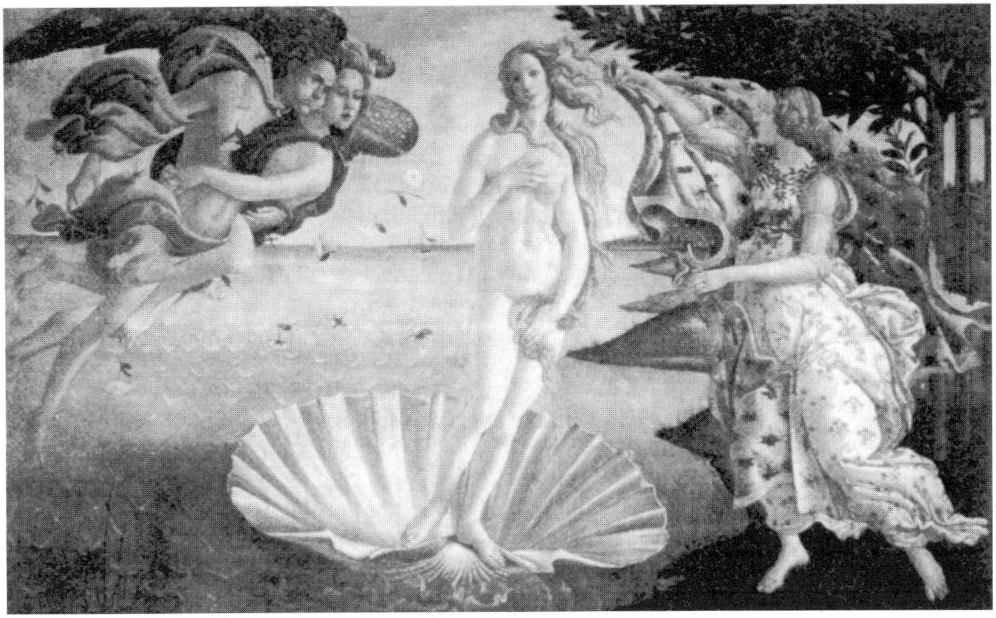

Abb. 11-3 Die Geburt der Venus

Restauratoren, die 1983 abgeschlossen war, hat gezeigt, welchen Aufwand an Kunstkönnen, welche Vollkommenheit bis in das letzte Detail und welche Klarheit und Vielfalt der Farben die hohen Auftraggeber forderten. Zu Grunde lagen bei der Ausgestaltung beider Bilder Verse des POLIZIAN, die ihrerseits auf OVID und HOMER zurückgehen, jedoch auch Gedanken von DANTE aufgreifen. Die beiden Bilder waren in Erinnerung an SIMONETTA VESPUCCI angefertigt worden, die 1476 mit dreiundzwanzig Jahren an Schwindsucht verstarb.

Venus (Abb. 11-3) entsteigt in makelloser Reinheit und Schönheit dem Meer und wird auf ihrer Muschel stehend von dem Windgott Zephir an das Ufer von Zypern getrieben. Ihr Körper ist von schattenloser Vollkommenheit.

Venus (= Aphrodite), Göttin der Schönheit, Liebe und Fruchtbarkeit

Der Frühling von BOTTICELLI (Abb. 11-4) hat hundertfache Bildinterpretationen erfahren, zu denen wir als homöopathische Ärzte keine weitere hinzufügen möchten. Wir machen den Versuch einer homöopathischen Bildbeschreibung, wobei es unser Ziel ist, unter dem Gesichtspunkt der Signaturenlehre einige Auffälligkeiten von **Pulsatilla** herauszuarbeiten. **Pulsatilla** ist jedoch nicht das einzige Mittel – in dem Gemälde kommen durch die vielschichtigen Symbole viele weitere homöopathische Mittel zum Tragen.

Dieses Meisterwerk sollte nicht wie üblich von links nach rechts, sondern von rechts nach links „gelesen“ werden. Der Betrachter wird eingeladen, Schritt für

Schritt die verschiedenen Stufen der Liebe nachzuvollziehen. Auf der linken Bildseite erscheint Zephir als Gott des Frühlings, welcher der Natur neues Leben einhaucht. Nach der Sage, die uns von OVID überliefert wurde, verwandelte Zephir die Nymphe Chloris, die der Daphne gleicht, in die Göttin des Frühlings, als er sich mit ihr vermählte. Deren Blumen stehen im April in voller Blüte, im Monat der Venus, der Göttin der Schönheit, Liebe und Fruchtbarkeit. Zephir, Chloris und Flora stehen für die Leidenschaft, die die Liebe auf der Erde verbreitet und sie in Schönheit verwandelt.

Venus (griech. Aphrodite), die in der Mitte regiert, kann all die auf dem Bild vorkommenden Antipoden vereinen. Sie weckt Leidenschaft, aber sie sublimiert sie zu universeller Harmonie. Die Hinwendung zur eigentlichen Liebe wird durch den Tanz der drei Grazien symbolisiert. Eros/Cupido ist der fruchtbare Geist, geboren aus der Verbindung von Venus und Merkur. Die drei Grazien stehen für „Keuschheit – Anmut – Begierde" –, wobei auffällt, dass „Keuschheit" zwischen „Schönheit" (Anmut) und „Wollust" (Begierde) steht und den weltlichen Dingen den Rücken zuwendet. Alle drei Grazien gehören als niedere Naturgöttinnen zum Gefolge der Venus. („Keuschheit" und „Anmut" sind positive Begriffe, die wir leider viel zu wenig in unserer Materia Medica finden. Übersetzen wir „Begierde" in unsere nüchterne, homöopathische Sprache, finden wir **Pulsatilla** in unseren Repertorien als 3-wertiges Mittel unter „Weibliche Genitalien – Sexuelles Verlangen – gesteigert").

Die drei Grazien (Charités): Aglaia, Euphrosyne und Thalia, Dienerinnen der Aphrodite

Die Rückkehr zu höheren Sphären wird von Merkur (griech. Hermes) geleitet. Merkur mit seinem Stab der zweigeflügelten Schlange ist das traditionelle Symbol für Frieden und Wohlstand. Mit der Spitze des Stabes durchsticht der Gott eine kleine Wolke, welches als Hinweis für seine Mittlerfunktion zwischen Diesseits und Jenseits gesehen werden kann.

Merkur (= Hermes), der Götterbote, Mittler zwischen den Göttern und den Menschen, Gott der Händler, Reisenden, Diebe, Ärzte

Allgemein strebt im Bild alles auf Venus zu, die Liebe führt alles zum Blühen und erlöst alles. Auf der einen Seite ist es der Windgott Zephir, der sinnlich und fleischlich liebt, auf der anderen Seite erhebt Hermes seinen Stab in den Himmel und holt das Göttliche herab.

SANDRO BOTTICELLI stellt eine Vielzahl verschiedener Pflanzen auf seinem berühmten Gemälde dar, einige sehr naturgetreu, andere deutlich stilisiert. Nach der Restaurierung konnte man allein auf der Wiese 190 verschiedene blühende Pflanzen finden, von denen 138 eindeutig bestimmt werden konnten. Die meisten davon blühen heute noch in den Monaten März und April in der Umgebung von Florenz. Am häufigsten erscheint das schöne und schlichte Gänseblümchen (**Bellis perennis**) und das wohlriechende Veilchen

Auch die dargestellten Pflanzen beziehen sich in ihrer Symbolik auf Venus.

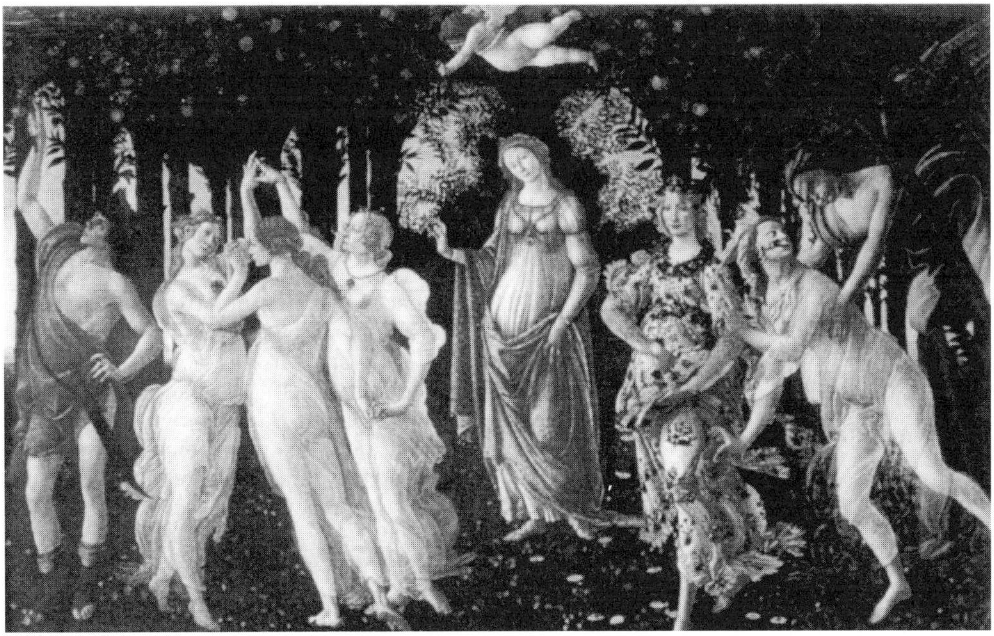

Abb. 11-4 „Der Frühling“

(**Viola tricolor**). Besonders zahlreich sind auch die Korbblütler, die Hahnenfußgewächse (zu denen auch **Pulsatilla** zählt) und die Farne dargestellt.

Die Kunsthistorikerin MIRELLA LEVI D'ANCONA hat die Pflanzensymbolik des Gemäldes analysiert. Hier ein ganz kurzer Ausschnitt aus ihrer Arbeit: Kornblumen stehen für die geliebte Frau, Veilchen für die von Venus gewährte Liebe, Nelke gehört von alters her zum Brautstrauß, Jasmin steht für Grazie und Eleganz, Blüten des Erdbeerstrauches für Sinnlichkeit, Lilie als Sinnbild der Vernunft, Myrthe symbolisiert die ewig währende Liebe.

Kornblume, Veilchen, Nelke, Jasmin, Erdbeerstrauch, Lilie, Myrthe.

Unter all diesen Gesichtspunkten können wir immer besser verstehen, dass SANDRO BOTTICELLIS Meisterwerk nicht nur einfach ein schönes Gemälde ist, sondern eine Zusammenfassung der geistigen Situation seiner Zeit, ein Ausdruck des mit der Renaissance aufgekommenen neuen Denkens, eine Allegorie des Jahresablaufs und des Lebens überhaupt.

LORENZO IL MAGNIFICO, der Regent und Kunstmäzen (s. o.), war auch ein Dichter. Mit dem frühen Tod der von ihm so verehrten Simonetta wurden seine berühmtesten Verse in Verbindung gebracht:

Quant è bella giovenezza
Che si fugge tuttavia
Che vuol essere lieto, sia
Di doman non c'è certezza.

Wie schön ist die Jugend
Die so schnell entflieht
Wer froh sein will, sei es
Über das Morgen gibt es keine Sicherheit.

Auch hier zeigt sich aufs Schönste das oben besagte „Werden und Vergehen".
Betrachtet man den *„Frühling"* von Botticelli unter dem Gesichtspunkt der Signatur von **Pulsatilla**, so fällt uns Folgendes auf:

Helles Haar, blaue Augen, blasse Haut, offener Blick.

- Alle Frauen haben helles, sandfarbenes Haar, blaue Augen, blasse, liebe und offene Gesichter. C. Hering, ein unmittelbarer Schüler von Samuel Hahnemann und Begründer der amerikanischen Homöopathie, schreibt: „Sandfarbenes Haar, blaue Augen, blasses Gesicht, leicht zu Lachen oder Weinen bewegt, liebevoll, mild, zaghaft, sanft, nachgiebig; Frauen und Kinder; Frauen neigen zu Beleibtheit; während der Schwangerschaft."

Anmut und Grazie

- Alle Frauen bewegen sich anmutig, graziös, gleichsam wie wiegend im Wind.

Schüchternheit

- Alle Frauen zeigen ein schüchternes, mildes, nachgiebiges Äußeres.

Mild, nachgiebig, gutmütig, phlegmatisch.

G.H.G. Jahr führt hierzu Folgendes aus:
„Melancholie, Schwermuth, mit Weinen, Traurigkeit, stilles Wesen, Ängstlichkeit, schüchternes, weinerliches Gemüth, milde Nachgiebigkeit, Unentschlossenheit."

Liebt Geselligkeit,

- Einige der dargestellten Frauen stehen in Gruppen, so wächst auch **Pulsatilla** gerne in kleinen Grüppchen. Man findet sie nur selten alleine.

unbeständig, wechselhaft

- Ein dargestellter Waldgott bläst heftig und kalt, so zeigt **Pulsatilla** Symptome, die unbeständig, flüchtig und wechselhaft sind, wie der Wind, den sie so liebt.

Abneigung gegen das andere Geschlecht

- Die dargestellten Männer (der Götterbote Hermes und ein Windgott) stehen am Bildrand, eher abgewandt, mit dem Rücken zu den Frauen. Im Repertorium finden wir unter „Abneigung gegen das andere Geschlecht" **Pulsatilla** einwertig.

Die eigentliche Primavera ist mit einer Fülle von Frühlingsblumen geschmückt. Um die Taille der Flora windet sich ein Rosenzweig mit vielen Blüten. Auch im Schoß der Frühlingsgöttin befinden sich Rosen. Die Halsgirlande besteht aus Bellis perennis, Erdbeerblüten, weißen Hyazinthen, Kornblumen, Veilchen und Anemonen. Auch ins Haar der Göttin sind Anemonen geflochten. Schlussendlich starb die so häufig von Sandro Botticelli dargestellte und verehrte Simonetta Vespucci an Tuberkulose, und **Pulsatilla** ist das pflanzliche Analog von **Tuberculinum** in der Homöopathie.

3. Lehrbeispiel: Melanie Wilkes aus „Vom Winde verweht“ (MARGARET MITCHELL)

In dem bekannten Roman wird Melanie Wilkes folgendermaßen beschrieben: Melanie war ein zart gebautes, zierliches Mädchen, gleich einem Kind, eine Vorstellung, die durch den scheuen, fast furchtsamen Blick ihrer großen Augen noch verstärkt wurde. Ihre dunklen, lockigen Haare waren unter einem Netz streng zusammengefasst. Das herzförmige Gesichtchen, mit den zu breiten Backenknochen und dem allzu spitzen Kinn, war ein süßes, schüchternes, aber keineswegs schönes Gesicht. Melanie verstand es auch nicht, durch weibliche Verführungskünste über ihre Unscheinbarkeit hinwegzutäuschen. Sie sah aus, wie sie war: Schlicht wie die Erde, gut wie das Brot, durchsichtig wie Quellwasser. In ihrer Bewegung aber lag eine gelassene Würde, die ihr etwas seltsam Eindrucksvolles verlieh.

Zart,
zierlich,
scheu,
unscheinbar,
und doch eindrucksvoll.

C. COULTER schreibt dazu:
„Das traditionelle Bild der Südstaaten-Aristokratin vor dem Sezessionskrieg veranschaulicht diesen besonderen Charakterzug: die leise sprechende Plantagenbesitzerin, die nach außen vollkommen sanft, innen aber geschmeidig wie Stahl ist. Diese sanfte, „schüchterne“ (HAHNEMANN), zarte Melanie Wilkes aus „Vom Winde verweht“, mit ihrer liebenswürdigen Art und subtilen Beherztheit ist ein wunderbares Beispiel aus der Literatur für die Verknüpfung von Liebenswürdigkeit und Stärke bei Pulsatilla.“

Melanie besaß eine gewisse Schamhaftigkeit, war bescheiden und hatte eine Neigung zum plötzlichen Erröten. Sie betrachtete alles von der besten und freundlichen Seite. In jedem sah sie gutherzige Züge und hohe Eigenschaften, und daher hatte sie mehr Freundinnen als irgendjemand sonst und auch Freunde, wenn auch nur wenige Verehrer. Melanie machte die Menschen durch ihre liebe Art glücklich.

Erröten,

positives Denken,

Melanie, die nach Kriegsbeginn als Krankenschwester im Lazarett mithalf, war sanft, verständnisvoll und fröhlich zu den Kranken, man nannte sie einen „Engel des Erbarmens“.

hilfsbereit,

Melanies sehnsüchtigster Wunsch war, ein Kind von Ashley, ihrem geliebten Mann, zu haben und ein ganz normales Familienleben zu führen. Als Ashley nach ein paar Tagen Urlaub zu Hause wieder Abschied nahm, um an die Front zu ziehen, bat er Scarlett, die Schwägerin seiner Frau, die Ashley auch von ganzem Herzen liebte, sich um seine sanfte, zarte, zaghafte Frau zu kümmern. Nach diesem Urlaub war Melanie schwanger. Doch dieses Glück wurde bald getrübt, als Melanie erfahren musste, dass ihr geliebter Ashley seit Tagen vermisst wurde. Sie versuchte alles, um zu erfahren, ob ihr Mann noch am Leben war. Dabei setzte sie sich körperlichen und seelischen Anstrengungen aus, ohne dabei sich und das ungeborene Kind zu schonen. Melanies Wehen setzten ein, als Atlanta angegriffen wurde. Scarlett und ein Negermädchen waren die einzigen Helfer, da die Ärzte für die vielen Verwundeten sorgen mussten. Es wurde eine sehr schwere Geburt, bei der Melanie fast gestorben wäre. Kurz nach der Geburt flüchtete Scarlett mit der bewusstlosen Melanie und ihrem Baby nach Tara, dem Landsitz von Scarletts Eltern. Da durch den Krieg bedingt fast nichts mehr zu essen vorhanden war, verzichtete die total geschwächte Melanie auf ihren Anteil zugunsten der Amme, die ihr Baby stillte. Scarlett, die in dieser schweren Zeit wie zwei Männer arbeitete, hatten sie zu verdanken, dass sie nicht verhungern mussten.

Sorge für Andere.

Selbstloser Verzicht

Monate später drang ein Soldat in Tara ein und bedrohte die Frauen, die dort alleine lebten. In der Not tötete Scarlett den Soldaten, um alle zu schützen. Melanie, die mit einem Degen in der Hand dazukam, hätte das Gleiche getan. Scarlett merkte zum ersten Mal, dass sich hinter Melanies sanfter Natur eine feine, blanke Klinge unzerbrechlichen Stahls verbarg, dass in Melanies gelassenem Gemüt die Glut heldischen Geistes lebendig war.

Entschlossenheit in Krisensituationen

Melanie nahm ihre Schwägerin Scarlett, die durch ihre egoistische und selbstsüchtige Art öfter bis an die Grenzen des Vertretbaren ging, in Schutz und stand hinter ihr. Nie vergaß sie, dass sie in Atlanta bei der Geburt ihres Kindes ohne sie gestorben wäre, und auch nicht, dass sie den Soldaten getötet hatte, um das Leben der Frauen und Kinder zu retten.

Als sie Jahre nach Kriegsende alle wieder in Atlanta wohnten, hatte sich Melanies Ausdruck seit ihrer sorglosen Mädchenzeit nicht verändert. Krieg, beständige Schmerzen, schwere Arbeit hatten ihre liebliche Ruhe nicht zu trüben vermocht. Ihr bescheidenes Häuschen war immer voller Menschen, da sie eine taktvolle Person war, die sich nie in den Vordergrund schob. Melanie hatte alle Eigenschaften, die man hoch schätzte: Armut und Stolz darauf, arm zu sein, Mut, ohne zu klagen, Fröhlichkeit, Gastfreundschaft, Güte und vor allem die Treue zum Althergebrachten. Melanie lehnte es ab, sich umzuwandeln. In ihrem Heim schien die alte Zeit wieder aufzublühen. Durch ihr diplomatisches Geschick war sie bald an der Spitze mehrerer Vereine und Institutionen.

Gastfreundlich, konservativ, bescheiden,

diplomatisch.

Mit sanfter Gewalt setzte sich Melanie auch für Scarlett ein, stand sogar zu ihr, als diese Trost bei Ashley suchte und eng umschlungen mit ihm erwischt wurde. Aber da Melanie einen leidenschaftlichen Familiensinn besaß, litt sie sehr unter dieser Situation.

Eine andere Eigenschaft von Melanie war ihr Umgang mit Kindern. Sie hatte Kinder sehr lieb und hätte am liebsten ein Dutzend auf die Welt gebracht, was allerdings ihr Gesundheitszustand nicht erlaubte. Sie überschüttete ihr eigenes Kind, die Kinder von Scarlett und die Nachbarskinder mit ihrem Überschuss an Mutterliebe.

Erst als Melanie im Sterben lag, erkannte Scarlett erschüttert, dass sie Melanie all die Jahre geliebt und gebraucht hatte, ohne sich darüber bewusst zu sein. In dieser kleinen, unscheinbaren Frau war eine Säule der Kraft verborgen.

Gemütssymptome der Romanfigur Melanie Wilkes

Blättern wir im Repertorium, finden wir hierzu **Pulsatilla** in folgenden Gemüts-Rubriken:

Angst, allgemein		(3)
Angst abends/Bett		(2)
Angst, nachts		(3)
Gewissensangst		(2)
Beschwerden durch Eifersucht		(3)
	– Enttäuschung	(3)
	– Erregung	(3)
	– Erwartungsspannung	(3)
	– Kränkung/Demütigung	(2)
	– Kummer	(2)
	– Schreck	(3)
	– Zorn	(2)
Entbindung, nach der		(2)
Furcht	– vor Dunkelheit	(2)
	– vor Männern	(2)
	– vor der Meinung anderer	(1)
	– Unglück (Gefahr/Unheil)	(2)

Ideen, Richtungen, Klarheit des Geistes	(2)
Liebevoll, voller Zuneigung, herzlich	(2)
Milde, Nachgiebigkeit	(3)
Optimistisch	(1)
Schüchternheit/Zaghaftigkeit (Unentschlossenheit, Mangel an Selbstvertrauen)	(4)
Schwangerschaft, Gemütsbewegung, während	(3)
Schweigsam	(3)
Sentimental	(2)
Verwegenheit (Kühnheit, Tollkühnheit)	(2)
Weinen, allgemein	(3)
Weinen, amel.	(2)
Weinen bei Freudigem oder Traurigem	(3)
Weinen, unwillkürlich	(3)
Zurückhaltend, reserviert	(2)

Pulsatilla-Fälle aus der täglichen Praxis

Fall 1

Fallbericht

Frau U. B., Mutter zweier Kinder, Kindergärtnerin, bittet mich in einem abendlichen telefonischen Gespräch um Rat, nachdem ich zuerst ihren Kindern homöopathisch geholfen habe. Sie berichtet Folgendes: Sie mache sich um alles Sorgen und habe Angst, insbesondere um die Kinder, aber auch wegen der Zuckererkrankung ihres Vaters. Weiter berichtet sie, dass sie unnötige Sachen sucht. Sie gehe immer wieder zu verschiedenen Ärzten, die ihr sagen, dass nichts sei. (Spontanbericht).

Sorgsamkeit, voller Sorgen.

Ergänzend berichtet sie noch, dass sie gleichsam alles wie ein schwarzes Loch sehe, alles sei negativ, besonders zur Zeit der Periode. Begonnen habe alles in ihrem 26. Lebensjahr, nach der ersten Entbindung. Sie esse gerne Butter, möge kein fettes Fleisch, liebe frische Luft und weine leicht. Sie sei in allen Dingen sehr genau. Einmal habe sie sogar schon mit Selbstmordgedanken gespielt (Gelenkter Bericht).

Repertorisation (mit dem *Synthetischen Repertorium*, Bd. 1):

- *Carefulness*
  Sorgsamkeit, Sorgfalt — Puls. (1)
- *Cares, worries, full of*
  Sorgen, voller — Puls. (2)
- *Disease, of impending*
  Furcht, Krankheit, vor drohender — Puls. (2)
- *Irresolution*
  Unentschlossenheit — Puls. (2)

- *Suicidal, anxiety, from*
  Selbstmordgedanken, Angst, aus — Puls. (1)
- *Sadness, puerperal*
  Traurigkeit im Wochenbett — Puls. (2)
- *Food and Drinks, desire, butter*
  Magen, isst gerne Butter — Puls. (1)
- *Weeping, easily*
  Weint leicht — Puls. (4)

Therapie und Verlauf:
Es erfolgte die Gabe einer Hochpotenz (2 Globuli **Pulsatilla** M, Firma Schmidt-Nagel). Vier Tage später der Anruf der völlig überraschten Mutter. Sie fühle sich geistig wie neu geboren. Insbesondere sei ihr Lebensmut wieder wie früher als junges Mädchen.

Fall 2

Fallbericht:

verstopfte Nase
Stirnkopfschmerz

trockene Schleimhäute

Hat „die Nase voll",

kein Durst, > frische Luft, Bewegung

Frau U. G., 32-jährige Mutter zweier Kinder, lässt sich, auch wieder typisch, nachdem ihre Kinder Gesundung erfahren haben, einen Termin für sich selbst geben. Sie berichtet: In den letzten acht Wochen hatte sie häufig Nasennebenhöhlenentzündung, die mit normalem Schnupfen begann, verstopfte Nase, heftige Schmerzen in der Stirn und (Kopf-)Seite, dabei fühlte sie sich ausgesprochen müde und sehr schlapp. Sie habe trockene Schleimhäute (Spontanbericht).
Auf nähere Befragung berichtet die Patientin: Alles habe nach einem Umzug aus ihrer Heimatstadt angefangen.... Sie müsse jetzt in der unmittelbaren Nachbarschaft des Schwiegervaters leben, dem ihre Familie das Haus zu verdanken habe.... Sie habe im übertragenen Sinn „die Nase voll". Darüber hinaus berichtet die junge Mutter noch davon, dass sie durstlos sei, sich an der frischen Luft, bei leichter Bewegung wohl fühle (Gelenkter Bericht).
Therapie und Verlauf: Es erfolgte nach der Thematisierung „volle Nase" die einmalige Gabe von 3 Globuli **Pulsatilla** D200 (Fa. Staufen). Die Patientin rief uns nach acht Tagen an und berichtete wörtlich: „Nasennebenhöhlen besser..., ansonsten ist alles besser..., es ist, als sei ein Knoten geplatzt." Nach weiteren 14 Tagen erneuter Anruf: „Mir geht es insgesamt viel besser,... der Knoten ist geplatzt."
Beurteilung: Kritiker können einwenden, dass das konflikt-zentrierte Gespräch und die unmittelbare Einsicht der Patientin („Ich habe die Nase voll") die Heilung gebracht hat. Wir ließen zunächst beide Möglichkeiten unentschieden, zumal die Patientin selbst äußerte, ihr habe eventuell das Medikament oder das Gespräch geholfen.

Zwei Monate später erneuter Anruf, wobei folgende Beschwerden geklagt wurden: „Schnupfen gelb-grün, Nase zu, Gliederschmerzen, krampfartige, anfallsweise auftretende Bauchschmerzen, Reizhusten, wenig Durst, will keine Zimmerwärme. Zusätzlich erneuter Kopfschmerz im Stirnbereich" (Spontanbericht). Es erfolgte telefonisch die Empfehlung von **Pulsatilla** LM VI (Fa. Staufen), 2x3 Globuli. Schon am nächsten Tag kam ein Anruf. Die Kopfschmerzen seien weg, die Nase sei frei, kein Drücken mehr im Stirnbereich.

Repertorisation (nach *Synthesis*):

- Heimweh — Puls. (1)
- Kopfschmerz, Stirn — Puls. (3)
- Nase, Verstopfung — Puls. (3)
- Durstlos — Puls. (3)
- Bewegung bessert — Puls. (3)
- Luft, im Freien besser — Puls. (3)

Die Patientin brachte uns, – wohl gemäß der Regel einer Synchronizität –, Wochen später wundervolle **Pulsatilla**-Pflanzen aus ihrem Steingarten mit, die sich noch heute im Garten eines der Verfasser im Wind hin und her wiegen.

Lernziele

- sich eingehend mit dem Arzneimittelbild **Pulsatilla** beschäftigen
- wichtige psychische und körperliche Arzneisymptome und die wesentlichen Modalitäten von **Pulsatilla** kennen
- **Pulsatilla** gegen ähnliche Arzneimittel, z. B. Silicea, Cocculus, Nux vomica, Phosphorus abgrenzen können

Literatur

Baldini, U.: Der Frühling von Botticelli. Gustav Lübbe Verlag GmbH, Bergisch Gladbach 1984

Braunfels, W.: Kleine italienische Kunstgeschichte. DuMont Buchverlag Köln, 1984

Clarke, J. H.: Eine Enzyklopädie für den homöopathischen Praktiker, Band 8. Dr. Grohmann GmbH, Homöopathische Literatur, Bielefeld, 1996

Coulter, C. R.: Portraits homöopathischer Arzneimittel, Band 1. Karl F. Haug Verlag, Heidelberg, 1990

Gawlik, W.: Arzneimittelbild und Persönlichkeitsportrait. Hippokrates Verlag Stuttgart, 1990

Hadulla, M.M. und Richter, O.: Die homöopathischen Arzneien, Band I: Wesen und Essenz. Medizinisch Literarische Verlagsanstalt Uelzen, 1999

Hahnemann, S.: Apothekerlexikon Band II. Karl F. Haug Verlag, Heidelberg 1986

Hahnemann, S.: Reine Arzneimittellehre, Band 2. Karl F. Haug Verlag, Heidelberg, 1962

Jahr, G.H.G.: Ausführliche Arzneimittellehre, Zweiter Band. Verlag für homöopathische Literatur, Hamburg 1997
Kent, J. T.: Lectures on Materia Medica. B. Jain Publishers, New Delhi 1995
Morton, A.: Diana. Droemersche Verlagsanstalt Th. Knaur, München, 1997
Schroyens, F. (Hrsg.): Synthesis (siehe Literatur im Anhang)
Teste, A.: The Homoeopathic Materia Medica, Arranged Systematically and Practically. Transl. From the French and Ed. By Charles J. Hempel, New York 1854
Vithoulkas, G.: Essenzen Homöopathischer Arzneimittel. Sylvia Faust Verlag, Höhr-Grenzhausen 1990
Vonarburg, B.: Homöotanik, Band 1. Karl F. Haug Verlag, Heidelberg, 1997

12 Die homöopathische Behandlung akuter Infekte

Angelika Gutge-Wickert

Was muss der Arzt über den Charakter von Krankheiten wissen?

HAHNEMANN unterscheidet akute und chronische Krankheiten. Die chronischen Krankheiten können sich nicht durch eigene Kraft in sich selbst auslöschen, sie verstärken sich bis an das Ende des Lebens, werden nach kleinen oft unbemerkten Anfängen immer stärker und werden unbehandelt erst mit dem Tod ausgelöscht. Ihre Ursache liegt in den sogenannten chronischen Miasmen, die HAHNEMANN Psora, Sykose und Syphilis nennt. Davon zu unterscheiden sind die akuten Miasmen bzw. Krankheiten.

Akute Krankheiten haben ein natürliches Ende: sie heilen aus oder führen unbehandelt schnell zum Tod.

Chronische Krankheiten dauern unbehandelt ein Leben lang.

Akute Krankheiten sind „theils solche, die den einzelnen Menschen befallen auf Veranlassung von Schädlichkeiten, denen gerade dieser Mensch insbesondere ausgesetzt war. Ausschweifungen in Genüssen, oder ihre Entbehrung, physische heftige Eindrücke, Erkältungen, Erhitzungen, Strapazen, Verheben u.s.w., oder psychische Erregungen, Affecte u.s.w., sind Veranlassung solcher acuten Fieber, im Grunde aber sind es meist nur überhingehende Aufloderungen latenter [noch nicht ausgebrochener, d.V.] Psora, welche von selbst wieder in ihren Schlummer-Zustand zurückkehrt,... – theils sind es solche [Zustände], welche einige Menschen zugleich hie und dort (sporadisch) befallen, auf Veranlassung meteorischer oder tellurischer Einflüsse und Schädlichkeiten, wovon krankhaft erregt zu werden, nur einige Menschen, zu derselben Zeit, Empfänglichkeit besitzen; hieran gränzen jene, welche viele Menschen aus ähnlicher Ursache unter sehr ähnlichen Beschwerden epidemisch ergreifen, die dann gewöhnlich,..., ansteckend (*contagiös*) zu werden pflegen. Da entstehen Fieber, jedesmal von eigner Natur, und weil die Krankheitsfälle gleichen Ursprungs sind, so versetzen sie auch stets die daran Erkrankten in einen gleichartigen Krankheits-Proceß, welcher jedoch, sich selbst überlassen, in einem mäßigen Zeitraume, zu Tod oder Genesung sich entscheidet. Kriegsnoth, Überschwemmungen und Hungersnoth sind ihre nicht seltenen Veranlassungen und Erzeugerinnen – theils sind es auf gleiche Art wiederkehrende, (daher unter einem hergebrachten Namen bekannte) eigenartige, acute Miasmen, die entweder den Menschen nur einmal im Leben befallen, wie die Menschenpocken,

Org.6, § 73:
Akute Krankheiten betreffen
a) einen einzelnen Menschen auf Grund besonderer Auslöser

b) einige Menschen gleichzeitig auf Grund atmosphärischer oder materieller Auslöser (sporadische Krankheiten)

c) viele Menschen gleichzeitig durch Ansteckung bzw. Infektion (epidemische Krankheiten)

c 1) Auslöser sind schlechte hygienische Bedingung oder Mangelernährung in Notsituationen

c 2) Auslöser sind spezielle Krankheitserreger, die teilweise eine lebenslange Immunität hervorrufen die Masern, der Keuchhusten, das... Scharlach-Fieber des *Sydenham*, die Mumps u.s.w., oder die oft auf ziemlich ähnliche Weise wiederkehrende, levantische Pest, das gelbe Fieber der Küstenländer, die ostindische Cholera u.s.w." (HAHNEMANN, Org.6, § 73)

Welche akuten Krankheiten kennen wir und wann müssen wir sie behandeln?

Akute Krankheiten sind definierte, durch ansteckende Erreger (miasmatisch) hervorgerufene Gesundheitsstörungen.

Beispiele: Kinderkrankheiten, Grippe.

Eine Behandlung ist nötig bei reduzierter Lebenskraft („Abwehrleistung").

Die akuten Krankheiten begegnen uns also in Seuchen, Kinderkrankheiten und epidemischen Fiebern wie bei Grippeerkankungen oder Gastroenteritiden. Die akuten Miasmen führen unbehandelt zur Genesung oder zum Tod.
Ihre Behandlung ist entweder nicht notwendig wie bei einer unkompliziert ablaufenden Kinderkrankheit oder leichten Grippe, da sich die Genesung im Menschen ohne äußeres Zutun vollzieht, oder sie ist dringlich, wenn dem Patienten der Tod droht.
In Fällen, wo wir die Lebenskraft unseres Patienten nicht einschätzen können, in den Fällen, wo wir über eine Genesung aus eigener Kraft unsicher sind oder wir die Heilung beschleunigen möchten, werden wir ihn behandeln.

Wie werden akute Krankheiten behandelt?

Alle Symptome des akuten Krankheitszustands werden zur homöopathischen Arzneimittelwahl herangezogen.

Persönliche Eigenarten, die sich während der akuten Erkrankung nicht verändert haben, sind unwichtig.

Pathognomonische (bei den meisten Erkrankten gleichartig auftretende) Symptome sind nicht wahlentscheidend.

Der akut erkrankte Mensch wird homöopathisch nach der Gesamtheit seiner Symptome behandelt. Das sind seine Beschwerden mit allen bedeutsamen Modalitäten und Zeichen, seine Allgemeinsymptome und auffallenden Geist- und Gemütssymptome.
Wichtig für die Behandlung akuter Miasmen sind ausschließlich die Akutsymptome. Besteht bei einem Menschen schon immer ein sehr starker Durst auf kalte Getränke und ist dieser in der Situation der akuten Erkrankung unverändert, so ist dieses Symptom für die Fallanalyse nicht wertvoll. Hat dagegen der Kranke in der Regel keinen Durst und wenn, eher auf warme Getränke, ist das Verlangen nach vielen und kalten Getränken während der akuten Erkrankung ein Symptom von hochgradiger Bedeutung.
Es ist wichtig, **nur** die Akutsymptome zur Mittelfindung zu verwenden, und hier natürlich vorrangig die auffallenden, besonderen Symptome (siehe Org.6, § 153), die sich nicht durch die Pathologie erklären lassen. Haben wir bei einem an Masern erkrankten Kind

einen Hautausschlag, so ist dies etwas, was wir bei Masern erwarten und nicht als besonderes Symptom werten. Hat das Kind aber keinen Hautausschlag, so ist dies ein besonderes Symptom, das wir unbedingt zur Mittelfindung heranziehen müssen.
In der Hierarchie der Symptombewertung kommen als nächstes die psychischen Symptome zur Beachtung (siehe Org.6, § 211). Hat das fiebernde Kind zum Beispiel ein großes Verlangen nach der Mutter, ruft es sofort nach ihr, sobald diese den Versuch wagt, sich zu entfernen und handelt es sich dabei um einen Zustand, der sonst für dieses Kind nicht typisch ist, bekommt das Symptom „Verlangen nach Gesellschaft" eine Bedeutung für die Behandlung des akuten Fieberzustandes.
Besteht eine klare Causa für eine Erkrankung, z. B. eine Durchnässung, so ist dies das Leitsymptom von nächster Wichtigkeit (vgl. Kapitel 3).
Die Behandlung von Kinderkrankheiten und epidemischen Krankheiten sind Themen späterer Ausführungen (Kurs C und D). Es folgt beispielhaft für Akutkrankheiten eine Besprechung der akuten Fieberkrankheiten.

Wesentlich sind Symptome, welche die individuelle Reaktion widerspiegeln: „auffallende, sonderliche, eigenheitliche" Symptome.

In zweiter Linie ist der psychische Zustand des akut Kranken wahlanzeigend.

Drittens ist – wenn eruierbar – die auslösende Situation (= Causa) wichtig.

Die Behandlung akuter Fieber

Wenn unser Patient ausgeprägte Allgemein- und Lokalsymptome zeigt, die eine klare Verordnung ermöglichen, ist das Fieber nicht bedeutsam. Wenn diese Symptome aber fehlen, bekommt das Fieber erstrangige Bedeutung für die Arzneimittelwahl. Dabei müssen wir uns mit seinen Modalitäten und Charakteristika beschäftigen. (Solvay, Fieberkurven aus Hegglin)

Bei fehlenden individuellen oder psychischen Symptomen bzw. mangelnden Hinweisen auf eine Ursache interessiert die spezielle Ausprägung der Krankheitssymptomatik.

Die Art des Fiebers:

Beispiel Fieber:

Continua
Ein gleichmäßiges Fieber von ziemlich gleich bleibender Höhe mit weniger als 1°C Differenz am Tage.
3-wertige Arzneimittel aus Kents Repertorium: Ars., Arum-t., Bapt., Bry., Carb-v., Chin., Chlor., Colch., Croth., Echi., Gels., Lach., Mur-ac., Phos., Rhus-t., Stram.

Wichtige Mittel für anhaltend hohes Fieber

Remittierend
Die Fieberdifferenz am Tage zeigt einen beträchtlichen Unterschied bis zu 2°C zwischen Morgen- und Abendtemperatur, wobei morgens keine afebrilen Temperaturen erreicht werden.
3-wertige Arzneimittel aus Kents Repertorium: Acon., Ars., Bell., Bry., Cham., Merc.

Wichtige Mittel für stark schwankendes (wiederkehrendes) Fieber

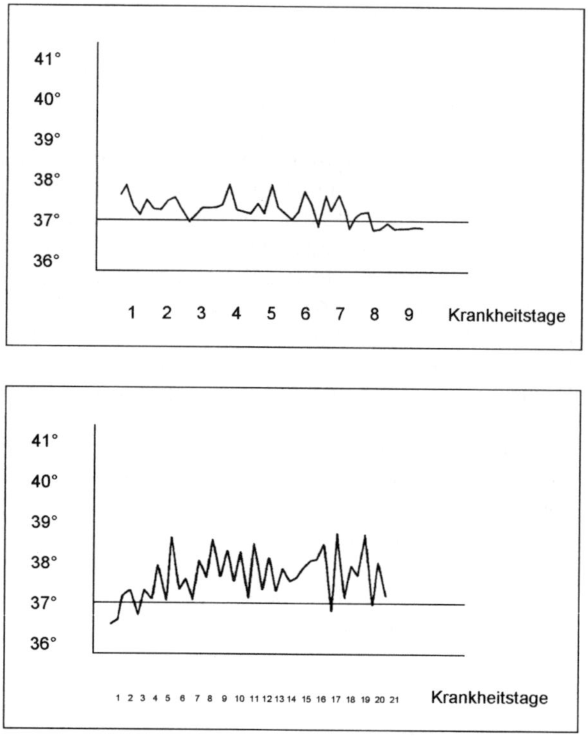

Abb. 12–1 a und b: Continua und remittierendes Fieber

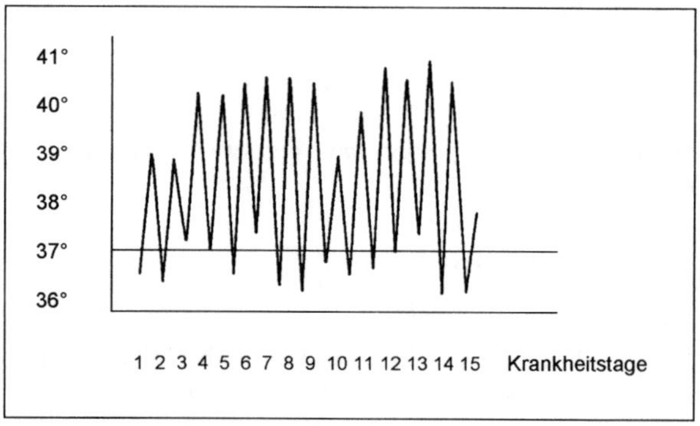

Abb. 12-2: Intermittierendes Fieber

Wichtige Mittel für Fieberschübe mit afebrilen Intervallen

Intermittierend

Stundenweise Temperaturanfälle, im Verlauf eines Tages wechseln hohe Temperaturen mit freien Intervallen.

3-wertige Arzneimittel aus KENTS Repertorium: Ars., Calc., Ferr., Kali-s., Lyc., Nat-m., Nat-s., Nit-ac., Psor., Pyrog., Sulph., Tarent., Tub.

Hektisch (tuberkulös; gr. hecticos = auszehrend)
3-wertige Arzneimittel aus KENTS Repertorium: Ars., Ars-j., Caps., Iod., Kali-ar., Lyc., Phos., Sang., Sep., Sil., Tub.
Weitere Rubriken aus dem KENT'schen Repertorium: Schleichend, Lange anhaltende Hitze usw.

Wichtige Mittel für auszehrendes (schwächendes) Fieber (z. B. bei Tuberkulose)

Die Begleitsymptome

Schweiß, Durst, Frost, Frösteln (Gefühl von Kälte mit oder ohne Schüttelfrost), Verlangen, sich zuzudecken oder abzudecken, die Wärmeausstrahlung.

Das Fieber begleitende Symptome

Der Aspekt des Kranken

Wichtig sind Haut (Geruch und Feuchtigkeit, Farbe der Haut), Pupillen, die Atmung, der Puls mit seinen Charakteristika, die Zunge, deren Farbe, Feuchtigkeit, Bewegung, Ödem usw.
Der Patient kann im Fieber blass oder rot sein, es können Augenringe bestehen. Der Kopf kann heiß sein mit kalten Händen oder kalten Füßen usw.
Äußerliches Zittern als Ausdruck des Beginns einer meningealen oder zerebrospinalen Symptomatik.

Untersuchungsbefunde

Hautfarbe und -temperatur

Neurologische Symptome

Der Schlaf

Wir unterscheiden Schläfrigkeit bei Fieber (z. B. Apis, Eup-per., Gels., Phos., Rhus-t.) und Schlaflosigkeit bei Fieber (z. B. Ars., Bry., Nux-v., Phos., Rhus-t.).

Schläfrigkeit oder Schlaflosigkeit

Krämpfe

Krämpfe im Fieber oder Frost, beim sich Abdecken usw.

Muskelkrämpfe

Fallbeispiele von fieberhaften Infekten mit einigen differenzialdiagnostischen Überlegungen

Ein Patient, 36 Jahre alt, hat
- Gliederschmerzen mit Fieber,
- stechende Halsschmerzen, ausstrahlend zum Ohr beim Schlucken,
- Schwellung der Uvula,
- Kopfschmerz über dem rechten Auge.

Beispiel: fieberhafte Pharyngitis

Nux-v. C30 hat nicht geholfen, Kopfschmerz etwas besser, sonst alles gleich,
- er ist durstlos, wenn er trinkt, lieber warme bis heiße Getränke,

Das vermeintlich am besten passende Arzneimittel bleibt wirkungslos. Weitere Symptome werden herangezogen.

Repertorisation 1 (Nux vomica)

Tabelle 12-1

	Nux-v.	Calc.	Merc.	Sulph.	Puls.	Phos.	Chin.
Summe der Symptome und Grade	15	11	11	10	9	9	8
1. Kopf – Schmerz – Stirn, in der – Augen, über den	3	2	1	1	3	2	2
2. Innerer Hals – Schmerz – stechend – erstreckt sich z. Ohr –Schlucken, beim	3	1	2	2	-	-	-
3. Innerer Hals – Schwellung – Uvula	2	2	2	2	1	3	1
4. Extremitäten – Schmerz – Fieber, im	3	2	2	1	1	1	2

- Verdauungsschwierigkeiten,
- muss viel urinieren.

Das auffälligste (weil am wenigsten durch die Erkrankung erklärbare) Symptom entscheidet die Arzneimittelwahl und klärt den Fall.

Die Lokalsymptome des Halsschmerzes, die Uvulaschwellung, der Stirnkopfschmerz, die Gliederschmerzen bei Fieber und das Verlangen nach warmen Getränken sprechen deutlich für **Nux vomica**. Doch wenn wir das Lokalsymptom *Uvulaschwellung* vernachlässigen, die Rubrik *Gliederschmerzen* bei Influenza repertorisieren und das erst später bemerkte, aber auffälligste Symptom mit berücksichtigen: „häufiges Urinieren bei Kopfschmerz“, obwohl der Patient wenig trinkt, kommen wir auf **Gelsemium**, was die Beschwerden schnell beseitigte.

Der Patient bekam **Gels.** D8 dreimal täglich 5 Tropfen am ersten Tag, da nicht anders vorrätig, am zweiten Tag **Gels.** C30 eine Gabe. Nach drei Tagen waren Kopf- und Gliederschmerzen weg, die alte Energie wieder da, nur noch ein unbedeutender Halsschmerz hielt sich einen weiteren Tag.

Differenzierung von **Gelsemium** und **Nux vomica**

Gelsemium ist ein Grippemittel für die warme Jahreszeit oder für wärmere Tage in der kalten Jahreszeit. Die Krankheitsentwicklung ist langsam. Wie der **Nux-vomica**-Patient hat der **Gelsemium**-Kranke Gliederschmerzen und das Verlangen nach warmen Getränken, auch ist der Durst nicht besonders auffällig.

Nux vomica erleben wir eher aufgeregt und leicht zornig. Es fröstelt leicht. Doch **Gelsemium** verhält sich ruhig, ist eher schläfrig und hat die auffällige Besserung der Beschwerden durch Urinieren, und uriniert viel.

und **Apis mellifica**

Solvey beschreibt **Gelsemium** in der Differenzialdiagnose zu **Apis**. Diese zwei Mittel haben:

Repertorisation 2 (Gelsemium)

Tabelle 12-2

	Gels.	Nux-v.	Phyt.	Bell.	Chel.	Calc.	Bry.
Summe der Symptome und Grade	13	11	9	8	8	8	7
1. Kopf – Schmerz – Stirn, in der – Augen, über den	2	3	2	2	2	2	2
2. Innerer Hals – Schmerz – stechend – erstreckt sich z. Ohr – Schlucken, beim	2	3	2	-	-	1	-
3. Innerer Hals – Schwellung – Uvula	-	2	2	1	1	2	-
4. Blase – Urinieren – häufig –Kopfschmerzen, mit	3	-	-	2	-	-	-
5. Extremitäten – Schmerz – Influenza, bei	2	-	-	-	2	-	3

❶ Schläfrigkeit während des Fiebers
❷ Durstlosigkeit während des Fiebers
❸ keinen Schweiß während des Fiebers
❹ äußerliches Zittern während des Fiebers

Das äußerliche Zittern kann Ausdruck des Beginns von meningealen und zerebrospinalen Symptomen sein, beide Mittel sind in solchen Fällen indiziert, aber auch **Bryonia**, **Phosphor**, **Hyoscyamus** und **Rhus toxicodendron**. Jedes Mittel hat seine Charakteristik. Die Unterscheidung zwischen **Apis** und **Gelsemium** liegt in der Intensität. Ein **Apis**-Zustand entwickelt sich schnell und heftig wie bei **Aconit**, mit sehr hohem Fieber. Die Schläfrigkeit wird von Zuckungen unterbrochen, er fühlt sich extrem heiß an, ein auftretendes Delirium kann sehr heftig sein. Der Urin ist konzentriert, stark riechend und es kann Oligurie bestehen. **Gelsemium** ist schläfrig und verhält sich ruhig. Ein Delirium verläuft eher milde wie bei **Bry.** oder **Phos.** **Gelsemium** zeigt oft eine Ptosis, hat Schwierigkeiten, die Augen offen zu halten. Der Urin ist nicht hoch konzentriert, klar und transparent. Der Patient zeigt eine Polyurie und eine sofortige Besserung der Beschwerden beim Urinieren.

Apis: Beginn plötzlich, Schläfrigkeit mit Zuckungen (evtl. auch Schreiattacken), Hitze, verringerte Harnmenge

Gelsemium: matt, schläfrig, „gelähmt", herabhängende Augenlider, große Harnmenge

Das **Gelsemium**-Bild kann auch **Eupatorium perfoliatum** sehr ähnlich sein. Hierzu möchte ich einen Fall aus der *Homöopathischen Arzneimittellehre* von CHARETTE zitieren:

Vergleich mit **Eupatorium perfoliatum**:

Ein 14-jähriger Junge erkrankt an Influenza. Fieber, Zerschlagenheit, Husten, Appetitlosigkeit, Verstopfung, Kopfschmerz. Eine zweiwöchige allopathische Behandlung linderte die Hals- und Magenbeschwer-

Fallbeispiel: Influenza

Repertorisation 3 (Gelsemium)

Tabelle 12-3

	Gels.	Eup-per.	Bry.	Acon.	Chin.	Ip.	Spong.
Summe der Symptome und Grade	11	10	8	7	6	5	5
1. Gemüt – Traurigkeit – Fieberhitze, in der	2	2	-	3	1	2	2
2. Kopf – Schmerz – Hinterkopf – Liegen, beim	2	2	-	-	3	1	1
3. Extremitäten – Schmerz – Influenza, bei	2	3	3	2	-	-	-
4. Fieber – Bewegung – still bleiben, möchte in jedem Stadium	1	-	3	-	-	-	-

den. Es bestand aber noch ein dumpfer Schmerz im Rücken und ein leichtes Fieber, das um 9 Uhr morgens einsetzte und nachmittags verschwand. Während des Fiebers war das Kind niedergeschlagen und selbst zur geringsten Beschäftigung unfähig. Als der Homöopath das Kind sah, hatte es 38°C Fieber, es klagte über einen Schmerz im Hinterkopf, der durch Liegen merklich verschlimmert wurde.

Eup-per.:
Zerschlagenheit, heftige Knochenschmerzen, großer Durst, Verlangen nach kalten Getränken oder Eis

Gelsemium und **Eupatorium perfoliatum** können Gliederschmerzen haben bei Fieber, Kopfschmerzen, Husten, Traurigkeit bei Fieber. Aber hier wurde die Entscheidung für **Gelsemium** getroffen, da der kleine Patient im Fieber zur geringsten Beschäftigung unfähig war.

Grundsätzlich ist es aber leicht, über die Frage nach dem Durst die Unterscheidung zwischen diesen beiden Mitteln zu treffen. **Gelsemium** ist äußerst durstlos und **Eupatorium** ist sehr durstig, meist auf kalte Getränke.

Wahlentscheidend ist die extreme Schwäche und die Durstlosigkeit im Fieber.

Dieses Kind bekam **Gelsemium D3** alle 2 Stunden 3 Tropfen in einem Esslöffel Wasser. Am nächsten Morgen waren Fieber und Schmerzen deutlich geringer, am übernächsten Morgen blieb das Fieber weg. Die Gesundheit war bald wieder hergestellt.

Fallbeispiel: fieberhafte Tracheitis

Ein weiterer Fall mit Durstlosigkeit im Fieber:
Die 51jährige Patientin kommt mit einem fieberhaften Infekt und klagt über

- Gliederschmerzen und Schüttelfrost;
- sie hustet, wenn sie aus dem Kalten ins warme Zimmer kommt;
- die Bronchien tun weh, Ziehen beim Luft Holen, der Brustkorb schmerzt beim Husten;
- etwas Halsweh und Kratzen im Hals, die Ohrendrüsen tun weh;

Repertorisation 4 (Rhus-t.)

Tabelle 12-4

	Rhus-t.	Sulph.	Ars.	Puls.	Bell.	Calc.	Phos.
Summe der Symptome und Grade	23	23	21	20	18	17	16
1. Gemüt – Ruhelosigkeit – Fieberhitze, während	3	2	3	3	2	1	1
2. Kopf – Schmerz – drückend – Stirn –Augen, über den	2	2	1	3	2	1	2
3. Mund – Farbe – Zunge – rot – Zungenspitze	3	3	3	-	-	-	-
4. Magen – durstlos – Fieberhitze, in der	1	2	2	2	1	2	2
5. Brust – Schmerz – Husten, beim	2	3	1	3	3	2	3
6. Extremitäten – Schmerz – Fieber, im	2	1	1	1	1	2	1
7. Fieber – Frost, mit	3	3	3	2	3	3	1

- dumpfer Kopf, Kopfschmerz, der auf die Augen drückt, Augentränen pausenlos (gestern nicht);
- kein Appetit, bemüht sich, viel zu trinken, aber kein Durst, weiß nicht, was sie trinken soll;
- starke Unruhe, gestern Brechreiz;
- NAP rechts frontal druckschmerzempfindlich;
- rote Zungenspitze, Ohren o.B., Pulmo frei.

Hier ist die Unruhe das führende Symptom, die bei **Rhus-t.** in der Regel schmerzbedingt ist. Wir kennen bei **Rhus-t.** die Modalität der Besserung der Schmerzen: fortlaufende Bewegung. Bei den anderen großen Unruhemitteln **Arsen** und **Aconit** finden wir Angst vor dem Tod, es ist eher eine ängstliche Unruhe.

Die psychische Veränderung – Unruhe – leitet zum Arzneimittel: **Rhus toxicodendron.**

Bryonia ist eigentlich das erste Mittel bei Brustschmerzen durch Husten und tiefes Atmen, doch wird sich **Bryonia** immer ruhig verhalten, jede Bewegung vermeiden, um seine Beschwerden zu bessern. In den meisten Fällen hat es auch einen riesigen Durst, sei es auf warm oder kalt.

Differenzierung zu **Bryonia**

Unruhe, Verlangen nach Bewegung und Reizbarkeit ist die typische Trias für **Rhus-t.**

Rhus-t.:
ruhelos, motorisch aktiv, reizbar - rote Zungenspitze

Neben der Ruhelosigkeit finden wir in obigem Fall noch die Bestätigung über die rote Zungenspitze, die in Form des roten Zungendreiecks nur bei **Rhus-t.** bisher gefunden wurde (Abb. 12-3).

Für **Rhus-t.** sind die Schmerzen des motorischen Systems, die Gelenkbeschwerden bei Fieber charakteristisch.

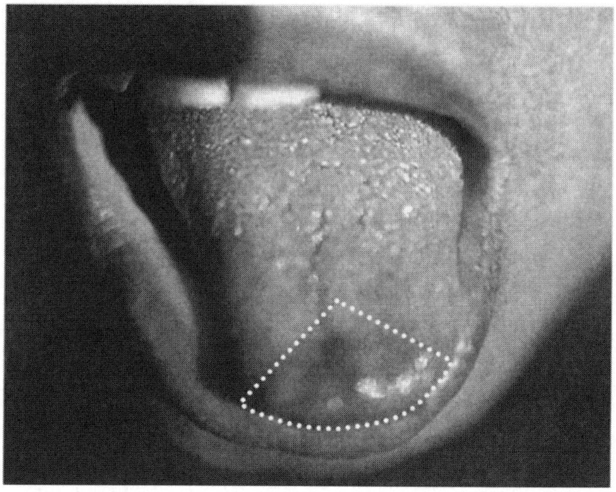

Abb. 12-3: Rotes Zungendreieck bei Rhus-t.

Ferrum metallicum:
Gesicht abwechselnd rot und blass, kreislauflabil, Eier werden nicht vertragen

Demgegenüber sehen wir bei **Ferrum metallicum**, einem weiteren wichtigen Fiebermittel, vasomotorische Symptome. Es zeigt einen vasomotorischen Erregungszustand im Fieber mit abwechselnder Röte und Blässe im Gesicht. Es hat eine absolute Unverträglichkeit von Eiern, die es schlecht verdaut, und hat Aufstoßen.

Ferrum phosphoricum:
Nasenbluten beim Fieber, rötlicher Auswurf, weicher Puls, in der Krankheit wenig beeinträchtigt

In der Rubrik: Gesicht, Verfärbung rot, abwechselnd mit Blässe (Kent) finden wir auch **Ferrum phosphoricum**, das als Fiebermittel viel zu wenig verschrieben wird, weil spektakuläre Symptome fehlen. Es ist ein Mittel mit hellroten Blutungen, passt für anämische Kinder, für Kinder mit Nasenbluten beim Fieber oder einem rotstreifigen Auswurf beim Husten. Es hat einen weichen Puls im Gegensatz zu den gängigen Fiebermitteln **Aconit** und **Belladonna**.

Ein Gastroenteritis-Fall, bei dem das Fieber nicht im Vordergrund steht

Fallbeispiel: akute Gastroenteritis

Eine Patientin mit Erbrechen und Durchfall bittet um einen Hausbesuch. Seit 1 Uhr nachts hatte sie schon ca. 15 Stühle. Es ist ein orangefarbener Durchfall, der die Eingeweide herausstülpt, schleimig und ohne Geruch. Der Notarzt hatte schon eine Novaminsulfon-Spritze verabreicht und Butylscopolamin verordnet. Seit 6 Uhr waren die Durchfälle etwas weniger.

Hauptsymptome

- Es besteht immer wieder Erbrechen mit Würgeanfällen, es kommt Bitteres;
- Magenkrämpfe mit Übelkeit; Temperatur jetzt 37°C;

Repertorisation 5 (Colchicum)

Tabelle 12-5

	Colch.	Ars.	Cocc.	Phos.	Bry.	Sulph.	Merc.	Sep.
Summe der Symptome und Grade	27	27	26	26	25	23	23	20
1. Schwindel – Aufstehen, beim	1	1	1	3	3	1	1	-
2. Magen – Erbrechen – bitter	1	2	2	3	3	2	2	2
3. Magen – Erbrechen – Diarrhoe, während	2	3	-	1	-	1	1	1
4. Magen – Schluckauf	1	3	2	2	2	1	3	-
5. Magen – Schmerz – krampfartig	2	3	3	2	2	2	1	2
6. Magen – Übelkeit – Speisen – Gedanken an, beim	3	2	3	-	1	1	-	2
7. Rektum – Prolaps – Stuhlgang, während	1	-	-	-	1	2	-	3
8. Stuhl – gelb – orange	2	-	1	1	-	-	1	-
9. Stuhl – schleimig	3	2	2	3	2	3	3	1
10. Allgemeines – Speisen u. Getränke – kalte Getränke, kaltes Wasser – Verlangen	1	3	2	3	3	1	3	2

- die ganze Nacht kalter Schweiß, hat sehr gefroren, brauchte vier Decken (jetzt nur eine);
- sie hat Durst;
- Stirnkopfschmerz, am Anfang heftig, beim Aufwachen;
- der Kreislauf ist ganz schlecht, beim Hochkommen Schwindel, wird ganz heiß im Kopf; sehr schwach;
- hatte auf der Arbeit Frust und Ärger; in den Arm genommen zu werden war zuviel;
- gestern abend wahnsinnige Blähungen, heute nacht Schluckauf;
- nach der Novaminsulfon-Spritze Essensvisionen, Ekel davor. Trinkt am liebsten eiskalte Fanta.

Ein Hauptsymptom war die Übelkeit beim Denken an Essen, ein Leitsymptom von **Colchicum**. In Kombination mit dem § 153-Symptom der auffälligen Farbe des Stuhls, dem orangefarbenen Stuhl, kristallisiert es sich deutlich als das passendste Mittel heraus. Eine Gabe **Colch.** C30. Am Folgetag waren die Beschwerden deutlich besser, nach zwei Tagen ging es ihr wieder vollkommen gut.

Colchicum autumnale, die Herbstzeitlose:
Übelkeit bei Gedanken ans Essen, Stuhl orangefarben

Unterscheidung von akuten Krankheiten und Aufflackern latenter chronischer Erkrankung

Akute Krankheiten:
Alle zeitlich begrenzten, nicht rezidivierenden Krankheiten wie fieberhafte Infekte, epidemische Krankheiten, Kinderkrankheiten

Es stellt sich abschließend die Frage, ob denn nur die akuten Fieber neben den Kinderkrankheiten und den anderen epidemischen Krankheiten als akute Krankheiten aufgefasst werden müssen? Als akut werden doch zeitlich begrenzte Krankheiten bezeichnet mit einer Latenzphase, einer Verschlimmerungsphase und einer klärenden Phase, in der sich der Verlauf zu Gesundung oder Tod entscheidet (VITHOULKAS).

Rezidivierende Erkrankungen gehören zu den chronischen Krankheiten. Nicht nur die neu entstandenen Symptome werden zur Mittelwahl herangezogen.

Doch! Die oben genannten sind die akuten Krankheiten! Und die rezidivierenden Erkältungen, Otitiden, Bronchitiden usw. sind Aufflackern chronischer Erkrankung, sind Aufflackern von Psora, die nur durch ein Mittel, das nach der Gesamtheit der Symptome des kranken Menschen ausgewählt wurde, langsam ausgeheilt werden.

Wenn wir dieses Mittel, das am ähnlichsten auf die Symptome unseres Patienten passt, noch nicht gefunden haben, werden wir gezwungen sein, in aktuellen Situationen, z. B. bei einer schmerzhaften Mittelohrentzündung zur Besänftigung der Symptomatik ein nach den aktuellen Symptomen ausgewähltes Mittel zu geben.

Für die akute Situation gewählte Mittel sind eher selten das Simile für die chronische Erkrankung.

Doch nur sehr selten werden wir dann, wenn wir aus den wenigen Symptomen der aktuellen Situation das Simile für den ganzen Fall treffen, dauerhaft heilen können und nicht nur palliativ die Beschwerden besänftigen.

Sonderliche Akutsymptome zeichnen eine akute Erkrankung aus.

Uncharakteristische Allgemeinsymptome in der akuten Situation sprechen eher für die Exazerbation einer chronischen Krankheit.

Die Unterscheidung zwischen akuter Erkrankung und Aufflackern latenter Psora ist nicht immer leicht. Zur Unterscheidung hat mir aber im Laufe der Jahre der Charakter der aktuellen Symptome gedient. Gibt es ein akutes Symptomenbild mit deutlichen Zeichen und Modalitäten, also klar zu repertorisierenden Merkmalen in nicht zu großen Rubriken, spricht das eher für ein *akutes Miasma*, und wir nehmen zur Mittelfindung nur die Akutsymptome. Im Gegensatz dazu sehen wir das Auftreten undifferenzierter Allgemeinsymptome wie Müdigkeit, Frösteln, Halskratzen, Schnupfen, Husten usw. Diese werden – wie oben erwähnt – am sichersten mit dem nach der Gesamtheit **aller** Symptome ermittelten *Antipsorikum* ausgelöscht.

Homöopathische Arzneimittel bei akuten Fiebererkrankungen (Auszug aus DAHLKE)

Charakteristika des Aconit-Fiebers:

Akut einsetzendes, kontinuirliches Fieber; es erreicht rapide seinen Höhepunkt und hält sich dort ohne oder mit ganz geringen Schwankungen. Heisse, trockene Haut; harter voller Puls; injizirtes Gesicht; Unruhe; Todesfurcht, unruhiges Umherwerfen, trotzdem jede Bewegung ein Frösteln macht. Allgemeine nervöse Ueberempfindlichkeit, Schmerzen sind unerträglich. Durst auf kaltes Wasser. Nächtliche Verschlimmerung, resp. gegen Abend. Schneller fliegender Athem.

Aconitum napellus:
plötzlicher Beginn
Frösteln mit heißer Haut
Todesangst
viel Durst auf Kaltes
Schmerzempfindlichkeit
< nachts

Das Aconit-Fieber ist ein unkomplizirtes Fieber. Es besteht nur aus diesem einen heftigen Ansturm. Es zeigt keine Neigung zur Exsudation, keine zu Eiterung, keine Neigung, in den typhösen Zustand überzugehen. Wenn es nicht beim ersten Griff der Krankheit Herr wird, so muss es anderen Mitteln weichen. Dementsprechend die Aetiologie: Erkältungsfieber, besonders bei trocknen, kalten Winden; Irritationsfieber (Wurmreiz, Zahnen, psychische Erregungen, Schreck, Aerger); unterdrückte Absonderungen in Folge Erkältung oder psychischer Einwirkungen (unterdrückte Schweisse, unterdrückte Regeln, Milchfieber), Sonnenstich.

Längerwierige Folgen passen nicht ins Arzneimittelbild.

Fieber nach
- Erkältung
- Überreizung
- unterdrückter Absonderung

Konstitution des Aconit-Kranken: Mit Vorliebe vollblütige, meist junge Personen.

bei jungen, kräftigen Menschen

Zeitpunkt der Anwendung: im allerersten Beginn, bevor die Krankheit sich lokalisiert hat. Sobald Lokalisation erfolgt ist, fällt es fort, oder kann nur als Begleitmittel verwandt werden, z. B. in manchen Fällen von Diphtherie.

vor der Ausprägung einer regional beschränkten Symptomatik

Von den am häufigsten bei dem Symptom „Fieber" in Anwendung kommenden Mitteln vergleiche:

Apis

Grosse Hinfälligkeit von vorneherein. Schweiss und Temperatur sind ungleich vertheilt; Verschlimmerung gegen 3 h.p.m. Durstlosigkeit im Frost.

Apis mellifica:
Schwäche von Beginn an
< 15 Uhr
durstlos im Fieber und Frost
wässrige Ödeme
Schmerz an der Herzspitze

Neigung zu wässrigen Exsudaten (Meningen, Pleura, Ovarien, Gelenke), zu fibrinösen Exsudaten (Rachen, Herzklappen), zu ödematösen Anschwellungen, Schmerz in der Gegend der Herzspitze nach hinten durch, in beiden Rippenbögen. Im Einschlafen resp. nach kurzem Schlaf Auffahren mit Brustbeklemmung und dem Gefühl des Erstickens (Herzleiden; Gelenkrheumatismus geht auf das Herz über; Bronchitis bei nervösen Personen) (vergl. Lachesis: im Ein-

Aufschrecken beim Einschlafen

Lachesis muta:
Würgegefühl im Hals
Spongia marina tosta:
Aufschrecken aus tiefem Schlaf

schlafen Auffahren mit Erstickungsgefühl in Folge von Herzklopfen oder von Würgen im Hals; Sambuc. und Spongia: Auffahren mit Erstickungsgefühl aus tiefem Schlaf). Intermittirende, typhöse Fieber; Fieber nach unterdrückten akuten Ausschlägen; Diphtherie.

Arsen

Hohes Fieber (calor mordax); trockne Haut; Durst, trinkt oft, gierig, in kleinen Quantitäten; Unruhe, Todesfurcht, schlimmer nach Mitternacht. Oft in Begleitung von Magendarm-Erscheinungen (Erbrechen, Speise liegt wie Klumpen im Magen). Fieber meist auf schwerer materieller Grundlage beruhend; intermittirende Fieber; typhöse, septische Fieber mit scharfen jauchigen Sekretionen und hochgradigem Kräfteverfall. Ausnahme: Magenfieber bei Kindern, remittirender Typhus, verschleppte Fälle. Anhaltende Fieber skrophulöser Kinder, ohne nachweisbare Ursache.

Arsenicum album:
trinkt viel, in kleinen Schlücken
Todesangst, Unruhe
Übelkeit, Erbrechen, Durchfall
sehr geschwächt

Ammon. mur.

Beginnende Influenza, mässiges Fieber; matt, zerschlagen; Frost und Hitze wechselnd; Frost im Rücken. In Aegypten als das grosse Hauptmittel bekannt bei den epidemischen Fiebern, wie sie durch den Wechsel der Jahreszeiten entstehen.

Ammonium muriaticum:
schneller Wechsel von Fieber und Frost
Kältegefühl im Rücken

Baptisia

Anfangsstadium des Typhus, nervöse und zerebrale Erscheinungen herrschen vor (Gefühl, als wäre ein zweites Selbst ausser ihm da; als wäre sein Körper in Stücke gestreut); Fieber steigt von Tag zu Tag; schläfriges Aussehen: Zunge weiss mit rothen Rändern oder mit braunem Streifen in der Mitte. – Die putriden Fieberformen der Baptisia kommen hier nicht in Betracht.

Baptisia tinctoria:
meint, seine Körperteile seien auseinander gefallen
Zunge weiß, brauner Mittelstreifen

Belladonna

Akutes Einsetzen, rothes, turgeszirendes Gesicht, injizirte Augen; Mitbetheiligung des Gehirns, ein Hauptcharakteristikum (Pulsieren im Kopf, wilde Delirien, Phantasien); liegt in dampfendem Schweiss, der aber nicht die kritische Bedeutung hat, wie beim Aconit; voller harter Puls übergrosse Empfindlichkeit; Beschwerden rechtsseitig, Zunge weiss, mit erhabenen Papillen. Kinder und vollblütige Personen. Scarlatina; Erkältungs-, Milchfieber; ausgebliebener Wochenfluss. Irritationsfieber.

Atropa belladonna:
plötzlicher Beginn
Röte von Gesicht und Augen
Fieberfantasien
hochstehende Zungenpapillen
Reizbarkeit

Bryonia

Kontinuirliches Fieber, rothes Gesicht, blass und ohnmachtähnliche Schwäche beim Aufsitzen; grosse Mattigkeit und Schmerzhaftigkeit im ganzen Körper mit Scheu vor jeder Bewegung, stechende Schmerzen; liegt am besten auf der schmerzhaften Seite; grosser Durst auf Wasser in grossen Mengen; trockene, gesprungene Lippen, trockene belegte Zunge; grosse Gereiztheit, intensiver Kopfschmerz; Neigung, in den typhösen Zustand überzugehen, oder zu serösen Exsudaten (Meningen, Pleura, Blinddarm, Gelenke). Rheumatische, katarrhalische, gastrische Fieber; Ausschlagskrankheiten, der Ausschlag kommt zögernd heraus; Unterdrückung der Milchabsonderung oder des Wochenflusses. Fieber nach Aerger; kalt Trinken in erhitztem Zustande.

Bryonia alba aut dioica:
vermeidet jede Bewegung
trinkt viel in großen Mengen
trockene Lippen und Zunge
gereizt, verärgert
Druck und Liegen auf dem Schmerzpunkt bessert

Causticum

Influenzafieber; allgemeine Mattigkeit und Schmerzen in allen Gliedern; viel Frost, oft halbseitig; Husten besser durch einen Schluck kalten Wassers. Neigung zu Lähmungen, z. B. am Auge (Ptosis), am Kehlkopf (völliges Versagen der Stimme), an der Blase (Urinabgang beim Husten), am Rectum (kann den Stuhl nur im Stehen entleeren). Elende, gelbliche Personen. Erkältung bei trockener, kalter Witterung.

Causticum Hahnemanni:
Lähmungen, Ptose, Aphonie, Enuresis beim Husten, Stuhlverhaltung (nur im Stehen möglich)

Chamomilla

Frost und Hitze wechselnd; eine Backe roth, die andere blass; Aengstliche Hitze mit warmem Schweiss an Gesicht und Kopf. Nase verstopft, Brust verschleimt, mit nächtlichem Kitzelhusten. Kinder und gegen Schmerz sehr empfindliche Personen. Sehr gereizt, kann kaum eine höfliche Antwort geben. Kinder wollen umhergetragen sein. Schlimmer nachts, schlimmer in der Wärme. Aetiologie: Erkältung, Aerger, gastrisch-biliöse Fieber. (Klumpengefühl in der Magengegend).

Matricaria chamomilla:
Gesicht einseitig rot
Kitzelhusten nachts
sehr schmerzempfindlich
reizbar, unverschämt
< nachts, in Wärme

China

In den Fiebern herrscht das periodische Moment, Verschlimmerung einen Tag um den andern. Die Ursache sind entweder Malaria oder chronische Eiterungen (hektisches Fieber). Typhöse Fieber nach Blutverlusten mit Tympanie und stinkenden Durchfällen. Fieber bei Kindern mit Icterus catarrhalis. Bei unkomplizirten akuten Fiebern können nur profuse Schweisse eine Indikation für China geben; bei gastrischen Fiebern die Mitbetheiligung der Leber (Icterus).

Cinchona succirubra:
Wechselfieber
Meteorismus
starkes Schwitzen
gelbliche Hautfärbung

Digitalis purpurea:
schneller Puls bei geringster Anstrengung
Hitzewallungen mit anschließendem Schweiß

Digitalis

Sehr matt, schläfrig; Puls durch jede Bewegung beschleunigt; plötzliches Hitzeüberlaufen mit Schwäche nachher; Luftröhren mit Schleim überfüllt; Schmerz in der Gegend der Gallenblase; schneller Blasendrang. Bronchitis bei Kindern und Alten oder Geschwächten.

Eupatorium perfoliatum:
Gliederschmerzen, als ob die Knochen zerbrochen wären
Kälte im Rücken, Erbrechen, Durst

Eupator. perfol.

Influenza – Fieber; Nasenlaufen, Niesen; heftiger Kopfschmerz; unerträgliche Gliederschmerzen, Knochen wie entzwei, muß sich bewegen; Wechsel-Fieber mit denselben Kopf- und Glieder-Symptomen; Frost vom Rücken aus, Galle-Erbrechen zu Ende des Hitzestadiums; Durst; gichtische Fieber.

Ferrum phosphoricum:
weicher, voller Puls
Absonderungen mit Blut

Ferrum phosph.

Im Beginn akuter, entzündlicher Leiden (Pneumonie, Enteritis; Gelenkrheumatismus) Puls voll, mehr weich. Absonderungen blutstreifig. Der Kranke sieht wohl aus.

Gelsemium sempervirens:
matt, schläfrig
schwerer Kopf
Kälte entlang des Rückens

Gelsemium

Influenza-Fieber, wie sie bei feuchter, erschlaffender Witterung eintreten; sehr matt, alles schmerzt; schläfrig, stupide rothes Gesicht; Kopf schwer; weicher Puls; Neigung, in den typhösen Zustand überzugehen. Intermittirende Fieber mit den obigen Erscheinungen; Frost den Rücken entlang gehend.

Jodum:
ruhelos und erregt, im Wechsel mit Teilnahmslosigkeit
zweites Krankheitsstadium mit Exsudaten
immer Hunger, nimmt ab trotz vielem Essen

Jod

Hohes Fieber, trockne Haut, Durst, umschriebene Wangenröthe; pulsirender Kopfschmerz; Wallungen durch den ganzen Körper; Puls voll hart, hochgradige Ruhelosigkeit und Erregtheit, mit Apathie abwechselnd; die Krankheit ist lokalisirt (Hepatisation im zweiten Stadium der Pneumonie; Meningitis; plastische Exsudation im Larynx; Drüsen; Pankreas-Leiden). Die ausgezeichnete Symptomen-Kombination: „Muß oft essen, wird ängstlich und ärgerlich, wenn er nicht isst, verliert aber trotzdem ständig an Gewicht“, passt mehr für den chronischen Zustand.

Mercurius solubilis Hahnemanni (und Merc. vivus):
Auslöser: Nässe und Kälte
scharfer Schnupfen
Nachtschweiß übelriechend
Lymphknotenschwellung
gelb-weiß belegte Zunge

Mercur. solub. u. vivus

Katarrhalische Fieber; wenn viele Leute gleichzeitig an Fieber erkranken, besonders bei nasser, kalter Witterung; scharfer schleimiger Nasenfluss, quälender Husten, Bronchitis; nächtliche übelriechende Schweisse, ohne Erleichterung. Irritative Fieber (Wurmleiden). Entzündliches Fieber (Drüsen- und Zellgewebs-Schwellung und Eiterung; Pneumonie und Gastritis mit biliösen Symptomen und der Merkur-Zunge).

Nux vomica

Katarrhalische Fieber im ersten Stadium, vor der Lokalisation, in Folge feucht kalter Witterung oder Sitzen auf kalten Steinen; Nase verstopft, aber doch laufend, dumpfer Kopfschmerz; rheumatische Fieber, besonders die großen Gelenke sind befallen; gastrisch-biliöse Fieber, hartnäckige Verstopfung oder kleine, schleimige Stühle mit Tenesmus; intermittirende Fieber, in der Apyrexie viel gastrische und biliöse Symptome. Magere, reizbare Personen; nach Missbrauch von Alkohol; Verschlimmerung Morgens; jeder Schmerz ruft Stuhlzwang hervor.

Nux vomica:
Folge von Nässe und Kälte
Fließschnupfen bei verstopfter Nase
Obstipation, Stuhldrang bei Schmerzen
Folgen von Alkohol
reizbar

Opium

Hohes Fieber, der ganze Körper brennt, trotzdem er in Schweiss gebadet ist. Dunkelrothes Gesicht; Bewusstlosigkeit, Schnarchen; Gliederzucken. Fieber in Folge von Schreck; irritative Fieber vom Darmkanal ausgehend, durch den Reiz unverdaulicher Speisen hervorgerufen, mit drohenden oder ausgebrochenen Krämpfen; typhöse Fieber im Spätstadium; Kindbettfieber, wenn die Gehirnerscheinungen vorwiegen. Wirkt besonders auf Kinder und alte Leute.

Opium:
brennende Hitze trotz Schweiß
Schnarchatmung
bewusstlos
Zucken, Krämpfe
Folge von Schreck

Phosphoric. Acid.

Wie bei allen Säuren, handelt es sich um schwerere Fälle, mit Neigung in typhöse und kolliquative Zustände überzugehen. Hochgradige Schwäche, am grössten bei der Salzsäure; Neigung zu Schweissen, am meisten bei Phosphor- und Schwefelsäure; putriden Durchfällen und putriden Sekretionen, am meisten bei Salzsäure; Neigung zu Blutungen, am meisten bei Schwefel- und Salpetersäure; Neigung zu geschwürigen Prozessen, am meisten bei Salz- und Salpetersäure.

Acidum phosphoricum:
Schwäche, Flüssigkeitsverlust, Schweiße
Acidum hydrochloricum:
Schwäche, eitrige Sekrete, Geschwüre
Acidum sulfuricum:
Schweiße, Blutungen
Acidum nitricum:
Blutungen, Geschwüre

Rhus toxicod.

Langdauernde remittirende Fieber; viel Frost, grosse Mattigkeit, Schläfrigkeit, trockne, braune Zunge mit dreieckiger, rother Spitze; Fieberbläschen an der Ober-

Rhus toxicodendron:
matt, schläfrig, benommen
(= typhöser Zustand)
Zunge braun mit roter Spitze
Bewegungsunruhe
Lippenbläschen
unwillkürliche Durchfälle

lippe; unerträgliche Gliederschmerzen und Unruhe, muß sich bewegen; schlimmer nach Mitternacht. Rheumatische Fieber, besonders, wenn die fibrösen Gewebe mit betheiligt sind. Intermittirende Fieber, vor dem Frost trockner Husten. Das Hauptcharakteristikum des Rhus-Fiebers ist aber die Neigung zur Typhosität; jedes Fieber, auf welcher Ursache immer es beruhen mag, hat die Neigung in den typhösen Zustand überzugeben, mit jenen milden Delirien, der Ruhelosigkeit, den dumpfen Stirnkopfschmerz, der charakteristischen Zunge, den unwillkürlichen Durchfällen.

Sanguinaria

Sanguinaria canadensis:
Hitzewallungen
rote Wangen
Brennen an Händen und Füßen
blutige Absonderungen
Brennen und Stiche in der Brust
Rechtsseitigkeit

Fliegende Hitze, Hitzewallungen; umschriebene Bakkenröthe, Brennen der Hände und Füsse, scharfe, fliegende Stiche durch die Brust, nebst anderen neuralgischen Beschwerden; Neigung zu blutiggefärbten, rostfarbenen Sekretionen; mehr Beschwerden rechts. Katarrhalische Fieber mit scharfen Nasenfluss, starker Trockenheit und Brennen im Hals und Brust, Heiserkeit bei mageren, zu Wallungen neigenden Personen, mit schwacher Lunge. Hektische Fieber mit den obigen Charakteristicis. Pneumonie rechtsseitig, hochgradigste Dyspnoe, liegt am besten auf dem Rücken.

Silicea

Acidum silicicum:
plötzliches Fieber bei der Zahnung und nach Impfung (früher nur Pockenimpfung)
schwach, fröstelnd
> Wärme
Sekrete mit Blutfäden
Stuhl schlüpft zurück

Hektische Fieber; Irritative Fieber bei Kindern (Wurmreiz, Zahnung). Fieber bei skrophulösen, überempfindlichen Kindern, aus irgend welcher Veranlassung, besonders wenn es typisch auftritt; der Anfall selber hat den Aconit-Typus; Fieber nach der Impfung. Grosse, allgemeine Schwäche; Mangel an Lebenswärme, wohler im warmen Zimmer und von warmer Einwickelung; Neigung zu blutstreifigen Sekretionen; Stuhlgang fast entleert, tritt wieder zurück. Kopfschmerz und Schwindel vom Genick nach dem Scheitel aufsteigend.

Sulfur

Sulfur:
anhaltendes Fieber
heißer Schweiß, übelriechend
viele Hitzewallungen
brennende Füße, sucht Abkühlung
mager, schwach
geht gebeugt
unreine Haut
Schwäche um 11 Uhr
alle Haut-Schleimhaut-Übergänge gerötet

Kontinuirliches Fieber; Aconit hat nicht vermocht, den kritischen Schweissausbruch hervorzurufen; der Kranke fängt an benommen zu werden, ist mit heissem Schweiss bedeckt. Hitzewallungen eine nach der anderen. Hitze auf dem Scheitel, Füsse brennend, sucht kühle Stelle für dieselben. Kindbettfieber, der Wochenfluss ist weggeblieben. Masern, der Ausschlag kommt spät, sieht dunkel aus. Entzündungsfieber; der entzündete Theil, z. B. der Rachen sieht dunkelroth aus. Pneumonie, verzögerte Resorption der hepatisirten Stelle.

Das Fieber droht, in ein hektisches überzugehen. Fieber nach der Impfung. Elende rhachitische Kinder, magere, schwächliche, nervös-reizbare Leute, die gebückt gehen. Unreine, süchtige Haut; früher viel an Ausschlag gelitten. Schweiss übelriechend. Ohnmächtige Schwäche 11 Uhr Vormittags. Ränder der Schleimhäute auffallend roth.

Veratr. Viride

Sthenisches Fieber; voller, harter Puls, heftige Kopfschmerzen, besonders im Hinterkopf; trockner, rother Streifen in der Mitte der Zunge. Fieber im Beginn der Pneumonie; Irritationsfieber bei Kindern, Hirnsymptome herrschen vor, drohende Konvulsion.

Veratrum viride:
hohes, heftiges Fieber
dumpfer Hinterkopfschmerz
Zucken und Verdrehen der Augen, Lähmungen

Lernziele

- akute von chronischen Krankheiten unterscheiden können
- die besondere Symptomenauswahl bei akuten Krankheiten beschreiben können
- den Verlauf akuter Infekte ohne Behandlung kennen
- die Wirkung einer homöopathischen Therapie beurteilen können und sehen, wann eine chronische Therapie angezeigt ist
- Leitsymptome einiger wichtiger Fiebermittel benennen können

Literatur

Charette, Gilbert: Homöopathische Arzneimittellehre für die Praxis. 7. A. Hippokrates Stuttgart 1997

Dahlke, Paul: Aconitum napellus, Vergleichender Theil. Zeitschr. d. Berliner Vereins homöopath. Ärzte 1898; 17: 53–58

Hahnemann, Samuel: Organon der Heilkunst (s. Literatur im Anhang)

Hegglin, Sven: Differentialdiagnose innerer Krankheiten, Stuttgart 1975

Kent, James Tyer: Kent's Final General Repertory, 6th Ed. New Delhi 1985

Solvey, M: Fieber. Zeitschrift für Klassische Homöopathie 1984; 28: 102–107

Tyler, Margaret: Pointers To The Common Remedies, New Delhi 1985

Vithoulkas, Georgos: Die wissenschaftliche Homöopathie. Burgdorf, Göttingen 1986

13 Unterscheidung akuter und chronischer Krankheiten

Gerhard Bleul

Der grundsätzliche Unterschied

Akute und chronische Krankheiten unterscheiden sich grundsätzlich in ihrer Entstehung, ihrer Prognose und der Methodik ihrer homöopathischen Behandlung. Im Folgenden werden in kurzer Form die Charakteristika beider Krankheitsformen beschrieben und begründet, warum im Beginn einer homöopathischen Tätigkeit nur Akutkrankheiten behandelt werden sollten.

Es gibt wesentliche Unterschiede zwischen akuten und chronischen Krankheiten.

In den Kapiteln 1 (Anamnese), 7 (Krankheits- und Arzneimitteldiagnose) und 12 (Behandlung akuter Infekte) wurde auf die Problematik aus verschiedenen Blickwinkeln schon eingegangen. Hier noch einmal ein kurz gefasster Überblick.

Siehe die Kapitel 1, 7 und 12 dieses Buches.

Akute Krankheiten

„Acutus" (lateinisch) heißt „scharf, spitz", wurde aber schon im alten Rom als Adjektiv für plötzlich auftretende und heftig verlaufende Krankheiten verwendet. Charakteristisch ist ein definierter Anfang und ein definitives Ende;

Akut = scharf, spitz, heftig

ein „...Krankheits-Proceß, welcher jedoch, sich selbst überlassen, in einem mäßigen Zeitraume, zu Tod oder Genesung sich entscheidet." HAHNEMANN, Org.6, § 73

Org.6, § 73: Akute Krankheiten enden unbehandelt mit Tod oder Genesung.

Krankheiten, die „in eine chronische Verlaufsform übergehen" oder rezidivieren, sind im strengen Sinn keine akute Krankheiten, sondern primär chronisch.

Akute Krankheiten können einzelne Menschen betreffen oder als so genannte „sporadische" oder „epidemische" Krankheiten mehrere besonders anfällige oder sehr viele Menschen einer Region befallen. Sie können, sofern sie durch Erreger hervorgerufen werden, eine lebenslange Immunität hinterlassen (Beispiel Masern) oder wiederholt auftreten (Beispiel Scharlach). Verletzungen sowie akute psychische Belastungsreaktionen gehören ebenfalls dazu.

Akute Krankheiten treten einzeln, sporadisch oder epidemisch auf.

Einige führen zur spezifischen Immunität.

Ihre homöopathische Behandlung folgt einfachen Regeln und ist gut überschaubar. Wahlanzeigende Symptome sind nur die akuten Krankheitszeichen und das durch die Krankheit veränderte Verhalten und psy-

Einfache Behandlungsregeln: Alle Krankheitssymptome und der akut veränderte Geistes- und Gemütszustand des Patienten werden berücksichtigt.

chische Erscheinungsbild des Kranken. Bleibende Charaktermerkmale des Patienten oder schon vor der Erkrankungen bestandene Auffälligkeiten spielen in der Akutanamnese keine Rolle. Sie werden nicht repertorisiert.

Die Krankheitsursache (Causa) ist bei der Mittelwahl besonders wichtig.

Ein besonderes Gewicht in der Fallanalyse hat die Causa, die Verursachung der Erkrankung aus der homöopathischen Sichtweise. Das kann eine Verkühlung sein, eine Überanstrengung, Schreck, Zorn, übermäßige Sonneneinstrahlung u.v.a. (Vergleiche dazu auch das Kapitel „Verletzungen" im Band A dieser Reihe.)

Dosierung:
Einmal geben, Wirkung beurteilen, bei gutem Verlauf auswirken lassen.

Eine einmalige Gabe der homöopathischen Arznei genügt häufig.

> ...„eine Krankheit von nicht zu langer Dauer wird... gewöhnlich durch die erste Gabe desselben [des passendsten homöopathischen Heilmittels] ohne bedeutende Beschwerde aufgehoben und ausgelöscht."
>
> HAHNEMANN, Org.6, § 154

Wiederholung erst, wenn das Mittel gewirkt und ausgewirkt hat.

Nach deutlicher Wirkung, aber unvollständiger Ausheilung wird das gegebene Arzneimittel wiederholt, wobei sich eine leicht veränderte Gabe, z. B. nach der Wasserglasmethode (siehe Band 1, Kapitel „Dosierung") empfiehlt.

Eine homöopathische Erstverschlimmerung tritt nur manchmal auf und wird abgewartet.

Eine kurze anfängliche Verschlimmerung ist Zeichen einer Reaktion des Organismus und muss abgewartet werden (vgl. Org.6, §§ 156 – 159).

Ein verändertes Krankheitsbild verlangt eine neue Arznei.

Ein nach der ersten Gabe leicht verändertes Symptomenbild wird neu repertorisiert; das neu gewählte homöopathische Arzneimittel führt den Heilungsprozess weiter (§ 163).

Bei starken Beschwerden wird sofort das neu gewählte Mittel gegeben.

Eine deutliche Verschlimmerung (HAHNEMANN: „Nebenbeschwerden von einiger Bedeutung") wird nicht abgewartet, man lässt die erste Gabe nicht auswirken. Der veränderte Krankheitszustand wird ebenfalls neu repertorisiert; das geeignete neue Arzneimittel wird sofort gegeben (§ 167).

Die eigenen Grenzen in der Therapie müssen unbedingt beachtet werden.

Das klare Erkennen (und das Eingeständnis) der eigenen Grenzen in der homöopathischen Therapie ist hier besonders wichtig. „Nil nocere", der oberste Grundsatz, gilt immer: Besteht für den Patienten eine akute Gefahr, muss ihm auf dem schnellsten Weg geholfen werden. Häufig ist das die Homöopathie (vgl. Org.6, § 2), bei mangelndem Wissen und Erfahrung müssen allerdings die zuverlässig erlernten notfallmedizinischen Maßnahmen angewendet oder ein Spezialist hinzugezogen werden.

Chronische Krankheiten

„Chronos" (griech.) ist die Zeit. Chronisch heißt „langwierig", „ständig", „andauernd". In der konventionellen Medizin werden zur Definition schlicht Zeitmaße herangezogen: Eine Krankheit, die länger als drei Monate (in manchen Fällen auch sechs Monate) dauert oder häufiger als drei- oder viermal rezidiviert, wird als chronisch bezeichnet.

Chronisch = von langer Dauer.

Nach der homöopathischen Lehre ist eine chronische Krankheit jede Krankheit, die durch die Kräfte des Organismus allein („ohne therapeutisches Zutun") nicht ausheilt. Sie zeigt anhaltend, bis ans Lebensende, Symptome, wobei lange symptomfreie Intervalle möglich sind.

Eine chronische Krankheit heilt unbehandelt nicht aus.

Chronische Krankheiten beruhen auf ererbter Konstitution und erlangter Disposition (chronisches „Miasma") und bestehen entweder seit Geburt oder werden im Lauf des Lebens durch einen relativ geringen Auslöser manifest.

Ein kurz zurückliegender Auslöser muss von der eigentlichen Ursache (Konstitution und Disposition) unterschieden werden.

In der konventionellen Medizin werden chronische Krankheiten mit einer Dauertherapie behandelt, vorübergehendes Aussetzen bei Symptomfreiheit inbegriffen. In der Homöopathie gilt auch hier das Ideal der Heilung (vgl. Org.6, §§ 1 und 9).

Die homöopathische Medizin will keine Dauertherapie, sondern Ausheilung.

Die Anamnese umfasst bei chronischen Krankheiten, anders als bei akuten, das gesamte Leben, um frühe Ursachen und Auslöser zu erkennen und Konstitution und Disposition zu erfassen. Die Mittelwahl beruht auf all diesen Merkmalen und darf nicht auf die aktuellen Symptome beschränkt werden. Sonst bleibt die Therapie unzureichend.

Die Anamnese chronischer Krankheiten ist umfassend und geht weit über die aktuelle Symptomatik hinaus.

Ausführlich wird das Wesen chronischer Krankheiten und ihre Therapie in Kurs C behandelt (vgl. den folgenden Band dieser Reihe).

Beginn der homöopathischen Praxis

Die homöopathische Behandlung chronischer Krankheiten erfordert großes Wissen und längere Erfahrung, sonst greift sie zu kurz oder bleibt auf halbem Wege stecken. Die Therapie akuter Krankheiten ist sehr viel leichter und übersichtlicher; daher beginnt die Weiterbildung mit diesem Thema.

Die Therapie chronischer Krankheiten sollte erst angegangen werden, wenn viele Erfahrungen mit Akutkrankheiten gemacht wurden.

Besonders wichtig ist dabei die Differenzierung von Akutkrankheiten und Rezidiven bzw. Exazerbationen chronischer Krankheiten (vgl. Abb. 13–1). Typisches Beispiel ist der *Heuschnupfen*. Eine symptomatisch ausgerichtete Therapie kann zwar die Beschwerden

Rezidivierende chronische Krankheiten sind von Akutkrankheiten zu unterscheiden.

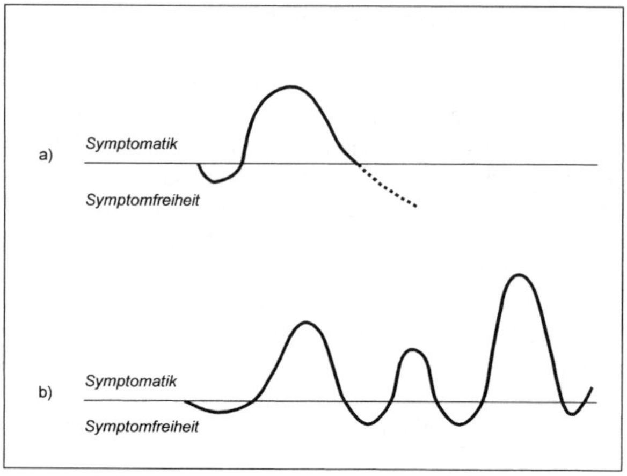

Abb. 13-1: Akute und chronisch-rezidivierende Krankheiten

kurzfristig lindern, den Verlauf aber meist nicht beeinflussen. Nur das nach den Regeln ausgewählte „chronische“ Mittel führt zu kontinuierlicher Erleichterung und, über Jahre, zu einer Ausheilung.
Die Empfehlung ist eindeutig: Zunächst sollten ausreichend Erfahrungen in der Therapie von Akutkrankheiten gemacht werden. Wer schon als Anfänger die Behandlung chronischer Krankheiten versucht, tut dem Patienten und sich meist keinen Gefallen.

Literatur

Drosdowski, Günther: Duden Etymologie, 2. Auflage. Mannheim 1989

Hahnemann, Samuel: Organon der Heilkunst, 6. Auflage (s. Literatur im Anhang)

14 Auswahl der Symptome für die Repertorisation

Gerhard Bleul

Sammlung der Symptome

Die Methodik der Anamnese ist in Kapitel 1 ausführlich beschrieben. Aufmerksamkeit und Unvoreingenommenheit sind die wichtigsten Voraussetzungen. Auf keinen Fall sollte während der Anamnese schon eine Vorauswahl der Symptome getroffen werden.

Die Symptome müssen vorurteilslos aufgenommen werden. Jede Auslassung und jede Verfälschung ist zu vermeiden.

Manche scheinbar unwichtige oder nebensächliche Äußerung des Patienten stellt sich im Nachhinein als ein Schlüssel zum Fall dar.

Auch sollte der Grundsatz: *Notizen nur in der Sprache des Patienten!* immer beherzigt werden. Während der Aufzeichnung darf nicht in die Sprache des Repertoriums umformuliert werden. Nur Unterstreichungen bzw. Hervorhebungen besonders akzentuierter Symptome sind erlaubt und hilfreich.

Die Beschwerden werden wörtlich notiert, vom Patienten intensiv geäußerte Symptome werden hervorgehoben.

Sichtung der Symptome

Nach Abschluss der Anamnese wird die gesamte Mitschrift nach besonders wichtigen Symptomen durchforstet, Kernaussagen und sonderliche Symptome werden markiert.
Etwa 8 bis 20 gut gewählte Symptome sind für eine erste Repertorisation ausreichend; zu viele Symptome verstellen oft den Blick aufs Wesentliche. Wahlanzeigende Aussagen und Befunde sind

- sonderlich (vgl. Org.6, § 153)
- für den Patienten bedeutsam
- wiederholt oder intensiv geäußert.

Diese dürfen nicht übersehen werden.

Es folgt die Markierung der wesentlichen Symptome.

Die Auswahl für die Repertorisation muss sorgfältig getroffen werden, mit Beschränkung auf das Wichtige.

Vorbereitung der Repertorisation

Die ausgewählten Symptome werden gewichtet, wie es in Kapitel 3 kurz beschrieben ist. Ausführlich wird dies noch einmal im Kurs C (s. den folgenden Band dieser Reihe) behandelt.

Für die Gewichtung der Symptome empfehlen sich vier Abstufungen.

1. Rang: *besonders auffällige, sonderliche Symptome*
2. Rang: *Geist- und Gemütssymptome*
3. Rang: *allgemeine Modalitäten und die Causa*
4. Rang: *Lokalsymptome*

Die Symptomkomplexe sollen ausgewogen vertreten sein.

Besonders ist darauf zu achten, dass Symptome aus allen vom Patienten angesprochenen Beschwerdekomplexen vertreten sind. Es empfiehlt sich dazu die Einteilung in **Symptomgruppen.**

Beispiel:
Die Patientin hat Kopfschmerzen, Ängste, Verdauungsbeschwerden, Zyklusstörungen und Dysmenorrhoe.
Werden nur zwei Symptome aus dem Komplex Ängste, aber vier Symptome aus dem Komplex Verdauungsbeschwerden und acht gynäkologische Symptome repertorisiert, gibt es eine Schieflage in der Bewertung.
Es kommen so leicht Arzneimittel in die engere Wahl, die nur in Teilbereichen dem Krankheitsbild ähnlich sind. Das wird vermieden, wenn die Symptomkomplexe etwa gleich groß sind oder durch ausgewogene Gewichtung (verdoppelte oder verdreifachte Bewertung) angeglichen werden.

Die Übersetzung der wörtlichen Rede in die Sprache des Repertoriums muss sorgfältig und ohne Sinnentstellung erfolgen.

Erst nach der Auswahl der Symptome erfolgt die Umsetzung der Patientenworte in die Repertoriumssprache. Dabei sind häufig Abweichungen nötig, die aber den Inhalt nicht verfälschen dürfen.
„Der Schmerz schießt von da hinten nach unten ins Bein" (der Patient zeigt auf sein Knie) wird zu „Rückenschmerz, lumbal, erstreckt sich zum Knie" und „Rükkenschmerz, lanzinierend" bzw., weniger genau, „reißend" oder „stechend".
Oder: „Immer um 4 Uhr wache ich auf, dann muss ich an meine Arbeit denken und kann lange nicht mehr einschlafen" wird zu „Schlaflosigkeit nach Mitternacht ab 4 Uhr" und „Schlaflosigkeit durch Gedankenzudrang", aber nicht z. B. „Erwachen häufig" oder „Gemüt, Sprechen vom Geschäft" oder „Schlaflosigkeit durch Ruhelosigkeit" oder ähnlich sinnentstellende Formulierungen.

Wird ein Symptom im Repertorium nicht gefunden, darf es nicht durch eine vom Kern abweichende „Übersetzung" ersetzt werden. Es wird ausgeklammert und später beim Materia-Medica-Vergleich in der Arzneimittellehre gesucht.

Name:	geb.:	Anamnese am:

Symptom:	Arzneimittel:																								
1.																									
2.																									
3.																									
4.																									
5.																									
6.																									
7.																									
8.																									
9.																									
10.																									
11.																									
12.																									
13.																									
14.																									
15.																									

Abb. 14-1: Repertorisationsbogen

Die schnelle Repertorisation für den Überblick

Eine schnelle Repertorisierung gelingt mit dem Kunstgriff, ein „Filtersymptom" auszuwählen. Dieses steht an erster Stelle der Auflistung. Nur Arzneimittel, die in dieser Rubrik vertreten sind, werden repertorisiert.

Eine Repertorisation per Hand gelingt leichter, wenn mit einem so genannten *Filtersymptom* begonnen wird, ein Symptom, das in jedem Fall im Bild des auszuwählenden Arzneimittels vorkommen soll. Dieses Symptom sollte zweckmäßigerweise eine Repertoriumsrubrik von ca. 10 bis 30 Arzneimitteln haben, groß genug, um eine entsprechende Auswahl zu haben, klein genug, um differenziert und auch handhabbar zu sein. (Vgl. dazu auch das Kapitel 12: „Repertorisation" im **Band A** dieser Reihe.)

Das Filtersymptom wird in der ersten Reihe des Repertorisationsbogens notiert, seine Arzneimittel daneben aufgelistet. Bei den folgenden Symptomen müssen nur die jeweils aufgeführten Arzneimittel angekreuzt bzw. in ihrem Grad notiert werden. Abb. 14–1 zeigt ein entsprechendes Formular, das zur Verwendung in der Praxis kopiert werden kann.

Nach der Repertorisation folgt immer der Vergleich mit einer ausführlichen Arzneimittellehre.

Den Abschluss der Arzneimittelwahl bildet der Vergleich mit der Materia Medica. Erst wenn eines der als hochwertig gefundenen Arzneimittel in seinem ausführlichen Arzneimittelbild mit dem Krankheitsbild des Patienten übereinstimmt, kann mit ihm die Therapie begonnen werden.

Literatur

Hahnemann, Samuel: Organon der Heilkunst (s. Literatur im Anhang)

Keller, Georg von: Anleitung für den Gebrauch des Repertoriums, in: Kents Repertorium, Beiheft, 14. Auflage. Haug Verlag, Heidelberg 1998

15 Das Erlernen der Arzneimittelbilder

Gerhard Bleul

Motivationsanalyse

Lernen braucht ein Motiv. Lernen kann man nur, wenn man weiß wofür, und wenn der Lernvorgang oder das Ziel mit einem positiven Gefühl verknüpft ist.
Wem das Lernen schwer fällt, dem nützt vielleicht eine Motivationsanalyse nach dem Schema der Tabelle 15–1.
Primärmotivation ist, wenn das Lernen selbst Spaß macht, wenn das Kennenlernen der Arzneimittel interessant ist, wenn sich Einblicke eröffnen, wenn die Zunahme der Kenntnisse Freude bereitet. Sekundärmotivation ist die Aussicht auf ein Ziel: die Patienten besser zu behandeln, schneller zum Erfolg zu kommen, müheloser den Praxisalltag zu bewältigen.

Lernen ohne Motivation ist nicht möglich. Mit negativer Motivation ebenso.

Die Freude am Lernen kann Motivation genug sein.

Die Aussicht auf das zu erreichende Ziel motiviert sekundär.

Lerntechniken

Vier verschiedene Arten von Gedächtnis wurden beschrieben:

- visuelles Gedächtnis
- emotionales Gedächtnis
- motorisches Gedächtnis
- akustisches Gedächtnis.

Jeder Mensch hat mindestens eine bevorzugte Art zu lernen und Wissen zu speichern. Sie gilt es optimal zu nutzen, ohne dass die anderen Zugangswege zum Gedächtnis vernachlässigt werden.
Immer ist es hilfreich, abstrakte Informationen ins Anschauliche zu übersetzen, bildliche Assoziationen herzustellen, Verknüpfungen zu schon Bekanntem zu

Jeder sollte die ihm gemäße Lerntechnik finden, dabei aber die verschiedenen Wege zur Wissensspeicherung nutzen und ausbauen.

Lernen geht am besten, wenn das Neue an Bekanntes angeknüpft wird.

Motivationsanalyse

Tabelle 15-1

Was hindert mich am Lernen der Arzneimittel?	Was habe ich davon, wenn ich Arzneimittel lerne?

Rezeptives und aktives Lernen

Tabelle 15-2

rezeptiv	aktiv
gedanklich Lesen, Hören, Nachvollziehen theoretisch durch Studium	erlebt Situation erfassen praktisch durch Erfolg (am Fall, durch Arzneimittelprüfung oder Selbstversuch)

finden, ohne in Spekulationen und Fantasie abzugleiten.

Die Praxis ist die beste Schule.

Leichter und effektiver als das rezeptive Lernen ist das **aktive Lernen am Fall** (vgl. Tabelle 15–2). Positiv verlaufene Praxisfälle sollten nachbereitet werden, indem die Mittelwahl noch einmal nachvollzogen und Arzneimittelbild mit Krankheitsbild verglichen wird. Dabei genügt es nicht, kurzschlüssig einen vermeintlichen Erfolg an wenigen scheinbaren Schlüsselsymptomen festzumachen. Wenn die Erfahrung im Einzelfall nicht mit der Literatur im Einklang steht, wurde meist die Praxis nicht ausreichend reflektiert. Der zunehmende Einsatz so genannter Lieblingsmittel kann die Folge sein mit abnehmendem Effekt und zunehmender Frustration.

Wege zum Wieder-Erinnern

Arzneimittel sind Persönlichkeiten. An beeindruckende Begegnungen mit ihnen kann man sich immer erinnern.

Die Erinnerung an einen Menschen gelingt am besten, wenn man ein Erlebnis mit ihm hatte.

„Arzneiliche Substanzen sind so zu unterscheiden, als stellten sie einen bestimmten Persönlichkeitstypus dar."

EDWARD C. WHITMONT, Die Alchemie des Heilens

Wenn ein homöopathisches Arzneimittel entsprechend angesehen und erlebt wird – durch Praxiserfahrung, einen Vortrag, intensives Studium, eigene Anschauung, Selbstversuch – gelingt die Verinnerlichung und die Er-Innerung am besten.

Was ist wichtig an der Arznei?

Das „Persönliche" an einem Arzneimittel gilt es herauszufinden.

An einem Arzneimittel ist alles wichtig, was es von anderen unterscheidet. Nur so kann es differenziert und individuell eingesetzt werden. Entscheidend sind in erster Linie die besonderen (oder sonderlichen) Arz-

Die wichtigsten Merkmale einer Arznei

Tabelle 15-3

Name	einschließlich Synonyme, eventuell etymologische Herleitung
Zugehörigkeit zu Reich und Gruppe	- mineralisch, pflanzlich, tierisch, menschliche Nosode - Stoffklasse, botanische Familie usw.
Äußeres Bild	Anschauung
Inneres Bild	Kernsätze, „Genius"
Modalitäten	Zeit, Temperatur, Lage/Bewegung, situative und psychische Umstände
Als-ob-Symptome	analoges Empfinden
Wirkrichtung	„Organotropie"

neisymptome, in zweiter Linie alle Merkmale, die zum Erkennen und Wiedererkennen beitragen, wie der Name (und seine Herleitung), die Stoffklasse, das äußere Bild (Gestalt), das innere Bild („Genius") und natürlich die eigenen Erfahrungen. Tabelle 15–3 listet die wesentlichen Merkmale einer Arznei auf.

Karteikarten als Lernmittel

Nützlich ist eine Lernkartei, in die z. B. die unten gezeigten Arzneimittel-Karten einsortiert werden können: Die Inhalte der Karten werden systematisch gelernt; was bekannt ist, wird nach hinten verschoben; die nicht ausreichend bekannten Themenkarten bleiben vorn und werden beim nächsten Mal wieder durchgenommen.

Umgang mit der Lernkartei: Je besser der Stoff beherrscht wird, desto seltener wird er wiederholt.

Noch ausgeklügelter ist das Schema, wie es in Abbildung 15–1 wiedergegeben ist: Danach gibt es vier

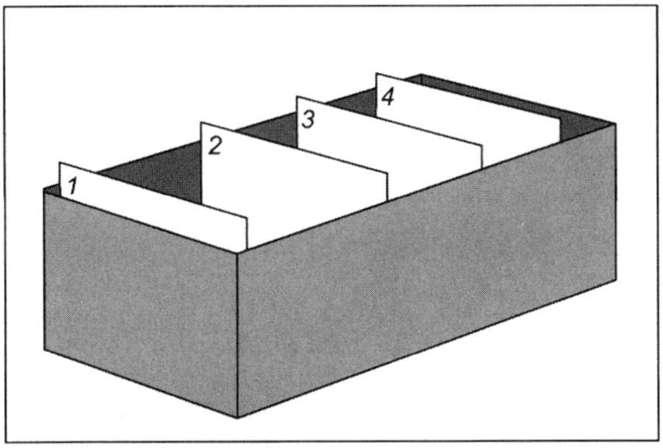

Abb. 15-1: Umgang mit der Lernkartei

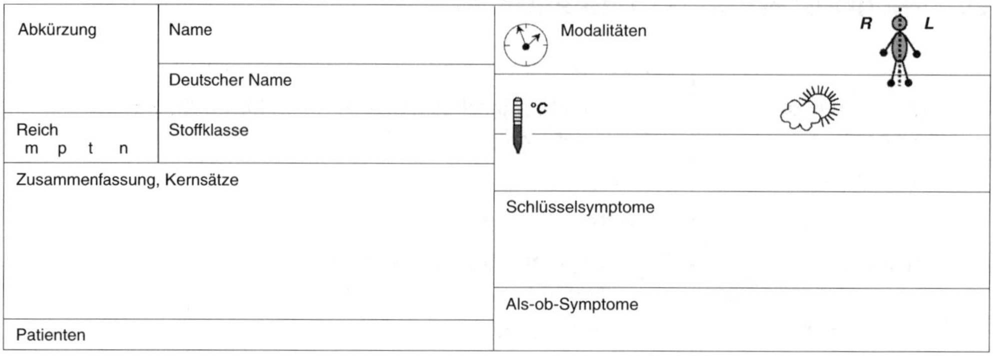

Abb. 15–2: Arzneimittel-Lernkarte (7,4 × 31 cm)

Abteilungen im Karteikasten: Abteilung 1 wird täglich (bzw. wöchentlich) angesehen, Abteilung 2 zweimal wöchentlich (bzw. zweimal monatlich), Abteilung 3 einmal wöchentlich (bzw. einmal monatlich), Abteilung 4 einmal monatlich (bzw. vierteljährlich). Jede Kartei, deren Inhalt man kennt, rückt eine Abteilung weiter.

Vorschlag: Von jedem Arzneimittel eine Lernkarte erstellen.

Eine Gliederung für eine Arzneimittel-Lernkarte zeigt Abbildung 15–2.

Mit welchen Arzneimitteln soll das Studium beginnen? Mit denen, die Ihnen begegnen, die in diesen Büchern besprochen werden, die Sie im Vortrag hören, die in Ihrer Praxis Anwendung finden. Wer das Studium systematisch aufbauen will, kann sich an die Basisliste halten, die im Folgenden abgedruckt ist.

Basisliste von 140 Arzneimitteln für die Weiterbildung

Die Arzneimittel, die von erfahrenen Ärzten am häufigsten angewendet werden, sollten auch vom Anfänger zuerst gelernt werden.

Ausgehend von den Empfehlungen verschiedener homöopathischer Ärztegesellschaften im In- und Ausland wurde eine Rangfolge von 500 Arzneimitteln zusammengestellt. Die ersten 140 Mittel werden zum Studium während der dreijährigen Weiterbildung empfohlen. Sie sind in Tabelle 15–4 aufgelistet.

Empfehlungen eines großen homöopathischen Arztes

Ratschläge von HERING auf Grund von Erfahrungen und den „Regeln der Mnemonik“:

CONSTANTIN HERING hat ausführlich zum „Studium der homöopathischen Arzneimittellehre“ Stellung genommen. Er vergleicht es mit dem Zurechtfinden in einer

Die wichtigsten homöopathischen Arzneimittel für das Basisstudium

Tabelle 15-4

Abrot.	Cina	Mez.
Acon.	Cocc.	Naja
Aesc.	Coc-c.	Nat-c.
Agar.	Coff.	Nat-m.
All-c.	Colch.	Nat-s.
Alum.	Coloc.	Nit-ac.
Ambr.	Con.	Nux-m.
Am-c.	Crot-h.	Nux-v.
Anac.	Cupr.	Op.
Ant-c.	Cycl.	Petr.
Ant-t.	Dros.	Ph-ac.
Apis	Dulc.	Phos.
Aran.	Euphr.	Phyt.
Arg-n.	Eup-per.	Pic-ac.
Arn.	Ferr.	Plat.
Ars.	Ferr-p.	Plb.
Aur.	Fl-ac.	Podo.
Bapt.	Gels.	Psor.
Bar-c.	Glon.	Puls.
Bell.	Graph.	Pyrog.
Bell-p.	Hell.	Ran-b.
Benz-ac.	Hep.	Rhus-t.
Berb.	Hydr.	Ruta
Bor.	Hyos.	Sabad.
Brom.	Hyper.	Sabin.
Bry.	Ign.	Sang.
Bufo	Ip.	Sars.
Cact.	Jod.	Sec.
Calc.	Kali-bi.	Sel.
Calc-f.	Kali-br.	Sep.
Calc-p.	Kali-c.	Sil.
Calc-s.	Kali-j.	Spig.
Calen.	Kali-p.	Spong.
Camph.	Kali-s.	Stann.
Cann-i.	Kalm.	Staph.
Cann-s.	Kreos.	Stram.
Canth.	Lac-c.	Sul-ac.
Caps.	Lach.	Sulf.
Carb-an.	Led.	Symph.
Carb-v.	Lil-t.	Syph.
Carc.	Lyc.	Tab.
Caust.	Mag-c.	Tarent.
Cham.	Mag-m.	Thuj.
Chel.	Mag-p.	Tub-bov.
Chin.	Med.	Verat.
Cic.	Merc.	Zinc.
Cimic.	Merc-c.	

Beispiele für ähnliche Arzneimittel, deren vergleichendes Studium empfohlen wird

Tabelle 15-5

Acon. – Bell.	Bry. – Coloc.	Lyc. – Chel.
Apis – Bell.	Calc. – Puls.	Nat-m. – Sep.
Arn. – Bell-p. – Calen.	Caust. – Phos.	Nux-v. – Ign.
Ars. – Carb-v.	Cham. – Mag-c.	Nux-v. – Sep.
Ars. – Sil.	Chin. – Ars. – Phos.	Phos. – Ph-ac.
Ars. – Verat.	Eup-per. – Gels.	Rhus-t. – Ruta
Bry. – Rhus-t.	Hep. – Kali-bi.	Spig. – Sil.

großen Stadt. Wer vom Land in eine Großstadt kommt, meint zunächst, er werde sich bei so vielen Häusern und Straßen nie orientieren können. Es wird ihm aber schneller als erwartet gelingen. Wer viele Städte kennt, wird sich in jeder neuen Stadt noch schneller zurechtfinden.

Beginn mit dem Studium einiger ausführlicher Arzneimittelbilder,

Daher ist es nützlich, die ersten Arzneimittelbilder, die man lernt, ganz ausführlich in allen Einzelheiten zu betrachten, gründlich und umfassend zu erarbeiten. Dabei sollen „alle Wirkungen eines Mittels als zusammengehörend", „alle einzelnen Zeichen eines Mittels als Theile eines Ganzen" betrachtet werden. Von der Beschränkung auf einzelne Fälle oder auf wenige Leitsymptome wird abgeraten. Das wäre zwar „der kürzeste Weg zur Praxis, aber auch der beste zur bleibenden Mittelmäßigkeit".

keine vorschnelle Beschränkung auf wenige Aspekte,

komplettes Durchforsten aller Angaben in mehreren Arbeitsgängen mit folgenden Schwerpunkten:

Das Prinzip ist immer dasselbe: Ein Arzneimittel wird studiert, indem alle bekannten Symptome – eventuell auch das ausführliche Vergiftungsbild, wovon Lewin viele beschrieben hat – von vorn bis hinten gelesen und unter bestimmten Aspekten betrachtet werden. Dazu genügen die kürzeren Arzneimittellehren nicht, es müssen schon umfassende Darstellungen sein wie die *Reine Arzneimittellehre* von Hahnemann oder die großen Werke von Hering *(Guiding Symptoms)*, Clarke, Seideneder und anderen.

1. Organe und Körperregionen,
2. Art der Symptome,
3. Modalitäten,
4. Abfolge bzw. Gleichzeitigkeit,

Hering empfiehlt, beim ersten Durchlesen nur auf die betroffenen Organe und Körperregionen zu achten, beim zweiten Durchlesen auf die Art der Symptome, die Charakteristika der Schmerzen usw., beim dritten Durchgang auf die Modalitäten, „die Bedingungen der Zeichen", schließlich auf das gleichzeitige oder konsekutive Auftreten bestimmter Symptome.

Später Vergleich der Mittel mit ähnlichen Wirkungen.

Im weiteren Verlauf des Arzneimittelstudiums werden die wirkverwandten Mittel betrachtet. Zunächst werden jeweils zwei Mittel verglichen, indem die Gemeinsamkeiten in die Mitte einer Tabelle, die Unterschiede auf die beiden Seiten eingetragen werden. Anregungen dazu gibt Tabelle 15–5. Später kann dieser Vergleich

auf ganze Gruppen ähnlicher Mittel ausgedehnt werden.
Fortgeschrittene können die Methode nach CANDEGABE anwenden, der die Leitsymptome von Arzneimitteln repertorisiert und das jeweilige Mittel mit den anderen hochrangigen Mitteln aus der Repertorisation systematisch vergleicht.
Das Auswendiglernen führt nicht zum Ziel, nur das tief gehende Erkennen des Wesens unserer Arzneimittel.

Repertorisation der Leitsymptome nach der Methode von CANDEGABE

Literatur

Beyer, Günther: Erfolgreich lernen – Superlearning. Humboldt, München 1985
Bleul, Gerhard: Arzneimittel in der Homöopathie-Weiterbildung. AHZ 1999; 244: 193–197
Hahnemann, Samuel: Organon der Heilkunst (s. Literatur im Anhang)
Hering, Constantin: Über das Studium der homöopathischen Arzneimittellehre; in: Gypser, Klaus-Henning (Hrsg.): Herings Medizinische Schriften, Band II. Burgdorf, Göttingen 1988
Keller, Georg von: Anleitung für den Gebrauch des Repertoriums, in: Kents Repertorium, Beiheft, 14. Auflage. Haug Verlag, Heidelberg 1998
Lewin, Louis: Gifte und Vergiftungen. Berlin 1929

Anhang

Literatur

Grundlagen

DZVHÄ (Hrsg.): Homöopathie-Wegweiser 1999/2000. Sonntag Verlag, Stuttgart 1999.
Wegweiser 2001/2002 (3. Auflage) in Vorbereitung

Hahnemann, Samuel: *Organon der Heilkunst*, 6. Auflage. Schwabe, Leipzig 1921. 4. Nachdruck. Haug Verlag, Heidelberg 1995

Hahnemann, Samuel: *Die chronischen Krankheiten*, Bd. 1, 2. Auflage. Arnoldische Buchhandlung, Dresden und Leipzig 1835.

Kent, James Tyler: *Zur Theorie der Homöopathie*, Vorlesungen über Hahnemanns Organon, 3. Auflage (Übersetzung: Jost Künzli). Verlag Grundlagen und Praxis, Leer 1985 bzw.: *Prinzipien der Homöopathie* (Übersetzung: Max Tiedemann). Barthel und Barthel, Berg 1996

Lehrbücher

Bleul, Gerhard (Hrsg.): Weiterbildung Homöopathie, Band A. Sonntag Verlag, Stuttgart 1999

Braun, Artur: *Methodik der Homöotherapie*, 5. Aufl. Sonntag Verlag, Stuttgart 1995

Köhler, Gerhard: *Lehrbuch der Homöopathie*, Band 1: Grundlagen und Anwendung, 6. Aufl. Hippokrates Verlag, Stuttgart 1994

Arzneimittellehren (Materia Medica)

Kurze Übersichten

Allen, Henry C.: *Leitsymptome wichtiger Arzneimittel der homöopathischen Materia Medica*. Burgdorf Verlag, Göttingen 1982

Boger, C. M.: A Synoptic Key to the Materia Medica, Reprint. Jain Publishers, New Delhi 1995

Ausführlichere Beschreibungen

Boericke, William: *Pocket Manual of Homoeopathic Materia Medica*, 9th Edition. San Francisco 1927. Reprint, Jain Publishing, New Delhi 1993.
Übersetzungen: *Homöopathische Mittel und ihre Wirkungen*, 6. Auflage, Verlag Grundlagen und Praxis, Leer 2000 sowie *Handbuch der homöopathischen Materia medica*, 2. Auflage, Haug Verlag, Heidelberg 1996

Charette, Gilbert: *Homöopathische Arzneimittellehre für die Praxis*, 7. Aufl. Hippokrates Verlag, Stuttgart 1997

Gawlik, Willibald: *Arzneimittelbild und Persönlichkeitsportrait*, 2. Auflage. Hippokrates Verlag, Stuttgart 1996

Mezger, Julius: *Gesichtete Homöopathische Arzneimittellehre*, 9. Auflage. Haug Verlag, Heidelberg 1991

Stauffer, Karl: Klinische Homöopathische Arzneimittellehre. 13. A. Sonntag, Stuttgart 1998

Vermeulen, Frans: *Concordant Materia Medica*. Merlijn Publishers, Haarlem 1994

Vermeulen, Frans: *Synoptische Materia Medica,* Band 1, 2. Auflage. Kai Kröger Verlag, Groß Wittensee 1998

Arzneimittellehren in großer Ausführlichkeit

Allen, Timothy Field: *The Encyclopedia of Pure Materia Medica,* 12 Vols., Reprint. Jain Publishers, New Delhi, 1992

Clarke, John Henry: *Dictionary of Practical Materia Medica* – neu bearbeitet von
Grudzinski, Thomas von, und Vint, Peter: *Der Neue Clarke,* 10 Bände. Stefanovic, Bielefeld 1990

Hahnemann, Samuel: *Die chronischen Krankheiten,* Bd. 2–5, 2. Auflage. Arnoldische Buchhandlung, Dresden und Leipzig 1835

Hahnemann, Samuel: *Reine Arzneimittellehre,* 5 Bände. 5. Nachdruck. Haug Verlag, Heidelberg 1991

Hering, Constantin: *The Guiding Symptoms of Our Materia Medica,* 10 Vols., Reprint. Jain Publishers, New Delhi 1993. Deutsche Übersetzung bei Renée von Schlick, Aachen

Seideneder, Armin: *Mitteldetails der homöopathischen Arzneimittel,* 3 Bände. Similimum Verlag, Ruppichteroth 1998

Stauffer, Karl: Klinische Homöopathische Arzneimittellehre. 13. A. Sonntag, Stuttgart 1998

Repertorien

Bönninghausen, Clemens von: *Therapeutisches Taschenbuch für homöopathische Ärzte zum Gebrauche am Krankenbette und beim Studium der reinen Arzneimittellehre.* Hrsg. E.S. Fries. Marggrafs homöopathische Officin, Leipzig 1897

Bönninghausens Therapeutisches Taschenbuch. Revidierte Ausgabe 2000. Hrsg. K. H. Gypser. Sonntag, Stuttgart 2000

Keller, Georg von und Künzli, Jost: *Kents Repertorium,* 14. überarbeitete Auflage. Haug Verlag, Heidelberg 1998

Kent, James Tyler: *Repertory of the Homoeopathic Materia Medica,* 6th American Edition. Reprint, Jain Publishers, New Delhi 1981

Künzli, Jost und Barthel, Michael: *Kent's Repertorium Generale,* 3. Auflage. Barthel und Barthel, Berg 1992

Schroyens, Frederik: *Synthesis – Repertorium homoeopathicum syntheticum,* Edition 7. Hahnemann Institut für homöopathische Dokumentation, Greifenberg 1998

Zandvoort, Roger van: *Complete Repertory.* Institute for Research in Homeopathic Information and Symptomatology (IRHIS), Leidschendam 1999. Deutsche Ausgabe bei Similimum Verlag, Ruppichteroth 2000

Computer-Repertorien

ComRep (Complete Repertory)
MacRepertory (Complete Repertory)
Radar (Synthesis)

Personenverzeichnis

Arzneimittelverzeichnis

Sachverzeichnis

Einladung an die Leser

Die Herausgeber freuen sich über Ihre Anregungen und konstruktive Kritik. Weitere Fragen, auch zu unserem Berufsverband, beantworten wir gern.

Bitte schreiben Sie an folgende Adresse:

Deutscher Zentralverein Homöopathischer Ärzte (DZVHÄ)
Gerhard Bleul
Alt-Oranischer Platz 6
D – 65520 Bad Camberg
Fax 06434 – 37199
oder, für allgemeine Auskünfte:

Deutscher Zentralverein Homöopathischer Ärzte (DZVHÄ)
Am Hofgarten 5
D – 53113 Bonn
Fax 02 28 – 24 25 331

Ich habe folgende Anmerkungen zum Band B der Reihe „Weiterbildung Homöopathie“:

Ich möchte

- ☐ weitere Informationen über den DZVHÄ
- ☐ Informationen zu aktuellen Weiterbildungs-Kursen
- ☐ die Adresse des DZVHÄ-Landesverbandes meiner Region
- ☐ Mitglied im DZVHÄ werden
- ☐ Informationen zum „Bundesverband Patienten für Homöopathie“

Absender | Datum

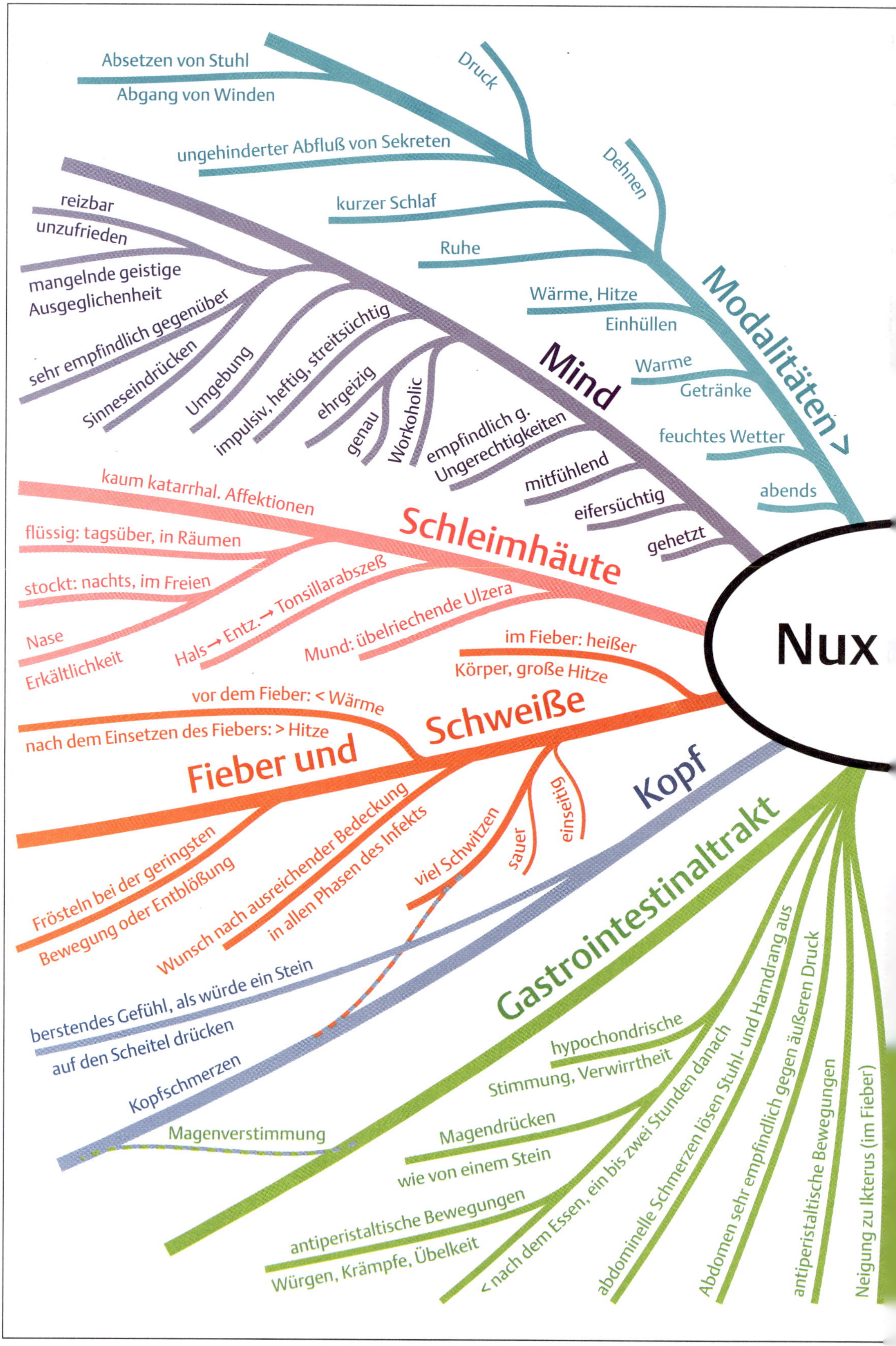
Nux
Modalitäten >
Absetzen von Stuhl
Abgang von Winden
Druck
ungehinderter Abfluß von Sekreten
Dehnen
kurzer Schlaf
Ruhe
Wärme, Hitze
Einhüllen
Warme
Getränke
feuchtes Wetter
abends
Mind
reizbar
unzufrieden
mangelnde geistige
Ausgeglichenheit
sehr empfindlich gegenüber
Sinneseindrücken
Umgebung
impulsiv, heftig, streitsüchtig
ehrgeizig
genau
Workoholic
empfindlich g.
Ungerechtigkeiten
mitfühlend
eifersüchtig
gehetzt
Schleimhäute
kaum katarrhal. Affektionen
flüssig: tagsüber, in Räumen
stockt: nachts, im Freien
Nase
Erkältlichkeit
Hals → Entz. → Tonsillarabszeß
Mund: übelriechende Ulzera
Fieber und Schweiße
im Fieber: heißer
Körper, große Hitze
vor dem Fieber: < Wärme
nach dem Einsetzen des Fiebers: > Hitze
Frösteln bei der geringsten
Bewegung oder Entblößung
Wunsch nach ausreichender Bedeckung
in allen Phasen des Infekts
viel Schwitzen
sauer
einseitig
Kopf
berstendes Gefühl, als würde ein Stein
auf den Scheitel drücken
Kopfschmerzen
Magenverstimmung
Gastrointestinaltrakt
hypochondrische
Stimmung, Verwirrtheit
Magendrücken
wie von einem Stein
antiperistaltische Bewegungen
Würgen, Krämpfe, Übelkeit
< nach dem Essen, ein bis zwei Stunden danach
abdominelle Schmerzen lösen Stuhl- und Harndrang aus
Abdomen sehr empfindlich gegen äußeren Druck
antiperistaltische Bewegungen
Neigung zu Ikterus (im Fieber)